国家中医药管理局中医药国际合作专项项目
（项目编号：1601500000027-10）

"一带一路"中医药国际教育培训基地教材丛书

实用中医药膳学

主编／史丽萍　应森林

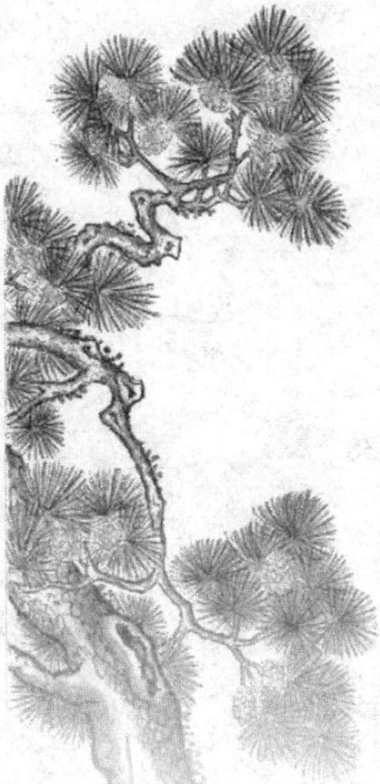

中国健康传媒集团
中国医药科技出版社

内 容 提 要

这是一本系统介绍中医药膳的书。全书分五大部分，分别从中医药膳基本内容及形成与发展、中医药膳学的理论基础、药膳原料、药膳配方、药膳的分类和制作的基本技能展开。内容深入浅出，通俗易懂，实用性强，适合海内外中医药领域学者、养生专家、中医临床工作者以及中医和养生爱好者参考、阅读。

图书在版编目（CIP）数据

实用中医药膳学 / 史丽萍，应森林主编 . — 北京：中国医药科技出版社，2019.1

（“一带一路”中医药国际教育培训基地教材丛书）

ISBN 978-7-5214-0697-9

Ⅰ . ①实…　Ⅱ . ①史…　②应…　Ⅲ . ①食物疗法—教材　Ⅳ . ① R247.1

中国版本图书馆 CIP 数据核字（2019）第 017177 号

美术编辑　陈君杞

版式设计　也　在

出版　**中国健康传媒集团** | 中国医药科技出版社

地址　北京市海淀区文慧园北路甲 22 号

邮编　100082

电话　发行：010－62227427　邮购：010－62236938

网址　www.cmstp.com

规格　710 × 1000mm 1/16

印张　22

字数　343 千字

版次　2019 年 1 月第 1 版

印次　2024 年 4 月第 3 次印刷

印刷　大厂回族自治县彩虹印刷有限公司

经销　全国各地新华书店

书号　ISBN 978-7-5214-0697-9

定价　58.00 元

丛书编委会

本书编委会

主　编　史丽萍　应森林

副主编　田　露　郝　征　潘　淼

编　委　（按姓氏笔画排序）

王　艳　王　邈　付姝菲　刘宏艳

孙远远　张　涛　孟　翔　袁卫玲

贾倩男　韩　娟

序

由天津中医药大学编纂的《“一带一路”中医药国际教育培训基地教材丛书》即将出版，可喜可贺。

中医药自古以来就是古丝绸之路沿线国家交流合作的重要内容，并以不同形态成为沿线民众共享共建的卫生资源。随着健康观念和医学模式的转变，中医“治未病”的思想，天人合一、心身并重的整体观，以及在防治常见病、多发病、慢性病及重大传染性疾病中的确切作用日益得到国际社会的认可。屠呦呦研究员因发现青蒿素获得2015年诺贝尔生理学或医学奖、中医针灸列入联合国教科文组织“人类非物质文化遗产代表作名录”、《本草纲目》和《黄帝内经》列入“世界记忆名录”，无不体现了中医药在国际医学体系中的重要地位。目前中医药已传播到183个国家和地区，正为促进人类健康发挥着积极作用。

为推进中医药“一带一路”建设，加强与沿线国家在中医药领域的交流与合作，我局于2015年设立中医药国际合作专项，天津中医药大学作为首批建设单位积极承担了“‘一带一路’中医药国际教育培训基地建设”项目，并勇于开拓，不断创新，在中医药国际教育诸多领域进行了有益尝试，组织了《世界中医教育核心教材》编写工作，开展了“一带一路”中医师资培训系统建设工作，在泰国建立了中医孔子学院，开展了中医药普及教学和中医体验工作，取得了较好效果。此套丛书也是成果之一，内容涉及中医药理论方法、医疗康复、中医养生、中医药膳、中医文化等诸多方面。内容深入浅出，通俗易懂，适合大众阅读；理论联系实际，可操作性强，具有实用性。

中医药凝聚着中华民族传统文化的精华，是中华文明与沿线国家人文交流的重要内容，希望丛书的出版，为沿线国家医疗、教育、文化的可持续发展提供借鉴参考，进一步促进与沿线国家的民心相通，为维护人类健康做出新的贡献。

国家中医药管理局

局长 于文明

2018年7月16日

前　言

中医药作为中国独特的卫生资源、潜力巨大的经济资源、具有原创优势的科技资源、优秀的文化资源和重要的生态资源，在经济社会发展的全局中有着重要意义，在世界卫生保健事业中起着重要作用。

天津中医药大学作为国家中医药管理局首批中医药国际合作专项建设单位，积极推进中医药在世界范围内的普及和发展。本丛书的出版，为落实国家“一带一路”倡议，以实现教育促进中医药的国际化发展，弘扬中华优秀文化，培育更多的中医药从业人员和爱好者，为应用中医药知识方法进行预防保健、医疗康复服务，为实现人人享有基本医疗保健的宗旨贡献力量。丛书依托天津中医药大学中医药国际教育培训基地，组织中医药领域专家、学者共同编写，内容涉及中医药理论方法、医疗康复、中医养生、中医药膳、中医文化等诸多方面，内容深入浅出，通俗易懂。旨在为海内外中医药领域学者，以及教育、医疗、科研等相关人员和中医药爱好者提供学习参考。

我们衷心希望这套丛书能够成为世界各国中医药爱好者和从业人员了解中医药、学习中医药、使用中医药、传播中医药的工具和载体，发扬中医药这一中国文化瑰宝，造福世界人民。

天津中医药大学

“一带一路”中医药国际教育培训基地教材丛书编委会

2018 年 6 月 18 日

编写说明

本教材系“国家中医药管理局中医药国际合作专项项目”——“一带一路”中医药国际教育培训基地教材丛书之一。供中医药国际教育培训使用。

《中医药膳学》是中医养生专业的专业课，随着现代医学从疾病医学向健康医学的转变，中国的药膳不但受到国人的关注，国外前来学习者也愈来愈多，为此我们组织天津中医药大学的相关教师编写了《实用中医药膳学》。本书系统地阐述了中医药膳学的形成和发展、与药膳相关的中医基础理论、药膳原料、药膳方剂及药膳制作的基本技能。

本教材在编写过程中参考了中国中医药出版社的“十二五”和“十三五”的行业规划教材《中医药膳学》（谢梦洲主编），同时还参考了近些年各个出版社出版的有关中医基础理论、中药学、方剂学、中医食疗学、中医养生学等教材和相关论著。在教材的编写过程中按照道、法、术的编写思路，注重理论与实践的结合，尤其是在药膳方剂的选择上，在强调配伍的同时突出其实用性。

教材编写是一项艰辛的工作，虽然各位编委在编写过程中殚精竭虑，主编、副主编对全书也进行了认真细致的修改，但仓促之际也难免有不尽人意之处，敬祈各位同道批评指正，以便进一步修订与提高。

编者

2018 年 6 月

目录

绪论

第一章 中医药膳学的理论基础

第二章　药膳原料

第三章　药膳配方

绪论

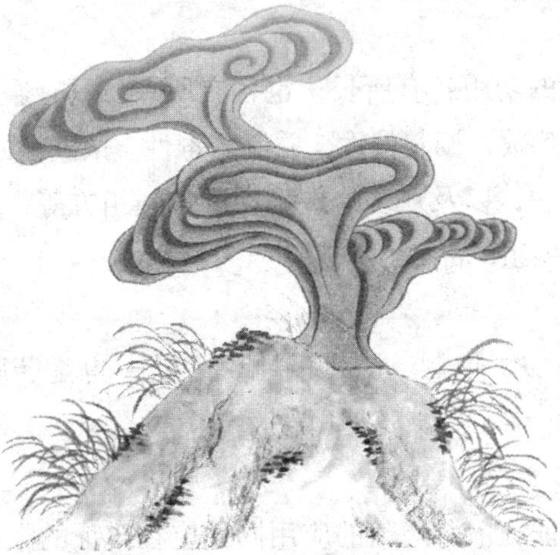

一、中医药膳学的基本概念及内容

（一）中医药膳学的基本概念

中医药膳学是在中医药学理论指导下，研究中医药膳的起源、发展、理论、应用以及研发的一门学科，是中医药学的一个重要组成部分。

中医药膳发源于中国传统食疗文化，是具有保健、防病、治病等作用的特殊膳食。药膳是在中医药学和烹饪学的理论指导下，将中药材与食物进行合理地组方配伍，采用传统或现代烹调技术制作而成的具有色、香、味、形、效的食品。它“寓医于食”，既将药材作为食物，又将食物赋以药用，二者相辅相成，药借食力，食助药威。

（二）中医药膳学的研究内容

中医药膳起源于远古时期，经历了两千多年不断的发展和完善，其历史悠久，应用范围广泛，且与中医药学有着密不可分的关系。研究中医药膳可以通过研读药膳学的专门文献，以及中医文献中的药膳相关知识来实现，具体研究内容包括如下几个方面：

药膳原料

药膳学的研究对象包括提供营养的食物、具有治疗作用的药物，以及食药结合形成的特殊膳食。这些食与药的四气、五味、功效、主治病症、使用禁忌等，都是药膳学的主要研究对象。

配伍理论

药物、食物的功用各有所长，也各有所短，只有通过合理的配伍，方可以增其疗效，调其偏性，并制其毒性。故药食的配伍理论、原则、经验、禁忌，以及众多疗效确切的药膳组方等，也都是药膳学研究内容的重要组成部分。

药膳制作

药膳基料的加工炮制、膳食的制作工艺，也是药膳学的研究任务。

药膳应用

中医讲究辨证施治，药膳的应用同样应在辨证的大前提下进行选料配伍。如何因证以及因时、因地、因人施膳，也是药膳学主要的研究内容。

二、中医药膳学的形成与发展

（一）远古—先秦、秦汉时期（起源—初步形成时期）

中医药膳学在漫长的历史变迁中逐渐形成和发展，早在人类“茹毛饮血”时期，人们偶然发现一些食物在果腹的同时，还具有增强体质或减轻病痛的作用，并且逐渐积累此方面的经验，成为了药膳食疗的起源。《淮南子·修务训》记载：“神农尝百草之滋味，水泉之甘苦，令民知所避就。当此之时，一日而遇七十毒。”表明远古时期的人类已经在有意识、有目的地探求“可食”与“治病”的原料了。在人类社会的原始阶段，人们并没有把食物和药物完全区分开，许多食物既是食物也是药物，“药食同源”“药食一家”的观念也由此形成。随着经验的积累，药食才开始逐渐分化，饶是如此，人们仍不能将所有药物和食物明确界定在某一个属性之内。当然，这种不自觉地对食物药性的应用，只是药膳的雏形，并不能称之为真正的药膳。

真正的药膳出现于人类积累了丰富的药物、食物知识和丰富的烹饪经验之后。自燧人氏之后，人类学会了使用火来烹饪食物，这使人类疾病减少，也为药膳的形成奠定了基础。酒的酿造，使人类在药膳之路上又迈进一步。《说文解字》言：“酒，所以治病也”；《素问·汤液醪醴论》指出以五谷制成的汤液醪醴具有“邪气时至，服之万全”的功效。古代的“醫”字是会意字，从殹，从酉，可见酒的发明与使用，一直是医与食的混合体。

自西周至先秦时期，药膳的理论和实践逐渐积累，真正药膳理论体系形成于先秦、秦汉时期，《黄帝内经》是其代表著作。

长沙马王堆医书内容被公认为是先秦时期医学实践的总结，书中涉及到大量药食结合治疗疾病的方法，如《五十二病方》有：“令金伤毋痛方，取鼢鼠干而冶；取彘鱼燔而冶……辛夷、甘草各与鼢鼠等，皆合挠，取三指最（撮）一，入温酒一（杯）中而饮之”。又如“伤而颈（痉）者，小（剸）一犬，漰与薛（薛米）半斗，毋去其足，以□并盛，渍井□□□出之，阴干百日。即有颈（痉）者，冶，以三指一撮，和以温酒一（杯），饮之”的记载。《黄帝内经》是现存最早的中医典籍，它不仅是中医理论体系的奠基之作，同时也开创了药膳的理论体系。首先，《黄帝内经》肯定了食物在养生和疾病治疗过程中的重要地位，《素问·脏气法时论》指出：“毒药攻邪，五谷为养，五果为助，五畜为益，五菜为充，气味合而服之，以补精益气。”在疾病的善后康复阶段，饮食调养更是不可或缺，其作用是药物治疗无法取代的，《素问·五常政大论》谓：“大毒治病，十去其六；常毒治病，十去其七；小毒治病，十去其八；无毒治病，十去其九；谷肉果菜，食养尽之。无使过之，伤其正也。”

此外，《黄帝内经》论述了五脏与五味、五谷、五畜的关系，《素问·金匮真言论》中有非常详细的描述：“东方青色，入通于肝，开窍于目，藏精于肝……其味酸，其类草木，其畜鸡，其谷麦……；南方赤色，入通于心，开窍于耳，藏精于心……其味苦，其类火，其畜羊，其谷黍……；中央黄色，入通于脾，开窍于口，藏精于脾……其味甘，其类土，其畜牛，其谷稷……；西方白色，入通于肺，开窍于鼻，藏精于肺……其味辛，其类金，其畜马，其谷稻……；北方黑色，入通于肾，开窍于二阴，藏精于肾……其味咸，其类水，其畜彘，其谷豆。”可见，药膳理论与中医藏象理论有所交叉。《黄帝内经》中还确立以五味治疗五脏疾病的原则，如《素问·脏气法时论》篇这样论述：“肝欲散，急食辛以散之，用辛补之，酸泻之……心欲软，急食咸以软之，用咸补之，甘泻之……脾欲缓，急食甘以缓之，用苦泻之，甘补之……肺欲收，急食酸以收之，用酸补之，辛泻之……肾欲坚，急食苦以坚之，用苦补之，咸泻之。”同篇还介绍了许多食物的五味属性，以及对哪些脏腑功能有所助益：“肝色青，宜食甘。粳米、牛肉、枣、葵皆甘。心色赤，宜食酸。小豆、犬肉、李、韭皆酸。肺色白，宜食苦。麦、羊肉、杏、薤皆苦。脾色黄，宜食咸。大豆、猪肉、栗、藿皆咸。肾色黑，宜食辛。黄黍、鸡肉、桃、葱皆辛。”《黄帝内经》中还指出了气血、筋骨疾病的五味禁忌，如《素问·宣明五气》篇指出：“辛走气，气病无多食辛；咸走血，血病无多食咸；苦走骨，骨病无多食苦，甘走肉，肉病无多食甘；酸走筋，筋病无多食酸。”

东汉末年，医圣张仲景对药膳理论和实践都做出了卓越的贡献。张仲景认为，在治疗疾病时，选择适当的食物，既能协助药物发挥效力，治疗疾病，又可以达到保护脾胃的作用。如服用桂枝汤解肌发汗时，服药后需“啜热稀粥一升余，以助药力，温覆令一时许”，热米粥不但可助桂枝汤发汗，又可顾护胃气，使祛邪而不伤正。在《金匮要略·妇人产后病脉证治第二十一》中，张仲景创立了著名的药膳方剂“当归生姜羊肉汤”，用以温经散寒，养血补虚，治疗寒疝腹中疼痛。另其温中健脾的“小建中汤”更是以饴糖一升为主药，配合桂枝、芍药，用以治疗虚劳里急以及腹痛等病证。

成书于秦汉时期的第一部本草学专著《神农本草经》载药 365 种，其中属于五谷六畜、菜蔬、果品的达到数十味之多。药膳的应用还见于其他一些非医药类著作，如《诗经》中记载了一些既是食物，又是药物的材料；《山海经》中更是详细描述了一些食物的药用价值，如“不周之山……爰有嘉果，其实如桃，其叶如枣，黄华而赤柎，食之不劳”，“有鸟焉……其状如凫，青身而朱目赤尾，食之宜子。”

（二）晋代—现代（发展时期）

晋唐至今，药膳一直处于不断的发展之中。

唐代孙思邈在药膳发展过程中做出了重要贡献，他强调“安身之本，必资于食”，“夫为医者，当须先洞晓病源，知其所犯，以食治之，食疗不愈，然后命药”。对于健康的膳食习惯，他指出：“食欲数而少，不欲顿而多，多则难消也。”此外，对于饮食种类，他主张食不欲杂，尽量清淡，毋食诸腥冷之物，夏至至秋分须慎肥腻等等。孙思邈《备急千金要方》一书中已设有《食治方》一卷，说明“食疗”已成为专门的学科。其晚年所著《千金翼方》，特列《养老食疗》一文，专论老年食疗。其大要，一论老年食疗之意义，二论老年食疗之原则，三论老年食疗之药方。全文共载药膳方 18 首，内容丰富，施行简易，效果确切。

孙思邈的弟子孟诜继承了孙氏食治思想，编撰了《补养方》一书，后经张鼎增补而成《食疗本草》。该书是药膳学的第一部专著，也是世界上现存最早的食疗专著。据《嘉祐本草》记载，该书收录了 227 种食物和许多卓有疗效的单方、复方，皆明确注明其药性、功效。除收有许多食物和药膳方外，还记载了某些食物禁忌，有些食物还记录了形态、产地等。孟诜之后，昝殷的《食医心鉴》、杨晔的《膳夫经手录》以及陈仕良的《食性本草》均为药膳专著。唐代的这些成就，是药膳食疗发展史上的又一个里程碑。

到了宋代，国家对医药高度重视，药膳学也因这一有利形势，得到了更多、更快的发展。陈直的《养老奉亲书》无疑是这一时期对于药膳学最杰出的贡献。全书分上下两籍，其中上籍介绍食养、食治的知识，可见他对于食疗药膳在养生防病治病中地位的肯定。全书载方 323 首，其中药膳方占 162 首之多。陈直更是对药膳食疗的原理进行了探讨，他认为饮食可以调节人体的阴阳平衡、五行变化，如其在该书序言中云：“其水陆之物为饮食者，不啻千品，其五色、五味、冷热、补泻之性，亦皆禀于阴阳五行，与药无殊。”而食物本身性味又较药物更为平和，所以“人若能知其食性，调而用之，则倍胜于药也。”

其后元代的饮膳太医忽思慧，则在药膳学方面做出了划时代的贡献，其所撰《饮膳正要》，是元代以前药膳食疗之集大成者。全书共三卷，卷一详述诸般禁忌，聚珍异馔；卷二记载诸般汤煎，食疗诸病及食物相反中毒等；卷三收载米谷品、兽品、禽品、鱼品、果菜品和料物等原材料。元代另一名养生家贾铭以“慎饮食”为养生要旨，寿至百余岁，所著《饮食须知》篇幅虽短，但纲举目张，亦是药膳学颇具特色的一部著作。全书载食材325种，分水火、谷类、菜类、果类、味类、鱼类、禽类、兽类八卷，简述每一种食材的性味、功效、毒性、宜忌，如手册一般方便查阅，对食养、食治的推广卓有殊劳。金元四大家之一的张从正也强调食养、食疗在养生、治病中的作用，他认为："养生当论食补，治疗当考药攻"，"精血不足当补之以食"。此外，张氏更是有许多以食疗的方法治疗疾病的成功案例，如以花碱煮菠菱葵菜，以车前子苗作茹，杂猪羊血作羹，以养血滋燥、润肠通便，治疗孕妇溲便结涩；冰浸甜瓜治疗热痢；冰蜜水止脏毒下血等等。

明代卓有功绩的药膳专著当属《食物本草》，它与《本草纲目》一起被称为中医学文化宝库中的两颗璀璨的明珠，作者历来颇有争议，一说为明代著名中医学家卢和编撰。全书约2000条药目被分列为水、谷、菜、果、鳞、介、禽、兽、味、草等部类，几乎囊括了中国17世纪以前所有见载于书籍中的饮食物，每一食物条下详载其形态、产地、性能、功效，并附有方剂。难能可贵的是，明代宫廷画师又专为《食物本草》绘制了精美的彩色丹青插图，是当今存世唯一完整的彩绘传本，在本草古籍图书中可谓独树一帜。明代药膳发展的另一特点是救荒类著作，发端者为周定王朱橚的《救荒本草》。书中记载植物414种，分为草类、木类、米谷类、果类、菜类，按部编目，每种都配有精美的木刻插图，注明可食部分，以指导人们在天灾兵祸时度荒，意义重大。在本书影响下，明清两代先后有十余部救荒著作问世，如王磐的《野菜谱》、周履靖《茹草编》、鲍山《野菜博录》等,《救荒本草》的内容被大量摘引。

时至清代，药膳得到进一步的发展与应用，诸多各具特色的药膳专著相继问世。出版于1691年的《食物本草会纂》，为沈李龙所撰。沈氏将食物分为水、火、谷、菜、果、鳞、介、禽、兽等10部，共收集食物药220种，采辑《本草纲目》及有关食疗本草类著作之论述，记其性味、主治及附方等。清代章穆所撰《调疾饮食辩》成书丁1813年。该书共八卷，分为总类（包括水、火、油、代茶）、谷类（包括饭、粥、酒等）、菜类、果类、鸟兽类、鱼虫类等六大类，约600余种。每种均以《本草纲目》为主，采摘诸说。《随息居饮食谱》成书于1861年，为温病四大家之一的王士雄所撰，全书虽仅一卷，然列食物331种，层次清晰，易学易用。分水饮、谷食、调和、蔬食、果食、毛羽、鳞介等七类，每类食物多先释名，后阐述其性味、功效、宜忌、单方效方甚或详列制法、比较产地优劣等。此外，黄云鹄的《粥谱》，费伯雄的《费氏食养三种》(《食鉴本草》《本草饮食谱》《食养疗法》）等著作的出现，使药膳食疗得到了全面的发展。

新中国成立后，药膳工艺不断提升，种类不断增多，结合现代科研成果制成的具有治疗作用的食品饮料，品种繁多，各具特色。此外，中国药膳开始走向世界，不少药膳罐头和中药保健饮料、药酒等已销往国际市场。有些国家已经开设药膳餐厅。药膳教育已纳入中医学本科生的专业教学计划，并出版了正规本科教材。

纵观几千年的药膳学发展进程，药膳理论从奠基到发展，从对食物药用价值的探求到药膳食物越来越广泛地推广运用，并且走出国门，药膳学已然成为中医学科下一门相对独立的分支学科。

第一章

中医药膳学的理论基础

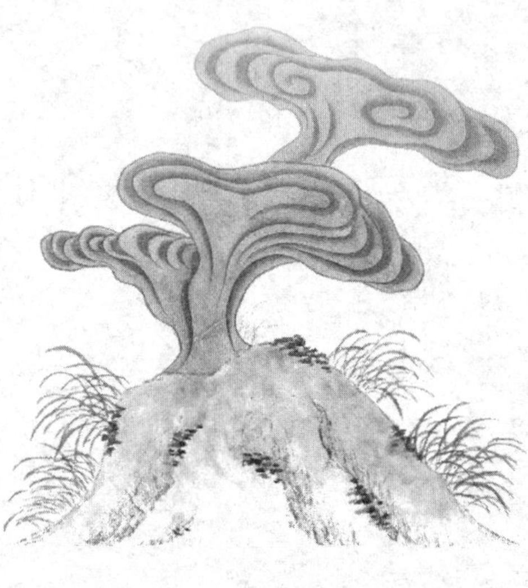

第一节 中医药膳学的基础理论

中医药膳学是中医学的一个分支学科，它的理论体系植根于中医理论，是中医学理论在药膳这一特定方向中的发展和延伸。

中医学是以中医药理论与实践经验为主体，研究人体生理病理，疾病的诊断与防治以及康复、保健的一门综合性科学。药膳则是运用中医理论实现对疾病的预防、治疗、康复的重要手段。整体观念和辨证论治既是中医学理论的两大特点，自然也是药膳学的基本理论之一。此外，中医学受到古代哲学的深刻影响，阴阳、五行等哲学思想既作为一种认知方法影响着中医学家，又作为具体的学术内容为医家在医疗实践中反复应用。药膳理论和实践同样受到古代哲学思想的影响。

一、五脏为中心的整体观

整体观是对于人体自身完整性及人与自然和社会环境统一性的认识。中医学认为人体自身是一个统一的整体，这个整体在结构上以五脏为中心，以心为主宰，通过经络系统“内属于腑脏，外络于肢节”（《灵枢·海论》）的功能，沟通五脏六腑、皮毛肌腠、四肢百骸。就基本物质而言，全身各个脏腑、组织、器官的功能活动都是以精、气、血、津液为共同的物质基础。人体这个有机整体的各个部分，生理上相互关联，病理上相互影响。如肝在生理上与胆相表里，其华在爪，其充在筋，开窍于目；病理情况下，肝火上炎可能会导致胆汁上溢而为口苦，肝阴血不足时可能会出现两目干涩、视物昏花，以及筋急爪枯的情况。五脏之间也相互影响，如肝气可以横逆客犯脾胃，肝火上炎又可反侮肺金。

人自身的整体观还包括对于形神一体的认识。形神一体是指人的形体与精神相互依附、相互影响。形是神的藏舍之处，神是形的生命体现和主宰。神不能离开形体单独存在，有形才能有神；而神一旦产生，就对形体起着调控作用。病理情况下，形神亦互相影响，如素体痰盛容易导致“癫”“狂”和“痫”的发生，是形影响神；而《素问·举痛论》中提到的“怒则气上，甚则呕血及飧泻”的病理变化，则是神影响形。

人与自然、社会环境也是协调统一的。天有昼夜晨昏、月圆月缺、四时更替，而万物随之生长化收藏，人体也与之相应调整自己的功能，以适应其变化的规律。如人的脉象可随季节气候的变化而有相应的春弦、夏洪、秋毛、冬石的规律性变化。地域环境的变化和生活习惯的差异，也不同程度地影响着人体的生理功能，如江南多湿热，其腠理多稀疏，体多柔弱瘦小；北方多燥寒，其腠理多致密，体多壮实粗犷。人与社会环境之间，也是相互联系、密不可分的。不同的社会环境，对人体的影响，不论是在生理活动和心理特点上，都有很大的差异。如压力过大可导致紧张、焦虑、恐惧的心理，使人出现失眠、烦躁等疾病状态。而这些正是对患者施予药膳时需要考虑的因素。

药膳是利用自然的产物协调机体统一性的重要方法。药膳的施用，与中药方剂一样，旨在恢复人体阴阳、五行的平衡，调理精、气、血、津液，从而维持机体的协调统一。食物同药物一样，具有寒、热、温、凉、平的属性，利用食物的属性可以调理机体阴阳的失衡，如百姓熟知的西瓜，又被称为寒瓜，《食物本草》更是称其为“天生白虎汤”，其性寒味甘，有清热生津之用，可用以辅助治疗阳盛诸疾。《素问·六节藏象论》称：“五味入口，藏于肠胃，味有所藏，以养五气。”可见，五味与五脏有着对应关系，酸先入肝、苦先入心、甘先入脾、辛先入肺、咸先入肾，五味可以资助五脏之气，即所谓“久而增气，物化之常也”(《素问·至真要大论》)。然五味又不可过用、偏用，否则反而有害于五脏，并且会导致五脏所总司的人体五个生理系统失去平衡协调。如《素问·至真要大论》又言：“气增而久，夭之由也。”《素问·五脏生成》篇中言：“多食咸，则脉凝泣而变色；多食苦，则皮槁而毛拔；多食辛，则筋急而爪枯；多食酸，则肉胝皱而唇揭；多食甘，则骨痛而发落，此五味之所伤也。”这是对过食一味导致五脏所统的五个系统关系失衡表现的记载。

除了对机体自身平衡失调的状态进行调理外，药膳还能够调理由自然环境变化所致的人体脏腑功能变化。例如夏季，大地中阳气上升，外界气温高，而井水却凉；而冬季阳气收藏于地中，外界虽冷，草木凋零，而井水却温。人体阳气与自然界阳气出入的变化规律相一致，故夏季脾胃阳气不足，而冬季容易有内热之患，民间食谚“冬吃萝卜夏吃姜，不用医生开药方”正是配合着人体阳气出入的规律制定的饮食方案，是对天人相应的整体观充分理解基础上恰当运用食物进行调节的典范。此外，以冬瓜、薏苡仁对治长夏湿盛，以秋梨来缓解秋燥等药食调配也是顺应四时、协调人与自然关系的体现。

二、辨证辨体质施膳

辨证论治是中医学另一重要特点。证候是疾病发展过程中某一阶段或某一类型的病理概括。由一组相对固定的、有内在联系的、能揭示疾病某一阶段或某一类型病变本质的症状和体征构成。辨证论治是运用中医学理论辨析有关疾病的资料以确立证候，论证其治则治法方药并付诸实施的思维和实践过程。辨证论治原则不仅是药治理论，同时也是药膳运用的原则。"证"是施膳的前提，"施膳"以"证"为依据，证同治同，证异治异，这个过程也称为辨证施膳。

无论是药治还是药膳治疗，正确的辨证都是治疗成功的前提和关键。如泄泻，实证多表现为暴泻如注，气味臭秽，多由湿热伤中或食滞肠胃引起；虚证则以久泄居多，兼见脾胃虚弱或肾阳衰惫的表现。由于证的复杂性，在治疗中，自然不能见泄止泻，而应依据证来施治，湿热伤中者治以清热解毒燥湿，食滞肠胃者治以消食导滞，脾胃虚弱者治以健脾祛湿，肾阳虚惫者则当治以温肾固涩。不同的疾病，如果具有相同的病机，则又应以同样的治则治法指导处方或施膳。如李东垣的补气升阳代表方补中益气汤可用以治疗内脏下垂、久泻久痢，以及气虚发热等多种不同的疾病。

体质差异也是施膳时需考虑的重要因素。体质是人类个体在生命过程中，由遗传性和获得性因素所决定的表现在形态结构、生理功能和心理活动方面综合的相对稳定的特性。由于体质的特殊性，不同体质类型的人群有其潜在的、相对稳定的对于疾病的易感性和对特定证型的倾向性。辨体质主要从寒热虚实、脏腑生理功能和精气血津液状态着手，对于不同体质的个体，在以药膳养生防病及善后调理时都需要有所区别。如在日常饮食方面，偏阳质者，宜食甘润生津之品，不宜过食辛辣燥烈之物；偏阴质者，宜适当食用温补之品而忌生冷；痰湿体质者，饮食宜清淡而忌肥甘厚味。在治疗疾病时，如同属感冒，体质壮实者可专务攻邪，而体质素虚者可采用扶正达邪的方法。

此外，地域因素、气候因素也是辨证施膳要考虑的因素。如江南多湿热，人体腠理多疏松，北方多燥寒，人体腠理多致密，若同需要辛温解表，南北方人的药量、药味就须有所差别，因南方人疏理薄皮，药量宜轻，药性宜缓，而北方人密理厚皮，能够耐受较强的发散药。在不同的季节气候使用药膳，总的来说应遵从《素问·六元正纪大论》所确立的"用寒远寒，用凉远凉，用温远温，用热远热，食宜同法"的原则。

由此可见，药膳的施用，要辨明"证"与"体质"的差异，抓住本质，才能达到使脏腑功能正常、气血畅顺、阴平阳秘的目的。

三、阴阳五行学说的应用

阴阳学说和五行学说，是中国古代有关世界本原和发展变化的宇宙观和方法论，是对中医学理论体系的形成和发展最具有影响的古代哲学。这些哲学思想既作为一种认识方法影响着中医学家，又作为具体的学术内容为医家在临床中反复应用。将阴阳五行学说引入中医学中，可用以概括人体组织结构，解释生理、病理现象，指导疾病的诊断、治疗。药膳作为中医治疗方式的一种，其应用也需要遵循阴阳五行的规律和原理。

（一）阴阳学说的应用

恢复阴阳平衡为药膳调治的总则。阴阳是对自然界既相互对立又相互关联的事物或现象属性的概括，同时也是万物变化所遵循的规律，正如《素问·阴阳应象大论》言："阴阳者，天地之道也，万物之纲纪，变化之父母，生杀之本始，神明之府也，治病必求于本。"疾病的根源都不脱离阴阳失衡这个本质，而治疗疾病的根本目的应该是恢复人体阴阳平衡的状态，即《素问·至真要大论》所谓："谨察阴阳所在而调之，以平为期。"当人体阴或阳的一方偏盛有余时，当采取"损其有余"的方法来治疗。如热盛于内，可用石膏粳米汤、五汁饮等寒凉药膳方以清热解毒；阴寒内盛者，可用生姜粥、川乌粥等药膳温阳散寒。当阴阳双方或一方不足时，当采取"补其不足"的治则，如阳气不足者，可用人参胡桃汤、鹿角粥温阳益气；阴血不足者，以洋参雪耳炖燕窝、阿胶羊肝等药膳补益阴血。阴阳学说不仅用于确立治则，同时也用来概括药物和食物的性味。寒、热、温、凉四性，寒凉属阴，温热属阳；酸、苦、甘、辛、咸五味，辛、甘为阳，酸、苦、咸为阴。悉知药食性味的阴阳属性，便能指导临床用药以及施膳，以药食之偏性纠正人体阴阳之偏颇。

（二）五行学说的应用

五行学说也可指导辨证施膳。五行，是指木火土金水五种物质及其运动变化。人体五脏的生理特点与五行特性相对应，五脏之间的生理联系也符合五行相生、相克的规律。五行相生异常表现为母子相及，相克异常表现为相乘、相侮，人体五脏关系异常时也会以母子相及、相乘或相侮的方式相互影响。在药膳治疗中，也可以遵循据五行规律所确立的"补母泻子""抑强扶弱"的治疗原则及相应的具体治法。如脾气虚衰，生气无源，以致肺气虚弱之证，是为母病及子，治疗当采取培土生金之法；又如肝火亢盛，上炎侮肺，耗伤肺阴的肝火犯肺证，当治以佐金平木法，清肝平木，滋阴肃肺。此外，药物、食物的五味分属五行，因此与五脏有对应关系。《黄帝内经》如《素问·脏气法时论》《素问·宣明五气》《素问·至真要大论》等多篇均曾论及五味与五脏的关系及补泻方法，可以指导药膳的立法组方。

第二节 中医药膳学的药性理论

药膳养生防病治病与中医的阴阳、五行、脏腑、经络等基础理论密切相关，同时也离不开药性理论的指导。食物和药物均有四气、五味、升降浮沉、归经，只是食物的性能没有药物的性能显著。应用药食营养身体和防治疾病，就是利用药食之偏性纠正人体阴阳之偏胜或偏衰，损其有余，补其不足，以及药食的五味作用和对人体的亲和作用来调整脏腑功能，达到阴阳平衡。

一、四性

又称四气，即药食所具有寒、凉、温、热四种不同的性质，是古人根据药食作用于人体产生的反应归纳总结出来的。

寒与凉，温与热属同一种性质，只是程度不同，凉次于寒，温次于热。“热者寒之，温者清之”，寒凉性的药食具有清热泻火、凉血解毒的作用，适宜于热病证及热性体质。如西瓜可用于热病烦渴，鸭梨可用于咳嗽、咯黄痰，表明这两种食物具有寒凉之性。“寒者热之，凉者温之”，温热性药食具有温散寒邪、温阳化气的作用，适宜于寒性病证及寒性体质，如干姜可用于胃寒腹痛，生姜、葱白用于风寒感冒等。

有部分药食寒热性质均不明显，较为平和，属于平性，适用于任何病证和体质，在药膳中应用广泛。如粳米、番薯、土豆、芋头、蜂蜜、天麻、枸杞子等。

二、五味

是指辛、甘、酸、苦、咸五种基本的味道。还有淡味和涩味两种味道，一般认为，淡味附于甘味，涩味与酸味功效相似。五味的确定，一方面是通过经口尝而得，是食物真实味道的反映。如蒜辣具有辛味，糖甜具有甘味，苦菜有苦味，盐有咸味。另一方面，也是食物作用于人体后的相应反应。《素问·至真要大论》言：“辛甘发散为阳，酸苦涌泄为阴，咸味涌泄为阴，淡味渗泄为阳，六者或收或散，或缓或急，或燥或润，或软或坚。”可见，味道相近者，作用相似；味道不同，作用各异。总体概括而言，辛散、甘缓、酸收、苦坚、咸软。

辛味药食“散”的作用表现为发散、行气、行血、健胃的功能。如葱姜红糖茶可发汗散寒；鲜姜萝卜汁可散寒行气止痛；韭菜、茴香、黄酒可行气活血。

甘味药食“缓”的作用表现为补益、和中、调和药性和缓急止痛的功能。如山药、大枣用于气血虚证；粳米、鸡肉用于脾胃虚弱证；饴糖、甘草用于气滞拘急的腹痛。

淡味药食具有渗湿、利小便的功能。如茯苓、猪苓、泽泻、薏苡仁、冬瓜用于治疗水肿、脚气、小便不利、淋浊、癃闭等。

酸味药食“收”的作用表现为收敛、固涩等功能。如石榴涩肠、止血、止咳，用于泻痢、下血、脱肛等；乌梅安蛔止痛，用于蛔虫证。

味涩的药食与酸味作用相近，具有收敛固涩的功能。如浮小麦、乌梅、禹余粮等，用于虚汗、泄泻、痢疾、尿频、精滑等。

苦味药食“坚”的作用表现为清热、泄降、燥湿、健胃的功能。用于素体偏热或热邪为患的病证，通过清热以达到固阴的作用。如苦瓜清热解毒；黄芩、栀子清热泻火，治疗热病。

咸味药食“软”的作用表现为软坚、润燥、补肾、养血、滋阴的功能。海藻、海带、蛤蜊肉辅助治疗瘿瘤、痰核；鸽肉益肾补气；海蜇、淡盐水能通便，治疗大便燥结。

食物还有一种特殊的芳香味，以水果、蔬菜居多，如柑橘、苹果、芫荽、香椿等。芳香味有醒脾开胃、行气化湿、开窍醒神等作用。

每一种药食都有性和味，在应用药食时，要把性和味结合起来考虑。同样是温性药食，若味不同，作用也差异较大。温性药食有辛温（苏叶、生姜）、甘温（党参、白术）、酸温（山萸肉、五味子）、苦温（苍术、厚朴）、咸温（肉苁蓉、蛤蚧）之异。

不同的药食应顺应五脏之喜好，但也不可太过，否则如《素问·五脏生成篇》所言：“多食咸，则脉凝泣而变色；多食苦，则皮槁而毛拔；多食辛，则筋急而爪枯；多食酸，则肉胝皱而唇揭；多食甘，则骨痛而发落，此五味之所伤也。”

三、升降浮沉

是指药食的四种作用趋势。在生理状态下，人体脏腑之气的运动存在着升降浮沉的不同形式，且相互协调平衡。在病理状态下，则表现为向上（如呕吐、咳喘）、向下（如崩漏、脱肛），或向内（如表证不解）、向外（如自汗、盗汗）等病势。

药食的升降浮沉，是指药食在机体内的不同功效趋向。其中升是药效的上行，浮是药效的发散，降是药效的下降，沉是药效的内行。凡具有升浮作用的药食，大多性属温热，味属辛、甘，具有升阳、发表、祛风、散寒、开窍、涌吐、引药上行等功能。如芫荽、葱白气味芳香，可辛温解表、发散风寒。凡具有沉降作用的药食，大多性属寒凉，味属涩或酸、苦，具有清热、泻下、利水渗湿、潜阳镇逆、止咳平喘、安神镇惊、引药下行等功能。如冬瓜、玉米须利尿，治水肿、小便不利；西瓜清热生津，治热病、烦渴。

药食本身的轻重质地，是归纳升降浮沉的又一依据。一般而言，质轻者常具升浮特性，如辛夷、荷叶、桔梗、桑叶、菊花等；质地重者多有沉降之性，植物种子、果实、矿石为代表，如枳实、磁石、代赭石、苏子等。亦有例外者，如诸花皆升，旋覆花独降；诸子沉降，芫荽、苍耳子升浮。药食升降浮沉之性因加工炮制也可改变，如酒炒则升，姜汁炒则发散，醋炒则敛，盐浸或炒则下行。

升降浮沉的特性与药食的四性亦密切相关，如李时珍在《本草纲目·序例》中所说："酸咸无升，辛甘无降，寒无浮，热无沉。"

四、归经

是指药食对机体某些或某几经有明显的作用，即对机体脏腑有选择性作用。同是寒性药食，虽都具有清热作用，但其作用范围有所不同。如黄芩偏于清肺热，栀子可泄三焦之火。同为补益，又有偏于补脾、补心、补肺等的区别。如茯苓、薏苡仁、山药入脾经，莲子心入心经，百合入肺经，酸枣仁入肝经，桑椹入肾经。

药食的归经还与五味有关，其中辛入肺、甘入脾、酸入肝、苦入心、咸入肾。如生姜、芫荽等辛味食物可治疗肺气不宣的咳喘；苦瓜、绿茶等苦味食物治疗心火上炎或移热小肠证。

五、毒性

是指药膳原料对人体的损伤、危害作用，是选择药膳原料和配伍膳方必须重视的内容。

毒性大的、对机体可能产生损伤的药膳原料尽可能不用或少用，但应熟悉毒性产生的原因及解毒、排毒的方法，运用适当，也可收到较好的效果。如白果量小时可定喘止带，过量可引起中毒；半夏用生姜制可减少毒性；附片通过久炖久煮，可减轻其毒性作用。

第三节　中医药膳学的配伍理论

一、药膳配伍原则

运用中医基础理论和药膳学理论，将两种以上的药膳原料按一定原则配合使用，可达到增强效能的目的。适当的配伍，能调整药食的性能，增强疗效。

药膳配伍的原则一般按主（君）、辅（臣）、佐、使的要求进行调配。主是针对主病、主证起主要作用，解决主要矛盾的原料；辅是配合主要原料加强疗效，起协同作用的原料；佐是协助主要原料治疗兼证或缓解、消除主要原料烈性的原料，也有“反佐”作用；使是引经或调和性质或赋形用的原料。

二、药膳配伍的选料方法

（一）传统食物的选用

作为主食原料的谷物类，大多数性味甘平，有健脾和胃、强壮益气之功效，少数偏凉（荞麦、薏苡仁）或偏温（糯米）。

多数蔬菜性寒凉，如苦瓜、茭白、芹菜、藕等，多能清热除烦、通利二便、化痰止咳。少数蔬菜性温，如香菜、大蒜等，能温中散寒、开胃消食。野菜类大多性味寒凉，具有清热解毒、凉血利尿的作用。

肉、蛋、禽、水产等原料品种繁多，往往用做传统主菜。一般来讲，禽肉类，甘平性味较多，其次为甘温，甘平益气，甘温助阳，甘淡渗湿通利。畜肉类，性味以甘、咸、温为多。甘能补，助阳益气；咸入血分、阴分，可益阴血；温以祛寒。水产类，淡水鱼中有鳞鱼和鳝鱼性平或偏温，无鳞鱼性平或偏凉。这些原料在使用过程中应注意性味、功效的选用，如偏阴虚者，多用甲鱼、猪肉、海产品等，偏阳虚者，多选狗肉、羊肉之品等。

（二）药物原料的选用

药食具有各自的性能，它们之间配合使用时，会产生各种变化，即药食的“七情”。具体为：

单行：单一原料的独立使用。如独参汤、参须茶。

相须：功能相似的原料配合使用以相互增强作用，加强药食的疗效，如山药配母鸡，能明显增强补益之效；附片炖狗肉，能增强壮阳作用。

相使：两种以上原料同用，以一种原料为主，其余为辅，来提高主要原料的功效。如石膏竹叶粥，石膏清热为主，竹叶、米粥清热养阴为辅。黄芪配合茯苓，可加强益气健脾、利水的作用。

相恶：一种原料能减低另一种原料的作用。如人参补气，萝卜耗气，萝卜能降低人参的补气作用。

相畏：一种原料的毒性或其他有害作用能被另一种原料抑制或消除。如生半夏有毒性，可以用生姜来消除它的毒性。食用螃蟹常取用生姜，以减轻螃蟹的寒性，并解蟹毒。

相反：指两种原料配伍时，能产生毒性反应或副作用。

相杀：两种原料配伍时，一种原料能减轻或消除另一种原料的毒性或副作用。如防风能解砒霜毒，绿豆能减轻巴豆毒性。

在药膳配伍时，“七情”中的相须、相使、相畏、相杀等作用，应加以运用。而相恶、相反等配伍禁忌，尽量不使用。

（三）药膳配伍禁忌

中药配伍中的十八反、十九畏也应列为药食的配伍禁忌。

十八反：最早见于金·张子和的《儒门事亲》：“本草明言十八反，半蒌贝蔹及攻乌，藻戟遂芫俱战草，诸参辛芍叛藜芦。”即甘草反甘遂、大戟、海藻、芫花；乌头反贝母、瓜蒌、半夏、白蔹、白及；藜芦反人参、沙参、苦参、元参、丹参、细辛、芍药。

十九畏：最早见于明·刘纯《医经小学》：“硫黄原是火中精，朴硝一见便相争；水银莫与砒霜见，狼毒最怕密陀僧；巴豆性烈最为上，偏与牵牛不顺情；丁香莫与郁金见，牙硝难合京三棱；川乌草乌不顺犀，人参最怕五灵脂；官桂善能调冷气，若逢石脂便相欺。”即硫黄畏朴硝，水银畏砒霜，狼毒畏密陀僧，巴豆畏牵牛，丁香畏郁金，川乌、草乌畏犀角，牙硝畏三棱，官桂畏石脂，人参畏五灵脂。

药膳学在配伍禁忌方面需要注意药食相反、食物禁忌等。如猪肉反乌梅、桔梗；狗肉恶葱；鲫鱼反厚朴忌麦冬；鸭蛋忌李子、桑椹子；羊肉忌南瓜；鳖肉忌苋菜；鸡蛋、螃蟹忌柿、荆芥；茯苓忌醋；葱忌蜂蜜；人参恶黑豆，忌山楂、萝卜、茶叶等。但这些内容，还需进一步研究。此外，身体状态特殊时期也要注意药食宜忌，如妇女的经期、孕期，中药中的妊娠禁忌，同样也应列为药膳配伍禁忌。

第四节 中医药膳学的治法理论

药膳治法是针对不同体质状态的人所确定的具体施膳方法，源于中医治法，但更关注于日常的调理，以达到防病治病、增强体质的目的。常用药膳治法有汗、下、温、消、补、理气、理血、祛湿八种。

一、汗法

是指通过开泄腠理，宣发肺气，以促进汗出，使表邪随汗而解的一种治疗方法。主要用于外感初起，如恶寒发热、头痛项强、肢体疼痛、无汗或有汗等表证。表证有风寒与风热的不同，因此，解表药膳又有辛温解表和辛凉解表之分。如前者有姜糖饮，以生姜、红糖煎汤热服取汗；后者有银花茶、桑菊薄竹饮等。

二、下法

是指通过荡涤肠胃，泻下大便或瘀积，使积聚的宿食、燥屎、冷积、实热、瘀血、水饮等有形实邪排出体外的一种治疗方法。适用于燥屎内结、冷积不化、瘀血内停、宿食不消、痰饮停留以及虫积等。由于积滞的不同，下法也有区别。因津液不足，肠道枯涸所致的便秘，需用润下法，如桑椹糖可滋阴润燥；热结胃肠，便结不下，需用芒硝莱菔汤以泻下热结。

三、温法

是指通过温里、祛寒、回阳、通脉等作用，以消除脏腑经络寒邪的一种治疗方法。适用于寒饮内停、寒湿不化、阳气衰微等。寒证常与虚证并见，祛寒常多兼温补。脾胃虚寒者，用干姜粥、黄芪建中汤等以温中祛寒；寒滞经脉者，用附子粥、姜附烧狗肉等以温经散寒。

四、消法

是指通过消导散结作用，以祛除水、血、痰、食等有形之邪所致积滞结聚，使之渐消缓散的方法。适用于饮食停滞、气滞血瘀、癥瘕积聚、水湿内停、痰饮不化等。如大山楂丸、白术猪肚粥、三七蒸鸡等。

由于有形之邪种类较多，消的范围也较广，如祛痰、祛湿、驱虫、活血消瘀、消食导滞、消坚散结等，但消法主要指消食导滞、消癥瘕积聚，多用于饮食积滞、痞块类病证。

消法与下法还应注意区别，虽皆治有形之实邪，但下法主要针对病势急迫，多实证，必须急下的情况。消法则是对病在脏腑、经络、肌肉之间渐积而成，病势较缓，多虚实夹杂，必须渐消缓散而不能急于排除的病情而设。

五、补法

是指通过补益人体的气血阴阳，或加强脏腑功能，使人体脏腑或气血阴阳趋于平衡的一种治疗方法。适用于一切虚证。具体可分别采用补气、补阳、滋阴、补血等。

补气法适用于机体虚弱引起的气虚证，如黄芪猴头汤、人参粥等。补阳法适用于各种原因引起的阳虚证，如姜附烧狗肉、双鞭壮阳汤等。滋阴法适用于阴液亏耗的阴虚证，如地黄田鸡、清蒸人参元鱼等。补血法适用于气血生化不足，或失血引起血虚证，如红杞田七鸡、当归生姜羊肉汤等。气血双补法适用于气血两虚证，如归芪蒸鸡、十全大补汤等。

六、理气法

是指通过调理气机，疏畅气血，以促进气血运行的方法。适用于气机阻滞或逆乱的证候。气机失调包括气滞、气逆、气虚、气陷等，以气滞、气逆者居多，故有行气、降气之法。行气法具有疏通气机、促进气血运行、消除郁滞作用，如肉豆蔻粥、薤白汤等。降气法具有降逆作用，如柿蒂汤、芹菜肉丝等。

七、理血法

是指以调理血液为主的方法。根据病机的变化，主要有活血化瘀与止血。活血化瘀法适用于血行不畅或瘀血内阻的各种状态，如红花当归酒、三七蒸鸡等。止血法适用于体内或体外各种出血，防止血液进一步流失，如血余藕片饮、槐叶茶、白茅根饮等。

八、祛湿法

是指以化除湿邪、蠲除水饮、通淋泄浊为主的方法。具体可分为燥湿化浊、利水渗湿法、利水通淋法。燥湿化浊法适用于湿阻中焦，如陈皮鸡块。利水渗湿法适用于水湿壅聚所致腹胁胀满，如薏苡仁粥、赤小豆鲫鱼汤。利水通淋法适用于小便癃闭，淋沥点滴作痛，如滑石粥、甘蔗白藕汁。

第二章 药膳原料

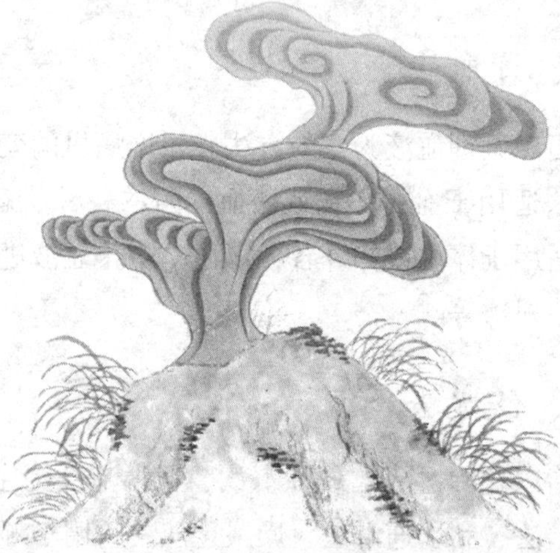

第一节 食物类原料

在人类饮食文化体系中，食物原料是最基础的部分，原料是人类对自然条件充分利用后的产物，它决定了人类饮食内容、饮食方法和营养结构。饮食是人类自然界的一种物质交换，也是人类适应自然、改造自然的结果。所谓“靠山吃山，靠水吃水”“一方水土养一方人”，讲的就是这种适应与改造。故而食物原料既是我们得以生存的条件，又是调整我们机体“阴阳失调”疾病状态的重要资源，即所谓“药食同源”，健康源自生活。

食物类原料包括粮食类、蔬菜类、野菜类、食用菌类、果品类、禽肉类、畜肉类、奶蛋类、水产类、调味品及其他佐料等，它们是药膳必不可少的重要原料。中医药膳学是中医药的一个重要组成部分，食物不仅能供给人体必需的营养物质。食物在性能的表达、功效的归纳、药理及使用注意上与中药并没有本质的区别，都是按性、味、归经、功效、药理及使用注意等来指导应用的。每种食物都具有中药学理论意义上的功效，这些功效大致可以概括为：协调阴阳、调理气血、调整脏腑、祛邪除病等。

一、粮食类

食物类原料，中医常以“五谷”概称。所谓五谷，就是谷物豆类等粮食作物的总称。

谷物即稻、麦、高粱、玉米等植物之种仁，是我国人民的主食。北方人以小麦为主，南方人以大米为主。目前，我国居民膳食中，有 50%~70% 的热量和 50%~55% 的蛋白质由谷类供给，B 族维生素及一些无机盐也来源于谷类。谷类在我国膳食构成比为 49.7%，在食物供给中占有重要地位。谷物中少数性味偏凉（如荞麦）或偏温（如糯米），大多数性味甘、平，具有益胃健脾、扶助正气之功效。

豆类品种繁多，根据其营养成分的含量，大致可以分为两类，一类是大豆即黄豆、青豆和黑豆；另一类是其他豆类即蚕豆、豇豆、绿豆、小豆、芸豆等。以大豆及其他豆类为原料生产的豆类食品称为豆制品。

大豆含有 35%~40% 蛋白质，是植物性食品中含蛋白质最多的食品。它们的必需氨基酸组成除甲硫氨酸略低外，其他几乎与动物蛋白相似，氨基酸组成接近人体需要，具有较高的营养价值，故大豆蛋白为优质蛋白。而且大豆蛋白富含谷类蛋白质较为缺乏的赖氨酸，其含量是谷类的2.5倍，是与谷类蛋白质互补的天然理想食品。其他豆类蛋白质含量低于大豆，一般也在20%~30%。

大豆含有较多的不饱和脂肪酸，有降低血胆固醇和软化血管的作用。大豆中含有丰富的卵磷脂，对增进和改善大脑功能有重要作用。大豆油是我国重要食用油。

大豆制品分为非发酵性豆制品和发酵豆制品。非发酵性豆制品，如豆腐等；发酵豆制品，如臭豆腐、豆豉、腐乳等。大豆经过一系列加工制作成的豆制品，不仅除去了大豆内不易消化的成分，而且提高了蛋白质的消化率，进而提高了大豆的营养价值。

多数豆类性味甘平，有补益气血、利水解毒之功效。

（一）谷物类

粳米《名医别录》

【异名】大米，稻米，粳粟米，白米。

【基原】禾本科植物粳稻成熟脱壳的种仁。

【性味归经】甘，平。归脾、肺、胃经。

【功效】健脾益胃，固肠止泻，养阴生津，除烦止渴。

【用量用法】内服50~200 g，煎汤、煮饭、熬粥均可；亦可做成膏饼或将米煮熟后以文火烧成锅巴研粉用。

【成分】含有淀粉、蛋白质、脂肪、少量B族维生素、维生素E、粗纤维等。尚含有钙、磷、铁、葡萄糖、麦芽糖、果糖等。

【药理作用】粳米米糠层含有粗纤维有助胃肠蠕动，对胃病、便秘、痔疮等有效；能补充机体能量及B族维生素。

【使用注意】糖尿病患者不宜多食。粥饭虽是补人之物，但亦不可过量。

应用

用于久病初愈，妇女产后，老年人、婴幼儿消化能力减弱之脾胃虚弱者以及高热烦渴之人。

❶脾气虚，食欲不振：香菇20 g，粳米50 g。将香菇洗净、去蒂、切碎，和粳米一起放入砂锅中，加水适量，文火熬成粥。每日1~2次温服（《中国药膳学》）。

❷泄泻，痢疾：马齿苋500 g榨汁，粳米100 g，加水煮作粥，任意食用（《粥谱》）。

❸ 心烦口渴：粳米 20 g，炒黄，以水同研，去滓取汁，与淡竹沥 20 mL 和匀顿服（《圣济总录》）。

❹ 气阴不足引起的烦躁口干，气短乏力：麦冬、淡竹叶各 10 g，分别洗净，注入清水 300 mL，煎半小时后，去渣留汁于锅中。再将粳米 100 g 淘净，西洋参 5 g 泡软，切薄片放入锅中，加清水 800 mL，用小火慢熬成粥，下精盐、蓖麻油，分 2 次空腹食用（《中国食疗本草新编》）。

❺ 婴儿吐奶（脾胃虚弱）：粳米炒焦，水煎服汁（《常见疾病验方研究参考资料》）。

❻ 脾胃蕴热，耗伤津液，口干咽燥：生石膏 100 g 洗净敲碎，注入清水 1400 mL，烧开后，加竹叶、麦冬各 20 g，同煎半小时，去渣留汁于锅中，再将粳米 100 g 淘净放入，慢熬成粥，下白糖，调溶。分 2 次空腹食用（《中国食疗本草新编》）。

糯米《备急千金要方·食治》

【异名】稻米，江米，元米。

【基原】禾本科植物糯稻成熟脱壳的种仁。

【性味归经】甘，温。归脾、胃、肺经。

【功效】补中益气，健脾止泻，止虚汗。

【用量用法】内服：煎汤，30~60 g；或入丸、散，或煮粥。外用：适量，研末调敷。

【成分】含有蛋白质、脂肪、糖类、钙、磷、铁、维生素 B_1、维生素 B_2、维生素 B_3 及淀粉等。

【药理作用】蛋白质、脂肪、维生素含量都比较多，多吃能补充能量及维生素；有抗肿瘤作用。

【使用注意】素有痰热或脾胃运化无力者不宜多食久食。“作饮温中，令人多热，大便坚”（《名医别录》）。

应用

用于脾胃气虚、中气不足引起的反胃、食欲减少、泄泻和气虚引起的汗出、气短无力、妊娠腹坠胀等症，适宜慢性结肠炎、肺结核、神经衰弱、病后及产后之人食用。

❶ 虚劳不足：糯米入猪肚内蒸干，捣作丸子，日日服之（《本草纲目》）。

❷ 虚劳不足，乏力疲劳：糯米 500 g，黄酒 1000 mL，鸡蛋 2 个，三者放碗中

隔水蒸熟，一日分多次吃，必要时一周后再吃，疗效甚佳（《摄生众妙方》）。

❸ 脾虚久泄，饮食少进：糯米 500 g，淮山药 50 g，共炒熟，研成细末，每早晨用小半碗，加白糖、胡椒末少许，开水冲服（《刘长春经验方》）。

❹ 下痢噤口：糯谷 1 L。炒出白花，去壳，用姜汁拌湿，再炒为禾，每服一匙，汤下，三服（《经验良方》）。

❺ 气虚自汗不止：陈糯米、小麦麸同炒。令黄为末，每服 15 g，米饮下，或熟猪肉蘸食（《古今医统大全》）。

小麦《名医别录》

【异名】麸麦，浮麦，麸，淮小麦。

【基原】禾本科植物小麦的种子。

【性味归经】甘，凉。归心、脾、肾经。

【功效】养心，益肾，除烦，止渴。

【用量用法】内服：煎汤，50~100 g；或煮粥；小麦面炒黄，温水调服。外用：适量，小麦炒黑研末调敷烫火伤处。

【成分】含淀粉、蛋白质、糖类、脂肪酸、粗纤维。尚含少量谷甾醇、卵磷脂、尿囊素、精氨酸、淀粉酶、麦芽糖酶、蛋白酶及微量维生素 B 等。麦胚含植物凝集素。

【药理作用】有镇痛及抗病毒作用，临床上对各种疱疹患者有效。

【使用注意】小麦多食能壅气作渴，故气滞、口渴、病湿热者宜少食。另糖尿病患者不宜长期食用。

应用

用于失眠、妇女脏躁、烦躁不安、精神抑郁、悲伤欲哭以及消渴口干、脾虚泄泻等。

❶ 妇人脏躁，喜悲伤欲哭，数欠伸：甘草 90 g，小麦 1 kg，大枣 10 枚。上三味，以水 6 L，煮取 3 L，温分三服（《金匮要略》）。

❷ 烦热消渴、口干：小麦 30~60 g，加水煮成稀粥，分二至三次食（《食医心镜》）。

❸ 泻痢肠胃不固：小麦 500 g 研成面，炒令焦黄，每日空腹温水调服一汤匙（《饮膳正要》）。

❹ 脾虚腹泻：小麦粉（炒黄），糯米（炒黄研粉），大枣（去核干燥研碎），每次 15~30 g，开水调服（《中国食疗本草新编》）。

❺ 老人五淋，身热腹满：小麦 30 g，通草 10 g。加水煎汤服（《养老奉亲书》）。

大麦《名医别录》

【异名】䴬，倮麦，䴬麦，牟麦，饭麦，赤膊麦。

【基原】禾本科植物大麦的果实。

【性味归经】甘，凉。归脾、肾经。

【功效】健脾和胃，宽肠，利水消肿。

【用量用法】内服：煎汤，30~60 g；或研末。外用：炒研调敷；或煎水洗。

【成分】含有大量蛋白质、脂肪、碳水化合物、膳食纤维、钙、磷、铁。此外，还含有维生素 B_1、维生素 B_2、维生素 B_3、尿囊素等。

【药理作用】大麦含尿囊素，以 0.4%~4% 溶液局部应用，能促进化脓性创伤及顽固性溃疡愈合。大麦中含大量的膳食纤维，可刺激肠胃的蠕动，达到通便的作用。

【使用注意】大麦性凉，故素体虚寒、大便溏薄者宜少食或不食。

应用

用于食滞泄泻、食饱烦胀、但欲卧者以及小便淋痛、水肿、汤火灼伤等。

❶ 饮食过度，烦闷胀满：大麦 30 g，微炒研末，每次 6 g，温开水送下（《肘后备急方》）。

❷ 小便淋涩痛：大麦 90 g，以水二大盏，煎取一盏三分，去滓，入生姜汁半合，蜜半合，相和。食前分为三服服之（《太平圣惠方》）。

❸ 汤火灼伤：大麦炒黑，研末，油调搽之（《本草纲目》）。

荞麦《备急千金要方·食治》

【异名】花麦，花荞，甜荞，荞子，三角麦。

【基原】蓼科植物荞麦的种子。

【性味归经】甘、微酸，寒。归脾、胃、大肠经。

【功效】健脾消积，下气宽肠，清热解毒，敛疮。

【用量用法】内服：入丸、散，或制面食服用。外用：适量，研末掺或调敷。

【成分】富含蛋白质、脂肪、维生素以及多种矿物质等营养成分。荞麦含有丰富的膳食纤维，铁、锰、锌等微量元素也比一般谷物丰富。还含 B 族维生素、维生素 E、铬、磷、钙、铁、赖氨酸、氨基酸、脂肪酸、亚油酸、芦丁等。

【药理作用】有降压、降血脂和降血糖作用，对胰蛋白酶和糜蛋白酶尚有一定抑制作用。

【使用注意】不宜久服。过量食用会影响人体对蛋白质、无机盐以及某些微量元素的吸收，甚至还会影响生殖能力。

应用

用于绞肠痧、肠胃积滞、慢性泄泻、噤口痢疾、赤游丹毒、痈疽发背、瘰疬、汤火灼伤等。

❶ 慢性泄泻，胃肠积滞：煮食荞麦面，连食 3~4 次（《家庭自疗简便方》）。

❷ 噤口痢疾：荞麦面每服 6 g，砂糖水调下（《本草纲目》）。

❸ 男子白浊，女子赤白带下：荞麦炒焦为末，鸡子白和，丸如梧桐子大。每服 50 丸，盐汤下，日 3 服（《本草纲目》）。

❹ 咳嗽上气：荞麦粉 120 g，茶末 6 g，生蜜 60 g，水一碗，共入碗中，顺手搅千下，饮之，良久下气不止，即愈（《儒门事亲》）。

❺ 汤火烧伤：荞麦面炒黄色，以井华水调敷（《奇效良方》）。

高粱《本草纲目》

【异名】蜀黍，木稷，芦粟，黍，秫米，蜀秫。

【基原】禾本科植物高粱的种仁。

【性味归经】甘、涩，温。归脾、胃、肺经。

【功效】健脾止泻，化痰安神。

【用量用法】内服：煎汤，30~60 g；或研末。

【成分】含碳水化合物、蛋白质、脂肪、钙、铁、磷等。

【药理作用】含碳水化合物、蛋白质、脂肪、钙、铁、磷等。

【使用注意】糖尿病患者忌食，大便燥结以及便秘者应少食或不食。

应用

用于脾虚泄泻、霍乱、消化不良、痰湿咳嗽、失眠多梦等。

❶ 小儿消化不良：红高粱 30 g，大枣 10 枚。大枣去核炒焦，高粱炒黄，共研细末。2 岁小孩每服 6 g；3 岁 ~5 岁小孩每服 9 g，每日服 2 次（《中草药新医疗法资料选编》）。

❷ 喘咳：高粱 15~20 g，冰糖蒸服（《贵州草药》）。

❸ 小儿遗尿、多尿：高粱米 100 g，桑螵蛸 20 g。用水煮桑螵蛸 3 次，取汁混合，入高粱米，煮成粥食（《中国药膳学》）。

粟米《名医别录》

【异名】白粱粟、籼粟、粟谷、小米、粱米。

【基原】禾本科植物粱或粟的成熟种仁。

【性味归经】甘、咸，凉。陈粟米：苦，寒。归肾、脾、胃经。

【功效】和中，益肾，除热，解毒。

【用量用法】内服：煎汤，15~30 g；或煮粥。外用：适量，研末敷或熬汁涂。

【成分】含有丰富的铁质，此外，粟米也含有蛋白质、脂肪、淀粉、还原糖、复合维生素 B、钙质、钾、纤维等营养元素。

【药理作用】粟米脂肪中的维生素 E 含量较高，有益于促进人体内分泌活动。粟米中含有的谷氨酸具有健脑作用。粟米茎中含白瑞香苷，其苷元有抗菌作用。

【使用注意】《日用本草》："与杏仁同食，令人吐泻。"《饮食须知》："胃冷者不宜多食。"

应用

用于脾胃虚热之反胃呕吐、泄泻、消渴。

❶ 脾胃虚热，食不消化，呕逆反胃：粟米 500 g，研磨成细粉，水泛为丸，大如梧桐子。每次用 10~15 g，以水煮熟，加食盐少许，空腹连汤服下（《食医心镜》）。

❷ 脾胃虚弱所致的泄泻及气血不足的体虚：粟米 30 g，淮山药 15 g，大枣 5 枚。煮粥食用（《简便单方》）。

❸ 老人肾虚，困乏无力：生粟米 500 g，透风处悬令干，每日空心食 10 颗（《古今医统》）。

❹ 消渴口干：粟米炊饭，食之良（《食医心镜》）。

❺ 汤火灼伤：粟米炒焦，投水，澄取汁，煎稠如糖，频涂之能止痛灭瘢痕（《崔氏纂要方》）。

玉蜀黍《滇南本草图说》

【异名】玉高粱，玉米，珍珠米，苞谷，玉麦。

【基原】禾本科植物玉蜀黍的种仁。

【性味归经】甘，平。归胃、大肠经。

【功效】调中开胃，利尿消肿。

【用量用法】煎汤，30~60 g；煮食或磨成细粉作饼。

【成分】含蛋白质、脂肪、氨基酸、生物碱、淀粉、钙、磷、铁、维生素 B_1、维生素 B_2、维生素 B_3、维生素 B_5、维生素 B_6、玉米黄素、玉米油、胡萝卜素、槲皮素等。

【药理作用】有利尿、利胆、降脂和降糖作用，尚含维生素 K，对维生素 K 缺乏所致凝血功能障碍有治疗作用。

【使用注意】“久食则助湿损胃。鲜者，助湿生虫，尤不宜多食。”（《药性切用》）

应用

用于食积气滞之食欲不振，及小便不利、水肿、尿路结石等。

❶ 脾胃不健，消化不良，饮食减少或腹泻，兼有暑热者：玉米 30 g，香梨 15 g，加水煎汤服或代茶饮（《饮食宜忌大全集》）。

❷ 慢性肾炎水肿、小便不利：玉米 30 g，玉米须 15 g，加水适量，煎汤代茶饮（《饮食宜忌大全集》）。

❸ 高血压、高脂血症、冠心病：玉米粉 30~60 g，先把锅中水烧开，再撒入玉米粉，搅匀成稀糊状，待煮熟时加入芝麻油、姜、食盐调味服食（《饮食宜忌大全集》）。

番薯《本草纲目拾遗》

【异名】朱薯，山芋，甘薯，红山药，红薯，金薯，番茹，土瓜，地瓜，红苕，白薯，甜薯。

【基原】旋花科植物番薯的块根。

【性味归经】甘，平。归脾、肾经。

【功效】补中和血，益气生津，宽肠胃，通便。

【用量用法】内服：适量，生食或煮食。外用：适量，捣敷。

【成分】含蛋白质、脂肪、多糖、磷、钙、钾、胡萝卜素、维生素 A、维生素 C、维生素 E、维生素 B_1、维生素 B_2 和 8 种氨基酸。

【药理作用】番薯热水提取物对眼晶体醛糖还原酶有较强的抑制作用。从番薯分离出的没食子酸和 3，5- 二咖啡酰奎宁酸为有效成分。

【使用注意】“中满者不宜多食，能壅气。”（《本草纲目拾遗》）“凡时疫疟痢肿胀等证皆忌之。”（《随息居饮食谱》）

应用

用于痢疾、酒积热泻、湿热、小儿疳积等多种病证。

❶ 酒湿入脾，飧泄者：番薯煨熟食（《金薯传习录》）。

❷ 湿热黄疸：番薯 500 g 煮食，其黄自退（《金薯传习录》）。

❸ 维生素缺乏症，夜盲症等：新鲜红薯 500 g，粳米 60~90 g，糖适量，将红薯（以红紫皮、黄心者为最好）洗净，连皮切成小块，加水与粳米同煮稀粥，待粥将成时，加入白糖适量，再煮二至三沸即可，趁热服食（《粥谱》）。

马铃薯《广西药用植物名录》

【异名】山药蛋，洋芋，洋番芋，洋山芋，薯仔，土豆。

【基原】茄科植物马铃薯的块茎。

【性味归经】甘，平。归脾、胃、大肠经。

【功效】健脾和胃，解毒消肿。

【用量用法】内服：适量，煮食或煎汤。外用：适量，磨汁涂。

【成分】含淀粉、蛋白质、脂肪、粗纤维、维生素 C、维生素 A、维生素 B_1、维生素 B_2、维生素 B_3、维生素 B_6、维生素 PP、维生素 E、维生素 M、生物素 H 以及无机盐（钙、磷、铁、钾、钠、锌、锰等）。

【药理作用】马铃薯块茎含有多种维生素和无机盐，比如维生素 C 可防止坏血病，刺激造血机能；无机盐如钙、磷、铁、钾、钠、锌，锰等，对人的健康和幼儿发育成长都是不可缺少的元素。马铃薯含有丰富的钾离子，对促进内外酸碱度的平衡，避免血压突然升高有着很好的保健功效，有利于保护心脑血管健康，促进全身健康。

【使用注意】马铃薯含有一些有毒的生物碱，主要是茄碱和毛壳霉碱。但一般经过 170℃的高温烹调，有毒物质就会分解。马铃薯发芽后可产生有毒生物碱——龙葵素，食后可引起中毒。若发芽多的或皮肉变黑绿者不能食用。

应用

用于脾胃虚弱，肠胃不和之饮食不化、脘腹作痛、大便不畅等。

❶ 病后脾胃虚寒，气短乏力：马铃薯 100 g 洗净，削皮，切碎，用榨汁机榨成汁或用纱布绞汁，把马铃薯汁用文火煮至黏稠，加入适量蜂蜜，搅拌均匀后，停火，待冷后装瓶备用。每天 1 次，每次 2 勺，空腹食用（《本草纲目》）。

❷ 胃、十二指肠溃疡疼痛：新鲜马铃薯，洗净（不去皮）切碎，捣碎，用纱布包挤汁，每日早晨空腹服 1~2 匙，酌加蜂蜜适量，连服 2~3 周。服药期间，禁食刺激性食物（《食物中药与便方》）。

（二）豆类

黄大豆《食鉴本草》

【异名】黄豆，大豆。

【基原】豆科植物大豆的黄色种仁。

【性味归经】甘，平。归脾、胃、大肠经。

【功效】宽中导滞，健脾利水，解毒消肿。

【用量用法】内服：煎汤，30~90 g；或研末。外用：捣敷；或炒焦研末调敷。

【成分】含有蛋白质、脂肪、碳水化合物、纤维素、胡萝卜素、维生素 E、维生素 B_2、大豆异黄酮、钼、铜、锰、镍、磷、钒、钾、铁、镁、钙、硼等。

【药理作用】黄大豆中含有的大豆异黄酮有雌激素样作用。黄大豆中所含的类固醇对胆固醇的吸收有竞争抑制作用，从而起到降血脂的功效。

【使用注意】黄大豆较难消化，不宜过量食。

应用

用于湿邪困脾或脾虚湿困之食积泻痢，腹胀纳呆，脾虚水肿，疮痈肿毒，外伤出血等。

❶ 单纯性消化不良：黄豆 500 g，血藤 5 kg。将血藤煮取汁，浓缩前把磨好的豆浆倒进血藤汁中煮沸 20 分钟，过滤去渣，浓液焙干研粉备用。小儿每次 0.5~1.0 g，每日 4 次（《全国中草药新医疗法展览会资料选编》）。

❷ 痘后生疮：黄豆烧研末，香油调涂（《本草纲目》）。

❸ 诸痈疮：黄豆，浸泡捣涂（《随息居饮食谱》）。

黑大豆《本草图经》

【异名】黑豆、乌豆、冬豆子、大菽、大豆。

【基原】豆科植物大豆的黑色种仁。

【性味归经】甘，平。归脾、肾经。

【功效】活血利水，祛风解毒，健脾益肾。

【用量用法】内服：煎汤 9~30 g；或入丸、散。外用：适量，研末掺；或煮汁涂。

【成分】含有丰富的蛋白质、不饱和脂肪酸、磷脂、钙、磷、铁、钾、钠、胡萝卜素、维生素 B_1、维生素 B_2、维生素 B_3、维生素 B_9、维生素 B_{12}、棉子糖、水苏糖、胆碱、大豆异黄酮、皂苷等。

【药理作用】本品有降脂、抗动脉粥样硬化、扩张冠状动脉、减肥、保肝和抗脂肪肝等作用。此外尚有抗氧化、抗衰老、抗肿瘤和抗病毒等作用。

【使用注意】脾虚腹胀、肠滑泄泻者慎服。小儿不宜多食。

应用

用于黄疸浮肿、风痹痉挛、痈肿疮毒、肾虚腰痛、消渴等。可解药毒，有制风热而止盗汗，乌须黑发以及延年益寿之用。

❶ 肾虚消渴：炒黑豆、天花粉各等分，研末，面糊和丸如梧桐子大，每服70丸，煮黑豆汤送下，1日2次（《普济方》）。

❷ 肝虚眩晕：黑豆和醋同放于牛胆中，悬于通风处阴干，取出后每晚服7粒，日久自愈（《普济方》）。

❸ 急、慢性肾炎导致的水肿：用大豆50 g，水100 L，煮至500 mL，去豆，加酒200 mL，再煮至500 mL服用（《中国大豆食疗的历史发展和疗效特点》）。

绿豆《开宝本草》

【异名】青小豆，菉豆，植豆。

【基原】豆科植物绿豆的成熟种仁。

【性味归经】甘，寒。归心、肝、胃经。

【功效】清热，消暑，利尿，解毒。

【用量用法】内服：煎汤，15~30 g，大剂量120 g；外用：适量，研末调敷。

【成分】含有蛋白质、磷脂、碳水化合物、维生素B_1、维生素B_2、胡萝卜素、维生素B_9、钙、磷、铁等。

【药理作用】有降血脂、抗动脉粥样硬化和抗肿瘤作用。绿豆含丰富的胰蛋白酶抑制剂，可保护肝脏，减少蛋白分解，减少氮质血症，从而保护肾脏。还可解毒、抗菌抑菌、补充无机盐及维生素等。

【使用注意】药用不可去皮。素体阳虚、脾胃虚寒泄泻者慎食。

应用

用于暑热烦渴、疮毒痈肿等。又解附子、巴豆毒。

❶ 暑热烦渴：绿豆500 g，甘草30 g，加水5000 mL，煮至绿豆开花，冷后代茶饮，可用于防暑除湿（《饮食宜忌大全集》）。

❷ 消渴，小便如常：绿豆2000 g，净淘，用水10 L，煮烂研细，澄滤取汁，早晚食前各服一小盏（《圣济总录》）。

附：

绿豆衣《本草纲目》

【异名】绿豆壳，绿豆皮。

【基原】豆科植物绿豆的种皮。

【性味归经】甘，寒。归心、胃经。

【功效】清暑止渴，利尿解毒，明目退翳。

【用量用法】内服：煎汤，5~10 g；或研末。

【成分】含有丰富的氨基酸及无机元素如磷、钙、镁、铝、铁、钴、铬、钙、锌、钒等。

【药理作用】绿豆衣对葡萄球菌有抑制作用。

【使用注意】不宜铁器久煎。

应用

用于暑热烦渴、泄泻、痢疾、水肿、丹毒、目翳。

麻疹合并肠炎：绿豆皮 20 g，煎水，加白糖 20 g 冲服，至痊愈为止（《中草药新医疗法资料选编》）。

赤小豆《神农本草经》

【异名】小豆，赤豆，红饭豆，饭豆，蛋白豆，朱赤豆。

【基原】豆科菜豆属植物赤小豆的种子。

【性味归经】甘、酸，微寒。归心、小肠、脾经。

【功效】利湿消肿，清热退黄，解毒排脓。

【用量用法】内服：煎汤，10~30 g；或入散剂。外用：适量，生研调敷；或煎汤洗。

【成分】含有糖类、三萜皂苷、蛋白质、脂肪、碳水化合物、粗纤维、钙、磷、铁、维生素 B_1、维生素 B_2 等。

【药理作用】本品有抑菌、利尿作用。另有报道尚含有抑制人精子的顶体酶。

【使用注意】阴虚而无湿热者忌食，过服可渗利伤津。

应用

用于水肿、脚气、黄疸、泻痢、便血、痈肿等。

❶ 脚气：赤小豆 500 g，葫一头，生姜 0.4 g（并破碎），商陆根一条（切）。同水煮，豆烂汤成，适寒温，去葫等，细嚼豆，空腹食之，旋旋啜汁令尽，肿立消便止（《本草图经》）。

❷ 腹水，治卒大腹水病：白茅根一大把，小豆 690 g，煮取干，去茅根食豆，水随小便下（《肘后备急方》）。

❸ 黄疸：（1）治伤寒瘀热在里，身必黄：麻黄 30 g（去节），连翘 30 g，赤小豆 150 g，杏仁 40 个（去皮、尖），大枣十二枚（擘），生梓白皮（切）150 g，生姜 30 g（切），甘草 30 g（炙）。上八味，以水 2 L，先煮麻黄再沸，去上沫，纳诸药，煮取 600 mL，去滓，分温三服，半日服尽（《伤寒杂病论》）。（2）治急黄身如金色：赤小豆 40 g，丁香 0.4 g，黍米 0.4 g，瓜蒂 0.2 g，熏陆香 4 g，青布 5 寸（烧灰），麝香 4 g（细研）。上药捣细罗为散，都研令匀。每服不计时候，以清粥饮调下 4 g；若用少许吹鼻中，当下黄水（《太平圣惠方》）。

豌豆《绍兴本草》

【异名】青豆，青小豆，小寒豆，淮豆，麻豆，留豆，麦豆，雪豆，荜豆，寒豆等。

【基原】豆科植物豌豆的种仁。

【性味归经】甘，平。归脾、胃经。

【功效】和中下气，通乳利水，解毒。

【用量用法】内服：煎汤，60~125 g；或煮食。外用：适量，煎水洗；或研末调涂。

【成分】含蛋白质、脂肪、碳水化合物、维生素 B_9、膳食纤维、维生素 A、胡萝卜素、维生素 B_1、维生素 B_2、维生素 B_3、维生素 C、维生素 E、钙、磷、钾、钠、碘、镁、铁、锌、硒、铜、锰等。

【药理作用】豌豆中富含粗纤维，能促进大肠蠕动，保持大便通畅，起到清洁大肠的作用。豌豆中所含的止杈酸、赤霉素和植物凝集素等物质有抗菌消炎、增强新陈代谢的功能。豌豆含有丰富的维生素 A 原，可在体内转化为维生素 A，具有润泽皮肤的作用。

【使用注意】豌豆熟后不易消化，不宜多食。

应用

用于脾胃不和之呃逆呕吐、心腹胀痛及脚气、痈肿、乳汁不通、口渴泻痢等。

❶ 中气不足：50 g 豌豆捣去皮，同羊肉煮食之（《饮膳正要》）。

❷ 湿浊阻滞，脾胃不和，吐泻转筋：豌豆 120 g，陈皮 10 g，芫荽 60 g。加水煎汤。分 2~3 次温服（《太平圣惠方》）。

❸ 烦热口渴，或消渴口干，以及产后乳汁不下，乳房作胀：嫩豌豆 250 g，加水适量，煮熟淡食并饮汤。

蚕豆《救荒本草》

【异名】罗汉豆，胡豆，兰花豆，南豆，佛豆。

【基原】豆科植物蚕豆的种仁。

【性味归经】甘、微辛，平。归脾、胃经。

【功效】健脾利水，解毒消肿。

【用量用法】内服：煎汤，30~60 g；或研末食用。外用：适量，捣敷；或烧灰敷。

【成分】含蛋白质、碳水化合物、粗纤维、磷脂、胆碱、维生素 B_1、维生素 B_2、维生素 B_3 和钙、铁、磷、钾等多种矿物质，尤其是磷和钾含量较高。

【药理作用】可降低血液中的胆固醇，促进排便，防止便秘。抑制癌细胞的生长，营养神经组织，增强记忆力，有较好的食疗保健作用。对帕金森病可以辅助缓解病情。

【使用注意】内服不宜过量，对本品过敏者禁服。

应用

用于脾虚水肿、中气不足之倦怠少食、咯血、衄血、妇女带下等。

❶ 脾虚食少：蚕豆 60 g，水煎服（《食疗》）。

❷ 水肿：蚕豆 60 g，冬瓜皮 15 g，水煎服（《食疗》）。

❸ 肺结核咯血：蚕豆洗净，捣烂取汁，每次服 20 g，1 日 2 次（《食疗》）。

豇豆《救荒本草》

【异名】羊角，角豆，姜豆，带豆，裙带豆，挂豆角，豆角，腰豆。

【基原】豆科植物豇豆的种仁。

【性味归经】甘、咸，平。归脾、肾经。

【功效】健脾利湿，补肾涩精。

【用量用法】内服：煎汤，30~60 g；或煮食；或研末，6~9 g。外用：适量，捣敷。

【成分】含蛋白质、脂肪、淀粉、无机盐（磷、钙、铁）、维生素A、维生素B_1、维生素B_2、维生素B_3、维生素B_9、维生素C等成分。

【药理作用】帮助消化，增进食欲。

【使用注意】气滞便结者慎食。

应用

用于脾胃虚弱、湿邪困脾之食积腹胀、嗳气、泻痢、吐逆、消渴、遗精、白带、白浊、小便频数等。

❶ 脾虚食积腹胀，嗳气：生豇豆适量，细嚼咽下，或捣绒泡冷开水服（《常用草药治疗手册》）。

❷ 白带，白浊：豇豆、藤藤菜、炖鸡肉服（《四川中药志》）。

❸ 蛇咬伤：豇豆、山慈菇、樱桃叶、黄豆叶，捣绒外敷（《常用草药治疗手册》）。

❹ 肾虚遗精，带下：豇豆60 g，切段，粳米60 g，加水煮粥食用（《食疗粥谱》）。

豆腐《本草图经》

【异名】寒浆，菽乳，豆乳，豆脯脂酥。

【基原】豆科植物大豆的种仁加工品。

【性味归经】甘，凉。归脾、胃、大肠经。

【功效】泻火解毒，生津润燥，和中益气。

【用量用法】内服：煮食，适量。外用：适量，切片敷贴。

【成分】含蛋白质、脂肪、碳水化合物、膳食纤维、胆固醇、维生素A、胡萝卜素、视黄醇、维生素B_1、维生素B_2、维生素B_3、维生素C、维生素E、钙、磷、钾、钠、镁、铁、锌、硒、铜、锰、碘等。

【药理作用】有补充机体能量及植物蛋白等营养作用。

【使用注意】因豆腐中含嘌呤较多，痛风血尿酸浓度增高的患者，慎食豆腐。脾胃虚寒、经常腹泻便溏者忌食。

应用

用于湿热下痢、眼目肿痛、肺热咳嗽、消渴等。

❶ 下痢：醋煎白豆腐食之（《普济方》）。

❷ 小儿夏季发热不退，口渴多饮：豆腐500 g，黄瓜250 g，煮汤代茶饮（《食物与治病》）。

❸ 伤风感冒：豆腐 50 g，淡豆豉 10~15 g，葱白 5 根，共煮热透，趁热食用并盖被发汗（《食疗》）。

❹ 支气管哮喘：豆腐 500 g，麦芽糖 60 g，生萝卜汁 1 杯，混和煮沸，1 日 2 次分服；或用豆腐 120 g，杏仁 15 g，麻黄 30 g，将后两味药用布包再与豆腐共煮，吃豆腐喝汤，1 日 2 次（《食疗》）。

❺ 肺结核：豆腐、冰糖、鲜泽泻根各适量，水煮，去渣留液饮服；或用泽泻茎叶与豆腐同煮服食，每日 1 剂，连服 1~3 个月（《食疗》）。

二、蔬菜类

蔬菜，可作为副食品的草本植物的总称，可分为陆生植物和水生植物。《尔雅》载："凡草菜可食者，通名为蔬。"《辞海》认为"菜"为"蔬类植物的总称"。李时珍说："凡草木之可茹者谓之菜，韭、薤、葵、葱、藿，五菜也。"

蔬菜的种类很多，可分为瓜茄类：冬瓜、丝瓜、南瓜、黄瓜、越瓜、苦瓜、壶瓜、番茄、茄子、辣椒等；根茎类：莱菔、胡萝卜、藕、百合、慈姑等；茎叶类：芹菜（旱芹、水芹）、苋、黄芽白菜、菘菜、甘蓝、菠菜、韭菜、金针菜、莴苣、茼蒿、芥菜、东葵叶、落葵、胡荽、椿叶、洋葱、葱白、毛笋、芦笋等。

蔬菜主要有清热生津、通利二便、和中健脾、消食开胃的作用。大多数蔬菜性寒凉（如苦瓜、芹菜、黄瓜），有清热除烦、通利二便、化痰止咳之功。少数蔬菜性温热（韭菜、茼蒿等），有温中散寒之功。

蔬菜在我国人民膳食中的食物构成比为 33.7%，是膳食的重要组成部分。新鲜的蔬菜水分大都含量在 90% 以上，蔬菜中碳水化合物、无机盐和某些维生素（维生素 C 和胡萝卜素）的含量很丰富，而蛋白质和脂类的含量却很低。蔬菜的最终代谢产物呈碱性，可保持人体内的酸碱平衡，使血液的 pH 值稳定在 7.35~7.45。

（一）瓜茄类

冬瓜《本草经集注》

【异名】白瓜，白冬瓜，地芝，东瓜，枕瓜。

【基原】为葫芦科植物冬瓜的果实。

【性味归经】甘、淡，微寒。归肺、大肠、小肠、膀胱经。

【功效】利尿，清热，化痰，生津，解毒。

【用量用法】内服：煎汤，60~120 g；或煨或捣汁。外用：适量，捣敷；或煎水洗。

【成分】冬瓜包括果肉、瓤和籽，含有蛋白质、碳水化合物、维生素以及矿物质等营养成分。

【药理作用】能去除人体内多余的水分和脂肪，加快人体消耗热量的速度，有助于减肥。

【使用注意】脾胃虚寒者慎食。

应用

用于水肿胀满、小便不利、脚气、痰喘、暑热烦闷、消渴、痈肿、痔漏，并解丹石之毒、鱼毒、酒毒。

❶ 肾炎水肿：冬瓜皮 120 g，玉米须 30 g，车前子 15 g，水煎，1 日 3 次分服（《食疗佳品》）。

❷ 烧伤烫伤：瓜皮适量，焙干研细末，香油调匀涂患处（《食疗佳品》）。

❸ 女子白带，男子白浊：陈冬皮子 500 g，炒黄为末，空腹时服 15 g，米汤调服，每日早晚各 1 次（《食疗佳品》）。

❹ 痔疮肿痛：冬瓜煎汤洗之（《袖珍方》）。

❺ 大便秘结：冬瓜子 15 g，黑芝麻 15 g，杏仁 6 g，共浸水后，捣烂煮熟，加蜂蜜冲服（《食疗佳品》）。

丝瓜《救荒本草》

【异名】绵瓜，菜瓜，布瓜，天罗瓜，天吊瓜。

【基原】葫芦科植物丝瓜的果实。

【性味归经】甘，凉。归肺、肝、胃、大肠经。

【功效】清热化痰，凉血解毒消肿。

【用量用法】内服：煎汤，9~15 g；或烧存性为散，每次 3~9 g。外用：适量，捣汁涂，或研末调敷。

【成分】丝瓜果实含三萜皂苷成分，还含丙二酸、枸橼酸、脂肪酸、瓜氨酸等。此外，在丝瓜组织培养液中还提取到一种具抗过敏活性物质——泻根醇酸。此外，丝瓜络含木聚糖及纤维素，可能还含甘露聚糖、半乳聚糖及木质素等。

【药理作用】有抗病毒、抗过敏、控制血糖等作用。有植物血凝素作用。抗病毒作用：鲜嫩丝瓜提取物 LO43 腹腔注射时对刚断奶小鼠皮下感染乙型脑膜炎病毒有明显预防作用，感染病毒前注射 LO43，保护率可达 60%~80%。

【使用注意】脾胃虚寒者慎服。

应用

用于经脉拘挛、胸胁疼痛、风湿痹痛、乳汁不通、肺热咳嗽及疮毒等。

❶ 肠风下血，痔漏脱肛：丝瓜根经霜者阴干。每服 12 g，用真菜油一点，入罐底，水煎服（《滇南本草》）。

❷ 诸疮久溃：丝瓜老根。熬水扫之（《应验方》）。

❸ 手足冻疮：老丝瓜烧存性，和腊猪脂涂之（《本草纲目》）。

南瓜《滇南本草》

【异名】倭瓜，番瓜，阴瓜，番南瓜，北瓜，金冬瓜。

【基原】葫芦科植物南瓜的果实。

【性味归经】甘，平。归肺、脾、胃经。

【功效】补中益气，解毒消肿。

【用量用法】内服：适量，蒸煮或生捣汁。外用：适量，捣敷。

【成分】较多的粗纤维、维生素、β-胡萝卜素、17种氨基酸，其中赖氨酸、缬氨酸、亮氨酸、异亮氨酸、苯丙氨酸、苏氨酸等必需氨基酸含量较高。

【药理作用】降血糖：南瓜中的环丙基氨基酸（CTY）可促进胰岛素的分泌，增强胰岛素受体的敏感性，同时可激活葡萄糖酶，加快葡萄糖的转化，降低血糖浓度。降血脂：南瓜中含有丰富的可溶性膳食纤维，有利于促进体内胆固醇的排出并可以降低血浆和肝脏的胆固醇水平；膳食纤维还能减缓血糖的上升从而减少血脂的生成。预防动脉粥样硬化和冠心病：南瓜的低脂肪、高膳食纤维特性有利于预防高脂血症，并能降低血胆固醇；南瓜中的高β-胡萝卜素又具有很好的抗氧化、清除氧自由基作用。动脉粥样硬化与体内脂质过氧化有密切关系，因此，南瓜在预防动脉粥样硬化和冠心病方面具有积极作用。

【使用注意】南瓜性温，素体胃热者少食；南瓜性偏壅滞，气滞中满者慎食。

应用

用于中气不足之疲乏无力、哮喘及疟疾、痢疾，解鸦片毒，驱蛔虫等。

❶ 脾气虚，胎动不安：老南瓜 30 g，加水煎服，连服数日即有安胎之效（《草药手册》）。

❷ 胸膜炎、肋间神经痛：南瓜肉煮熟，摊干布上，敷贴患部（《食物中药与便方》）。

❸ 糖尿病：将南瓜干燥后制成粉剂，每次 50 g，每日 2 次，用开水调服，连服 2~3 个月（《家庭中医药》）。

黄瓜《本草拾遗》

【异名】胡瓜，刺瓜，王瓜，勤瓜，青瓜，唐瓜，吊瓜。

【基原】葫芦科植物黄瓜的果实。

【性味归经】甘，凉。归肺、脾、胃经。

【功效】清热，利水，解毒。

【用量用法】内服：适量，煮熟或生啖；或绞汁服。外用：适量，生擦或捣汁涂。

【成分】含葡萄糖、鼠李糖、甘露糖、木糖、果糖以及芸香苷、异槲皮苷、精氨酸葡萄糖苷等苷类等。

【药理作用】抗肿瘤：黄瓜中含有的葫芦素C具有提高人体免疫功能的作用，可达到抗肿瘤的目的。此外，该物质还可治疗慢性肝炎。抗衰老：老黄瓜中含有丰富的维生素E，可起到延年益寿、抗衰老的作用；黄瓜中的黄瓜酶，有很强的生物活性，能有效地促进机体的新陈代谢。用黄瓜捣汁涂擦皮肤，有润肤、舒展皱纹的功效。降血糖：黄瓜中所含的葡萄糖苷、果糖等不参与通常的糖代谢，故糖尿病病人以黄瓜代替淀粉类食物充饥，血糖非但不会升高，甚至会降低。

【使用注意】黄瓜性凉，胃寒患者食之易致腹痛泄泻。脾胃虚弱、腹痛腹泻、肺寒咳嗽者都应少食。

应用

用于烦热口干思饮、小便不畅、四肢浮肿、水肿、腹胀以及风火赤眼。

❶ 温病高热口渴：老黄瓜破开去瓤及仁，入瓦罐内密封，置阴凉处或埋地窖中1年，瓜尽化为水，色微黄澄清，治温病高热，可代金汁水用（《黄瓜的营养与保健功效》）。

❷ 小儿夏季发热：黄瓜数条，去瓤洗净，切成条块，加少量水煮沸后捞出，趁热加入蜂蜜100 g调匀煮沸，即可随量食用，每日数次。有清热解毒的作用。适用于小儿夏季发热等症（《黄瓜的营养与保健功效》）。

❸ 四肢浮肿：老黄瓜皮30 g，水煎服，治四肢浮肿初起（《千金翼方》）。

❹ 火眼赤痛：五月取老黄瓜一条，上开小孔，去瓤，入芒硝令满，悬阴处，待硝透出刮下，点眼甚效（《寿域神方》）。

苦瓜《滇南本草》

【异名】锦荔枝，癞葡萄，红姑娘，凉瓜，癞瓜。

【基原】葫芦科植物苦瓜的果实。

【性味归经】苦，寒。归心、脾、肺经。

【功效】清热祛暑，明目解毒，利尿凉血。

【用量用法】内服：煎汤，6~15 g，鲜品 30~60 g；或煅存性研末。外用：适量，鲜品捣敷，或取汁涂。

【成分】苦瓜果实中含有丰富的蛋白质、糖、矿物质及各种维生素等。此外，还含有铁、无机盐等。苦瓜味苦性寒，含有的特殊糖苷能刺激唾液及胃液分泌，可促进食欲，帮助消化。

【药理作用】降低血糖、抗病毒及抗癌作用。正常的以及患四氧嘧啶性糖尿病的家兔灌服苦瓜浆汁后，血糖明显降低。皮下注射脑垂体前叶浸膏引起高血糖的大鼠，灌服苦瓜浆汁的水提取物亦有降低血糖的作用。给家兔口服苦瓜苷可降低血糖，作用方式与甲苯磺丁脲相似但效应较强，对摘除胰脏的猫降低血糖作用并未完全消失，故其降血糖包括对胰脏的及非胰脏的两种作用。亦有认为苦瓜浆汁及果实的干浸膏对正常的及糖尿病的兔的降血糖作用并不确实。糖尿病病人口服苦瓜的酒精提取物并未降低血糖。

【使用注意】脾胃虚寒者慎服。

应用

用于中暑发热以及丹毒、目赤痈肿、痢疾、少尿等。

❶ 中暑发热，烦热口渴：鲜苦瓜一个，截断去瓤，纳入茶叶，再接合，悬挂通风处阴干。每次 10~15 g。水煎或泡开水代茶饮（《中国食疗本草新编》）。

❷ 痈肿：鲜苦瓜捣烂敷患处（《泉州本草》）。

❸ 痢疾：鲜苦瓜捣烂绞汁 1 杯，开水冲服（《福建中草药》）。

❹ 眼疼：苦瓜煅为末，灯草汤下（《滇南本草》）。

番茄《植物名实图考》

【异名】番柿，六月柿，西红柿，洋柿子，毛秀才，爱情果，情人果。

【基原】茄科植物番茄的果实。

【性味归经】酸、甘，微寒。归肝、脾、胃经。

【功效】生津止渴，健胃消食。

【用量用法】生食、煮食，50~100 g，亦可加工制成番茄酱、汁食用。

【成分】番茄含有丰富的胡萝卜素（最多为番茄红素）、维生素 C、B 族维生素、无机盐（钙、磷、钾、镁、铁、锌、铜、碘）、蛋白质、糖类、有机酸、苹果酸、柠檬酸、纤维素等成分。

【药理作用】番茄中的番茄红素具有独特的抗氧化能力，能清除人体内导致衰老和疾病的自由基，预防心血管疾病的发生。阻止前列腺的癌变进程，并有效地降低胰腺癌、直肠癌、喉癌、口腔癌、乳腺癌等癌症的发病风险。番茄中含有的苹果酸和柠檬酸可帮助胃液对脂肪物质进行消化。番茄亦有一定利尿作用，食用番茄对肾病患者亦有益。番茄中所含纤维素能使粪便中水份增多，还能转换成容易软便的物质，故而有一定通便作用。

【使用注意】脾胃虚寒者不宜多食。

应用

用于热病伤津之口渴、胃热口苦、食欲不振、中暑、暑热内盛等病症。

❶ 小儿发热：西瓜 1 个，番茄 2 个。西瓜榨汁，番茄用沸水烫去皮，切碎，用纱布挤成番茄汁。将西瓜汁与番茄汁混合调匀，每日 1 剂，早晚 2 次服用，3~7 天为 1 个疗程（《食疗老偏方》）。

❷ 胃阴不足或头颈部放疗所引起的口干咽燥、食欲减退、烦热口渴、舌红少苔：西红柿 200 g 洗净，开水浇烫去皮，捣烂后加冰糖适量，置冰箱冷藏室内放凉备用，饭后可不拘时间频频食用（《食疗老偏方》）。

❸ 胃热或贪食荤腥厚味以及饮酒过量引起的脘腹胀满、呃逆厌食、口臭烦渴等症：苦瓜 100 g，开水焯后切片，素油少许烧开，将苦瓜煸熟，西红柿洗净，切月牙片同炒，酌加盐及调料、味精少许化开，与蒜末同时加入，翻炒后起锅（《食疗老偏方》）。

辣椒《植物名实图考》

【异名】海椒，番椒，大椒，辣虎，广椒，川椒，辣子。

【基原】茄科植物辣椒的果实。

【性味归经】辛，热。归脾、胃经。

【功效】温中健胃，散寒燥湿，下气消食。

【用量用法】内服：入丸、散，1~3 g，煎炒，煮食，研末服或生食。外用：适量，煎水熏洗或捣敷。

【成分】果实所含辛辣成分为辣椒碱、二氢辣椒碱、降二氢辣椒碱、高辣椒碱等，色素为隐黄素、辣椒红素、微量辣椒玉红素、胡萝卜素，尚含维生素 C、维生素 E 等。

【药理作用】辣椒对口腔及胃肠有刺激作用，能增强肠胃蠕动，促进消化液分泌，改善食欲，并能抑制肠内异常发酵。青椒含有丰富的维生素，尤其是维生素 C，可清除体内多余的胆固醇，从而预防胆结石。已患胆结石者多吃富含维生素 C 的青椒，对缓解病情有一定作用。

【使用注意】不宜多食。阴虚火旺及出血者不宜服用。

应用

用于脾胃虚寒之食欲不振、腹部有冷感、泻下稀水；寒湿郁滞，少食苔腻，身体困倦，肢体酸痛；感冒风寒，恶寒无汗者。

❶ 脾胃虚寒，食欲不振：青辣椒 250 g，切成小段，放锅中煸炒至软，拨在一边；另用食油适量煎熟，下豆豉 250 g，翻炒至香时，再将辣椒混入略炒拌均匀即成（《辣椒的食疗作用》）。

❷ 风湿性关节炎：辣椒 20 个，花椒 30 g，先将花椒煎水，数沸后放入辣椒煮软，取出撕开，贴患处，再用水热敷（《全国中草药汇编》）。

（二）根茎类

根类

胡萝卜《绍兴本草》

【异名】红萝卜，黄萝卜，丁香萝卜，金笋，胡芦菔，红芦菔。

【基原】伞形科植物胡萝卜的根。

【性味归经】甘、辛，平。归脾、肝、肺经。

【功效】健脾和中，补肝明目，化痰止咳，清热解毒。

【用量用法】内服：煎汤，30~120 g；或生吃；或捣汁；或煮食。外用：适量，煮熟捣烂敷；或切片热敷。

【成分】含胡萝卜素、维生素 B_1、维生素 B_2、钙、铁、磷等。

【药理作用】胡萝卜素是人体生长发育必需的物质。维生素 A 能保护人体上皮组织如呼吸道、消化道、泌尿道、性腺和其他腺体的上皮细胞组织健康，增强对传染病的抵抗力，促进生长发育，维持正常视力，对儿童生长发育尤为重要。胡萝卜鲜汁有降血压、降血糖和抗癌作用。

【使用注意】食用时不宜加醋太多，以免胡萝卜素损失。

应用

用于肝脾不足之眼病、感冒、肠胃病、皮肤病、癌症等。此外尚有降血压、降血糖和抗癌作用，适用于高血压、糖尿病及癌症患者。

❶ 夜盲症，角膜干燥症：红萝卜 100 g，切片，与 2 只鸡蛋作汤饮（《岭南采药录》）。

❷ 健脾阴虚证：红萝卜 200 g，红枣 10 个以及 1500 mL 水煎成 500 mL 浓缩汁，分 2~3 次饮用；或红萝卜汁加冰糖，连服数日（《萝卜、胡萝卜的食疗》）。

❸ 高血压：红萝卜汁生饮，每次 100 g，每日 2~3 次（《萝卜、胡萝卜的食疗》）。

❹ 痔疮，脱肛：胡萝卜切片，用慢火烧热，趁热敷患处。凉了再换，每回轮换 6~7 次（《吉林中医药》）。

白萝卜《新修本草》

【异名】莱菔，地灯笼，寿星头。

【基原】十字花科植物萝卜的根。

【性味归经】甘、辛，凉。归脾、胃、肺、大肠经。

【功效】消食化滞，下气宽中，化痰，解渴，利尿。

【用量用法】生食，捣汁饮，30~100 g；或煎汤、煮食。

【成分】含多种氨基酸、钙、微量元素（钾、镁、锌、锰等）、粗纤维、矿物质、芥子油、维生素 C、维生素 B 等。此外，还含有碳水化合物、木质素和少量粗蛋白。

【药理作用】有抗菌（对革兰氏阳性菌敏感）和抗真菌作用。萝卜中含有多种酶，能够分解致癌物亚硝胺，加之所含木质素能够提高巨噬细胞的活力，加强吞噬癌细胞的作用。

【使用注意】体质虚弱、脾胃虚寒、脾虚泄泻者宜熟食而不宜生食，也不宜 1 次吃地过多。萝卜有破气作用，进服人参、熟地、首乌、鹿茸等补药时不宜食萝卜。

应用

用于食积气滞之腹胀停食、腹痛，及咽喉肿痛、痰热咳嗽等。

❶ 反胃吐食：萝卜捶碎，蜜煎，细细嚼咽（《普济方》）。

❷ 助消化，补脾肾：羊肉 500 g，温热水洗净切块，晾干水气，放油锅中与葱段、姜片、黄酒等爆炒后，加水适量，用文火慢炖。将萝卜切块，待羊肉基本熟软时，加入萝卜，并加食盐与味精等调味，炖至萝卜熟软即可食用（《中国食疗本草新编》）。

❸ 痰热咳嗽：白萝卜 500 g，洗净切碎，放榨汁机中榨汁，冰糖适量，用水

溶化，同倒入杯中搅匀后饮用（《验方新编》）。

❹ 消渴，舌焦口干，小便数：大萝卜 5 个，煮熟，绞取汁，用粳米 3 合，同水煎汁，煮粥食之（《饮膳正要》）。

青萝卜《新修本草》

【异名】水果萝卜，沙窝萝卜，葛沽萝卜，翘头青萝卜，露头青萝卜。

【基原】伞形科植物青萝卜的根。

【性味归经】辛、甘，凉。归肺、胃经。

【功效】消积祛痰，下气宽中，利水行气。

【用量用法】煎汤，30~120 g；或生吃；或捣汁；或煮食。

【成分】含维生素 B_1、维生素 B_2、维生素 B_3、钙、脂肪、镁、蛋白质、铁、碳水化合物、维生素 C、锰、膳食纤维、维生素 E、锌、维生素 A、胆固醇、铜、胡萝卜素、钾、磷、钠、硒等。

【药理作用】有降低血脂，软化血管，稳定血压，预防冠心病、动脉硬化、胆石症等作用。

【使用注意】阴盛偏寒体质、脾胃虚寒者等不宜多食，胃及十二指肠溃疡、慢性胃炎、单纯甲状腺肿、先兆流产、子宫脱垂等患者也应少食。服用人参、西洋参时慎食萝卜。

应用

用于气滞食积之腹部胀满及痰嗽失音、水肿肥胖等。

❶ 食积胀满：鲜萝卜 250 g，切成薄片，酸梅 2 枚，加清水 3 碗煎至一碗半，用食盐少许调味，去渣饮用。适用于饮食积滞或进食过饱引起的胸闷、烧心、腹胀、胁痛、烦躁气逆等症（《萝卜的食疗和作用》）。

❷ 利水行气：海带、萝卜各适量，丁香、大茴香、桂皮、花椒、核桃仁、素油、酱油各适量。将海带用水浸泡 24 小时（中间换水 2 次），然后洗净切成丝，萝卜亦切成粗丝。将油烧热，加海带丝炒几下，放入丁香、大茴香、桂皮、花椒、核桃仁、酱油及清水烧开，改中火烧至海带将烂，再放入萝卜丝焖熟即可（《食疗养生话萝卜》）。

藕《本草经集注》

【异名】莲藕，光旁。

【基原】睡莲科植物莲的肥大根茎。

【性味归经】甘，寒。归心、肝、脾、胃经。

【功效】清热生津，凉血止血，散瘀。

【用量用法】内服：生食、打汁或煮食，15~30 g。外用：适量，捣敷。

【成分】含淀粉、蛋白质、天门冬素、维生素 C 以及氧化酶等成分。

【药理作用】藕有较强的止血作用，对体内各种出血证都有一定疗效。另外藕还富含多酚类物质，可以提高免疫力，缓解衰老进程，预防癌症。

【使用注意】脾胃虚寒者不宜生食。煮藕时宜用砂锅，忌铁器。

应用

用于热盛所致腮腺炎、肠炎，以及咳血、呕血、妇女血崩等血热出血性疾患。

❶ 消渴，口干，心中烦热：生藕汁半盏，生地黄汁半盏。上 2 味相合，温服，分为 3 服（《圣济总录》）。

❷ 小儿热毒、腮腺肿痛、发热面赤、醉酒：鲜藕、鲜茅根、鲜荸荠各 250 g。同放锅中，加清水适量，煎沸 20 分钟后去渣取汁代茶饮（《简便单方》）。

❸ 阴虚血热出血，鼻衄、齿衄、咯血、崩漏等；热病伤阴，低热不退，咽干口渴，五心烦热等：鲜藕 1000 g，鲜梨 500 g，生荸荠 500 g，生甘蔗 500 g，鲜生地 250 g。分数次代茶饮用。每日 1 剂（《简便单方》）。

荸荠《本草纲目》

【异名】马蹄，水栗，乌芋，黑山棱，红慈姑，菩荠，地梨。

【基原】莎草科植物荸荠的球茎。

【性味归经】甘，微寒。归心、肺、胃经。

【功效】清热止渴，温中益气，行滞导积，解毒。

【用量用法】生吃、熟吃均可，一般 5~20 枚。

【成分】含有蛋白质、脂肪、粗纤维、胡萝卜素、维生素 B、维生素 C、铁、钙和碳水化合物等。

【药理作用】荸荠中含的磷是根茎类蔬菜中较高的，能促进人体生长发育和维持生理功能的需要，对牙齿、骨骼的发育有很大好处，同时可促进体内的糖、脂肪、蛋白质三大物质的代谢，调节酸碱平衡。亦有一定的抗肿瘤作用。

【使用注意】小儿消化力弱者慎食。脾胃虚寒、大便溏泄和有瘀血者慎食。荸荠食用时一定用清水反复冲洗或清洗后用淡盐水浸泡 10 分钟再食用，以防寄生虫感染。

应用

用于治疗热病伤津之烦渴、大便燥结、咽喉肿痛、肺热咳嗽及小儿麻疹等。

❶癌症患者放疗后津液亏损、大便秘结：生荸荠20枚，洗净后用温水略烫，去皮榨汁，然后加入半杯甘蔗汁调匀饮用，每日1~2杯（《荸荠食疗有良方》）。

❷放、化疗所致的脾胃虚弱：荸荠60 g，香菇30 g，嫩豆腐400 g，葱花9 g，油、盐、胡椒粉、味精适量。香菇洗净，温水发开去蒂切丝，豆腐切成小块，葱切碎，荸荠洗净去皮并切成小片；香菇、荸荠、豆腐一起置入锅中煮汤，汤沸后加入油、盐、胡椒粉和味精，再入葱花煮片刻即可食用（《荸荠食疗有良方》）。

❸食积不消：荸荠、萝卜各等量。二者洗净，荸荠去皮，切碎，水煎服，每日1~2剂（《荸荠食疗有良方》）。

❹胃火上炎所致的口臭、口舌生疮、尿赤、便秘：荸荠7~10个，鲜竹叶30 g，鲜白茅根30 g，水煎服（《荸荠食疗有良方》）。

魔芋《四川中药志》

【异名】蛇六谷，鬼头，鬼芋，花莲杆，蒟蒻，白蒟蒻。

【基原】天南星科魔芋块茎。

【性味归经】辛、苦，寒，有毒。归心、脾经。

【功效】化痰消积，解毒散结，行瘀止痛。

【用量用法】内服：煎汤，9~15 g（需久煎2小时以上）。外用：适量，捣敷；或磨醋涂。

【成分】含有葡萄甘露聚糖、甘露聚糖、甘油、多种维生素和钾、磷、硒等矿物质元素。

【药理作用】有抗癌、抗菌、通便、降血脂、扩张血管和降血糖等作用，尚可预防动脉粥样硬化，改善心、脑血管功能。

【使用注意】生魔芋有毒，必须煎煮3小时以上才可食用。消化不良、有皮肤病的人，每次食量不宜过多。

应用

用于痰瘀互结之高血脂、肿瘤病症。

❶久疟不愈：魔芋、何首乌炖鸡服（《四川中药志》）。

❷腮腺癌、乳腺癌、淋巴癌及脑肿瘤等：魔芋30 g，板蓝根30 g，金银花15 g，山豆根15 g（《魔芋的药用价值》）。

旱芹《履巉岩本草》

【异名】芹菜，兰鸭儿芹，香芹，蒲芹，药芹，野芹。

【基原】伞形科植物旱芹的全草。

【性味归经】甘、辛、苦，凉。归肝、胃、肺经。

【功效】平肝清热，祛风利湿，止血解毒。

【用量用法】内服：煎汤，9~15 g，鲜品 30~60 g；捣汁或入丸剂。外用：捣敷；或煎汤洗。

【成分】含有丰富的芹菜甲素、芹菜乙素、芹菜醇、维生素 A、维生素 B_1、维生素 B_2、维生素 C 和维生素 P、钙、铁、磷等矿物质含量也多，此外还有蛋白质、甘露醇和食物纤维等成分。

【药理作用】芹菜甲素、芹菜乙素有对抗实验动物惊厥和抗癫痫作用。芹菜醇提物和粗提物对大鼠、犬、兔均有温和、稳定降压作用。芹菜能促进男女性兴奋，又可起到避孕作用，还能降低精子生成。

【使用注意】慢性腹泻者不宜多食。

应用

用于肝阳上亢之眩晕头痛、面红目赤，及膏淋、痈肿等。

❶ 高血压、高血压动脉硬化：取生芹菜去根，用冷开水洗净，绞汁，加入等量蜂蜜或糖浆。日服 3 次，每次 40 mL（服时加温）。芹菜根以鲜者最好，干者次之，用量尚可酌增（《陕西草药》）。

❷ 胆固醇增高：芹菜根 10 个，大枣（红枣）10 枚。洗净后捣碎，将渣及汁全部放入锅中，加入 200 mL，煎熬后去渣，为 1 日量。每次 100 mL，每日服 2 次，连服 15~20 天。以鲜芹菜根效果为好（《陕西草药》）。

❸ 膏淋：取青茎旱芹（较白茎旱芹短小，近根茎部呈青绿色）下半部分之茎（长约 10 cm）及全根（最好直径在 2 cm 以上），每次 10 根（根茎较细时按比例增加），洗净，加水 600 mL，文火煎煮浓缩至 200 mL。每天 2 次，早晚空腹服用（《陕西草药》）。

❹ 小儿吐泻：芹菜切细，煮汁饮之，不拘多少（《子母秘录》）。

水芹《本草经集注》

【异名】芹菜，水芹菜，野芹菜，马芹，河芹，小叶芹。

【基原】伞形科植物水芹的全草。

【性味归经】辛、甘，凉。归肺、肝、膀胱经。

【功效】清热解毒，利尿，止血。

【用量用法】内服：煎汤，30~60 g；或捣汁。外用：适量，捣敷；或捣汁涂。

【成分】全草含挥发油、各种维生素、矿物质、蛋白质、脂肪、碳水化合物、粗纤维、钙、磷、铁。水芹还含有芸香苷、水芹素和槲皮素等。

【药理作用】水芹挥发油有兴奋中枢、促进呼吸、升压、增强心肌兴奋性、促进血液循环和胃液分泌、增强食欲、祛痰等作用。

【使用注意】脾胃虚弱、大便溏薄者不宜多食。

应用

用于小便热涩不利及感冒发热、恶心、吐泻等。

❶ 小便淋痛：水芹菜白根者，去叶捣汁，井水和服（《太平圣惠方》）。

❷ 小儿发热，月余不退：水芹菜、大麦芽、车前子，水煎服（《滇南本草》）。

❸ 痄腮：鲜水芹适量，捣烂取汁，加酸醋服，外搽患处（《陕西草药》）。

苋《神农本草经》

【异名】苋菜，人苋，红人苋，三色苋，青香苋，秋红。

【基原】苋科植物苋的全草。

【性味归经】甘，微寒。归大肠、小肠经。

【功效】清热解毒，通利二便。

【用量用法】内服：煎汤 30~60 g；或煮粥。外用：适量，捣敷或煎液熏洗。

【成分】茎含亚油酸的主要成分为不饱和脂肪酸及棕榈酸。叶含有苋菜红苷、石油醚、棕榈酸、正烷烃类、正烷醇类、亚麻酸、木蜡酸、花生酸、维生素 A、维生素 C 和维生素 B_2。

【药理作用】抗菌作用：本品提取物中的正烷烃类、正烷醇类、16- 三十一烷酮、甾醇类对金黄色葡萄球菌、白色葡萄球菌、草绿色链球菌（皆为革兰阳性菌）、大肠杆菌、铜绿假单胞菌和克雷伯杆菌（皆为革兰阴性菌）有较强的抗菌作用。

【使用注意】慢性腹泻、脾虚便溏者慎服。

应用

用于热毒赤白痢疾、二便不通、目赤咽痛、鼻衄等。

❶ 产前、后赤白痢：紫苋叶（细切）1 握，粳米 3 合。上以水，先煎苋菜取

汁，去滓，下米煮粥，空心食之，瘥（《普济方》）。

❷ 子宫癌：紫苋菜 200 g，水煮食（《中国药膳学》）。

❸ 大小便难：苋菜末 25 g，分两次服，以新汲水调下（《太平圣惠方》）。

黄芽白菜《滇南本草》

【异名】大白菜，黄芽菜，黄矮菜。

【基原】十字花科植物白菜的叶球。

【性味归经】甘，平。归胃、膀胱经。

【功效】通利肠胃，养胃和中，利小便。

【用量用法】内服：每次 100~500 g，煮食或捣汁饮。

【成分】黄芽白菜的营养比较丰富，它含有蛋白质、脂肪、多种维生素、钙、磷、铁以及大量的粗纤维；大白菜中还含有微量元素锌、锰、铜、钼、锌等。

【药理作用】含有大量的粗纤维，可以促进肠壁蠕动，帮助消化，防止大便干燥。亦有抗癌作用。

【使用注意】脾胃虚寒者慎用。

应用

用于肠胃不和之胃、十二指肠溃疡，胃炎等。

❶ 感冒：白菜心 250 g，白萝卜 60 g，水煎，加红糖适量，吃菜饮汤，数次可愈（《家庭食医图镜》）。

❷ 胃及十二指肠溃疡、出血：白菜 250 g，洗净，切细，用少量食盐拌腌 10 分钟，用洁净纱布绞取液汁，加入适量的糖食用。1 日内分作 3 次，空腹服下（《食物与治病》）。

菘菜《名医别录》

【异名】白菜，青菜，小白菜，江门白菜，油白菜，小青菜。

【基原】十字花科植物青菜的幼株。

【性味归经】甘，凉。归肺、胃、大肠经。

【功效】解热除烦，生津止渴，清肺消痰，通利肠胃。

【用量用法】内服：适量，煮食或捣汁饮。外用：适量，捣敷。

【成分】嫩茎、叶含蛋白质、脂肪、糖类、粗纤维、胡萝卜素、钙磷、铁、维生素 B_2、维生素 B_3、维生素 C。

【药理作用】含有大量的粗纤维，可以促进肠壁蠕动，帮助消化，防止大便干燥，保持大便畅通。含有大量胡萝卜素，防止皮肤干燥、粗糙。亦可有效促进健康及细胞发育，预防先天不足，有助于提高人体免疫力，预防感冒。

【使用注意】脾胃虚寒、大便溏薄者慎服。

应用

用于热盛便秘、丹毒及漆疮等。

❶ 老年人便秘：地菘汁 1000 mL，日再服（《伤寒类要》）。

❷ 小儿赤游，行于上下，至心即死：杵菘菜敷之（《子母秘录》）。

❸ 漆毒生疮：白菘菜捣烂涂之（《本草纲目》）。

甘蓝《本草拾遗》

【异名】葵花白菜，卷心菜，洋白菜，椰菜，包包菜，圆菜。

【基原】十字花科植物甘蓝的叶。

【性味归经】甘，平。归肝、胃经。

【功效】清利湿热，散结止痛，益肾补虚。

【用量用法】内服：绞汁饮，200~300 mL；或适量拌食、煮食。

【成分】甘蓝含葡萄糖芸薹素和吲哚 -3- 乙醛，另含酚类成分黄铜醇、花白苷、绿厚酸。

【药理作用】种子提取物有某些抑菌作用，全草几无抗菌作用。其叶（加热处理）应用于局部有刺激作用，可缓解胆绞痛。此外，含维生素 U 样物质甚多，有治疗胃溃疡的作用。

【使用注意】甘蓝性平养胃，诸无所忌。

应用

用于湿热黄疸、消化道溃疡疼痛、虚损等病症。

❶ 湿热黄疸：甘蓝 200 g，小虾米 25 g，猪肉末 50 g，糯米 100 g，同煮稀粥，加盐、油、味精调味食之（《甘蓝类蔬菜的营养与保健》）。

❷ 胃及十二指肠溃疡：甘蓝捣烂绞取汁 1 杯，略加温，饭前饮服，每日 2 次（《福建药物志》）。

❸ 缺铁性贫血：新鲜甘蓝，油盐适量，常炒食之（《甘蓝类蔬菜的营养与保健》）。

芸薹《名医别录》

【异名】油菜，芸薹，寒菜，胡菜，薹芥，青菜，胡菜，薹菜。

【基原】十字花科植物油菜的嫩茎叶。

【性味归经】辛、甘，平。归肺、肝、脾经。

【功效】凉血散血，解毒消肿。

【用量用法】内服：煮食，30~300 g；捣汁服，20~100 mL。外用：适量，煎水洗或捣敷。

【成分】本品富含槲皮苷、蛋白质、脂肪、碳水化合物、维生素、钙、磷、铁、维生素 A_3、维生素 B_1、维生素 B_2、维生素 B_3、维生素 C_5、胡萝卜素。

【药理作用】芸薹眼滴剂给正常家兔和高眼压模型兔滴眼，具有显著降眼压作用。降眼压机制为抑制房水生成。

【使用注意】麻疹后、疮疥、目疾患者不宜食。

应用

用于血热之血痢、风疹、吐血、热毒疮肿、丹毒、乳痈等。

❶ 劳伤吐血：红油菜 1 窝（全株），熬水服（《四川中药志》）。

❷ 小儿赤丹：芸薹菜汁服 3 合，滓敷上（《四川中药志》）。

❸ 风疹痒不止：用芸薹 3 握，细锉烂研，绞取汁，于疹上热揩，时时上药令热彻，又续煎椒汤洗（《普济方》）。

❹ 血痢日夜不止，腹中疞痛，心神烦闷：芸薹（捣，绞取汁）40 mL，蜜 20 mL，令温服之（《太平圣惠方》）。

菠菜《履巉岩本草》

【异名】波斯菜，菠薐，菠栳，鹦鹉菜，红根菜，飞龙菜。

【基原】苋科植物菠菜的全草。

【性味归经】甘，平。归肝、胃、大肠、小肠经。

【功效】养血，止血，平肝，润燥。

【用量用法】内服：适量，煮食；或捣汁。

【成分】菠菜中富含类胡萝卜素、维生素 C、维生素 K、粗纤维、蛋白质、维生素 C、胡萝卜素、无机盐（钙、铁等）、辅酶 Q_{10} 等多种营养素。

【药理作用】菠菜含有大量的植物粗纤维，具有促进肠道蠕动的作用，利于排便，且能促进胰腺分泌，帮助消化。对于痔疮、慢性胰腺炎、便秘、肛裂等病症有治疗作用。菠菜的蛋白质含量高于其他蔬菜，且含有相当多的叶绿素，尤其含维生素 K 在叶菜类中最高（多含于根部），能用于鼻出血、肠出血的辅助治疗。菠菜补血之理与其所含丰富的类胡萝卜素、维生素 C 有关，两者对身体健康和补血都有重要作用。

【使用注意】脾虚便溏者不宜多食，肾炎和肾结石患者不宜食用。

应用

用于衄血、便血、及目眩、风火赤眼、消渴引饮、大便涩滞等病症。

❶ 高血压、贫血：鲜菠菜 200 g，开水烫熟挤出水分，香油拌匀，分早晚两次服食，经常食用（《高血压——专家教你吃和养》）。

❷ 大便秘结、痔疮便秘、习惯性便秘、老人肠燥便秘：新鲜菠菜约 500 g，洗净切断，猪血约 250 g，切成块状，加清水适量，煮汤，调味后服食，亦可佐膳，每日或隔日 1 次，连服 2~3 次（《高血压——专家教你吃和养》）。

❸ 消渴引饮，日至一石者：菠菜根、鸡内金等分为末，米饮服，日 3 服（《本草纲目》）。

❹ 糖尿病：菠菜根 250 g 洗净，切碎，加水同鸡内金 10 g，共煮 30~40 分钟，然后下大米 50 g 煮烂粥，每日分 2 次连菜与粥服食（《经验方》）。

蕹菜《本草拾遗》

【异名】蕹，竹叶菜，通菜，瓮菜，空心菜，无心菜，空筒菜，水蕹菜。

【基原】旋花科植物蕹菜的茎叶。

【性味归经】甘，寒。归胃、大肠经。

【功效】凉血止血，利尿通便，清热解毒。

【用量用法】内服：鲜品 60~120 g，水煎服；解救上述中毒时可用鲜根或鲜全草 500~1000 g 绞汁服。外用：适量，鲜品捣烂敷患处。

【成分】含蛋白质、脂肪、糖类、钙、磷、铁、胡萝卜素，维生素 B_2、维生素 B_3 及维生素 C 等成分。

【药理作用】紫色蕹菜中含胰岛素样成分，可用于治疗糖尿病。

【使用注意】脾胃虚寒、二便不固者应慎食或禁食蕹菜。又诸书所载，本品解药石中毒范围较广，如黄藤、钩吻、砒霜等中毒均属之，可供研究。对野菌中毒、精神烦乱者有一定效果，重者须求医救治。此外，对疮疹当以外用为主。

应用

用于血热所致的鼻衄、咳血、吐血、便血、痔疮出血、尿血，热淋，小便不利，或妇女湿热带下，以及疮肿、湿疹、毒蛇咬伤。

❶ 淋浊，尿血，便血：鲜蕹菜洗净，捣烂取汁，和蜂蜜酌量服之（《闽南民间草药》）。

❷ 鼻衄不止：蕹菜数根，和糖捣烂，冲入沸水服（《岭南采药录》）。

❸ 翻肛痔：蕹菜 1000 g，水 1000 mL，煮烂去渣滤过，加白糖 120 g，同煎如饴糖状。每次服 90 g，1 日服 2 次，早晚服，未愈再服（《贵州省中医验方秘方》）。

❹ 出斑：蕹菜、野芋、雄黄、朱砂。同捣烂，敷胸前（《岭南采药录》）。

❺ 囊痈：蕹菜捣烂，与蜜糖和匀敷患处（《岭南采药录》）。

❻ 皮肤湿痒：鲜蕹菜，水煎数沸，候微温洗患处，日洗 1 次（《闽南民间草药》）。

❼ 毒蛇咬伤：蕹菜洗净捣烂，取汁约半碗和酒服之，渣涂患处（《闽南民间草药》）。

❽ 蜈蚣咬伤：鲜蕹菜，食盐少许，共搓烂，擦患处（《闽南民间草药》）。

韭菜《滇南本草》

【异名】扁菜，起阳草，壮阳草，懒人菜，长生韭。

【基原】百合科植物韭菜的茎叶。

【性味归经】辛，温。归肾、胃、肝经。

【功效】补肾温阳，散瘀止痛，益肝健胃，行气通便。

【用量用法】内服：捣汁，60~120 g；或煮粥，炒熟或作馅。外用：适量捣敷；煎水熏洗；热熨。

【成分】含硫化物、苷类和苦味质，有较多的胡萝卜素、B 族维生素、维生素 C 以及钙、磷、铁等矿物质。

【药理作用】韭菜含有挥发性的硫化丙烯，因此具有辛辣味，有促进食欲的作用。韭菜中含有挥发性精油和硫化物等成分，具有兴奋神经和杀菌的功能，对痢疾杆菌、伤寒杆菌、大肠杆菌、葡萄球菌均有抑制作用。

【使用注意】不宜久煎、久炒。患疱疹目赤者不宜用。民间称韭菜为“发物”，凡胃、十二指肠溃疡，胃炎及阴虚内热、疮毒者皆当慎食。

应用

用于肾阳虚衰之阳痿、遗精或遗尿、腰膝酸软，噎膈反胃，腹痛，内有瘀血之胸痹作痛者。

❶ 肾虚阳痿，腰酸尿频：核桃仁 30 g（去皮），韭菜 120 g，先以芝麻油将核桃仁炒微黄，放入适量食盐，后入韭菜炒熟食（《方脉正宗》）。

❷ 脾肾阳虚，腹中冷痛，阳痿早泄，白带过多，经漏不止：韭菜 50 g，粳

米 50 g，煮粥，每日 1 次，早餐服食（《本草纲目》）。

❸ 脾胃虚寒，呕吐少食，或噎膈反胃，胸膈作痛，胃有痰浊瘀血：韭菜 250 g，生姜 30 g，切段或捣碎，纱布包，绞取汁液，兑入牛乳 250 g，加热煮沸，慢慢温服（《丹溪心法》）。

❹ 噎膈，痰气交阻，吞咽梗塞，口干便涩：牛乳 60 mL，韭汁、生姜汁、藕汁、梨汁各 10 mL，和匀温服（《新增汤头歌诀》）。

❺ 胸痹，或噎膈，胃脘作痛：韭菜 500 g，捣碎，绞取汁液，每次服 50~100 mL，每日 3 次，可加适量红糖调味（《食疗本草》）。

❻ 吐血、咳血、衄血、尿血或血淋：韭菜 500 g，绞取汁液，用生地黄 250 g，浸于韭菜汁中，日晒或以小火煮至汁干后，将地黄捣烂为丸，每丸约 3 g，早晚各服 2 丸，温开水送服（《方脉正宗》）。

金针菜《滇南本草》

【异名】忘忧草，黄花菜，萱草花，宜男花，南菜，川草花，鹿葱花。

【基原】百合科植物黄花菜的花。

【性味归经】甘，凉。归肝、脾、肾经。

【功效】清热利湿，宽胸解郁，凉血解毒。

【用量用法】内服：煎汤，15~30 g；或煮汤；炒菜。外用：适量，捣敷；或研末调蜜涂敷。

【成分】含有丰富的卵磷脂、蛋白质及人体所需的 8 种氨基酸，尤以精氨酸、赖氨酸含量丰富，也含有维生素 C、钙、脂肪、胡萝卜素等人体所必需的养分，其中胡萝卜素含量较多。

【药理作用】有降低动物血清胆固醇的作用，可以预防高血脂，延缓机体衰老，预防老年人智力衰退。能抗菌、激发免疫功能，具有轻、中度的消炎解毒功效，并在防止传染方面有一定的作用。

【使用注意】鲜金针菜中含有秋水仙碱，有毒，严禁鲜食，防止中毒。患有皮肤瘙痒症者忌食，肠胃病患者慎食。

应用

用于湿热之眩晕耳鸣、心悸烦闷、小便赤涩、水肿及痔疮便血等。

❶ 老年性头晕、耳鸣，营养不良性水肿：金针菜 30~60 g，炖肉食之（《云南中草药》）。

❷ 肺热咳嗽，腮腺炎，咽喉肿痛：摺叶萱草根端膨大者 10 g，水煎服（《云

南中草药》)。

❸ 大肠下血：摺叶萱草根端膨大者 10 个，水煎服(《云南中草药》)。

❹ 乳痈肿痛，疮毒：黄花菜根捣敷(《云南中草药》)。

莴苣《食疗本草》

【异名】莴苣菜，莴笋，生菜，千金菜，莴菜。

【基原】菊科植物莴苣的嫩茎叶。

【性味归经】苦、甘，凉。归胃、小肠经。

【功效】利尿，通乳，清热解毒。

【用量用法】内服：煎汤 30~60 g。外用：适量，捣敷。

【成分】含有蛋白质、脂肪、糖类、灰分、维生素 A 原、维生素 B_1、维生素 B_2、维生素 B_3、维生素 C、微量元素钙、磷、铁、钾、镁、硅等和食物纤维。

【药理作用】莴苣中含有较多维生素 B_3，维生素 B_3 是胰岛素的激活剂，糖尿病病人经常食莴苣可改善糖的代谢功能。另莴苣汁对白色念珠菌生长有抑制作用。

【使用注意】脾胃虚寒者不宜多食。本品多食使人目糊，停食自复。

应用

用于产后乳汁不下，及湿浊内停之小便不利、阴肿、痔漏下血、伤损作痛等。

❶ 产后无乳：用莴苣菜煎酒服，或用莴苣子 20 mL，生甘草 12 g，糯米、粳米各半合，煮粥频食(《海上集验方》)。

❷ 乳汁不通：莴苣子 50 g，通草 10 g，猪蹄 1 对，文火炖烂，喝汤食肉(《本草纲目》)。

❸ 小便不通：莴苣子捣饼，贴脐中，即通(《海上仙方》)。

❹ 尿血：莴苣，捣敷脐上(《本草纲目》)。

❺ 闪损腰痛：用白莴苣子(炒)120 g，白粟米(炒)1 撮，乳香、没药、乌梅肉各 20 g，为末，炼蜜丸弹子大，每嚼 1 丸，热酒下(《玉机微义》)。

茼蒿《备急千金要方·食治》

【异名】蓬蒿菜，同蒿，蒿菜，菊蒿菜，菊花菜，蓬蒿，同蒿菜。

【基原】菊科植物茼蒿的全草。

【性味归经】辛、甘，凉。归心、脾、胃经。

【功效】和脾胃，消痰饮，安心神。

【用量用法】内服：煎汤，鲜品：60~90 g；凉拌；或炒食。

【成分】含铁、挥发油、胆碱、蛋白质、多种氨基酸、丰富的胡萝卜素等成分。

【药理作用】茼蒿中含有挥发性精油以及胆碱等物质，具有调胃健脾、降压补脑等作用。常吃茼蒿，对咳嗽痰多、脾胃不和、记忆力减退、习惯性便秘均有较好的疗效。

【使用注意】用于热证宜生用，熟食也不可加热过久。脾胃虚寒、大便稀溏或腹泻者不宜食用。

应用

用于痰热咳嗽，肝热之头昏目眩，脾胃不和之饮食减少，膀胱有热之小便不利等。

❶ 痰热咳嗽或肺燥咳嗽：茼蒿菜120 g，切碎，加水煎汤取汁，加入蜂蜜30 g，溶化后，分2~3次服（《食物中药与便方》）。

❷ 肝热头昏目眩，心烦不安：茼蒿菜250 g，切碎绞汁，每次2匙，每日2次，温开水冲服，亦可加白糖少许调味（《食物中药与便方》）。

❸ 脾胃不和，食欲不振，少食呕逆，或小便不利：茼蒿菜250 g，放沸水中焯过，切细，加芝麻油、食盐、酱油、醋适量拌食（《食物中药与便方》）。

芥菜《备急千金要方·食治》

【异名】大芥，盖菜，挂菜，大叶芥菜，小叶芥菜。

【基原】十字科植物芥菜的茎叶。

【性味归经】辛，温。归肺、胃、肾、大肠经。

【功效】宣肺豁痰，消肿散结。

【用量用法】内服：煎汤，10~15 g或捣汁；外用：烧存性研末撒或煎水洗。

【成分】含有维生素A、B族维生素、维生素C、维生素D、胡萝卜素和微量元素及少量蛋白质、脂肪和碳水化合物、膳食纤维等。

【药理作用】芥菜组织较粗硬，含有胡萝卜素和大量食用纤维素，故有明目与宽肠通便的作用，可作为眼科患者的食疗佳品。还可防治便秘，尤宜于老年人及习惯性便秘者食用。另芥菜提取物具有一定的抗肿瘤的作用，经常适量食之可有防止肿瘤生成和生长的效果。

【使用注意】凡疮疡、目疾、痔疮、便血及平素热盛、皮肤过敏者应少食或忌食。

应用

用于寒饮内盛、咳嗽痰滞、胸膈满闷等证。本品入肺经，温肺散寒，化痰止咳，凡属痰湿阻肺引起的咳喘吐脓痰者皆可食之。

❶ 痰湿中阻：取芥菜籽，研末，适量拌菜食之（《谈野翁试验方》）。

❷ 肺痈、肺痿：用芥菜 60 g、豆浆 500 mL、陈卤水 100 mL，卤水煮芥菜取汁，冲豆浆，分 2 次服之（《谈野翁试验方》）。

❸ 牙龈肿烂，出臭水者：芥菜杆，烧存性，研末，频敷之（《本草纲目》）。

❹ 漆疮瘙痒：芥菜煎汤洗之（《备急千金要方》）。

❺ 痔疮肿痛：芥叶，捣饼，频食之（《谈野翁试验方》）。

冬葵叶《名医别录》

【异名】冬葵苗叶，冬寒菜，冬苋菜，蕃葵叶，棋盘叶，滑菜。

【基原】锦葵科植物冬葵的嫩苗或叶。

【性味归经】甘，寒。归肺、大肠、小肠经。

【功效】清热，利湿，滑肠，通乳。

【用量用法】内服：煎汤，10~30 g，鲜品可用至 60 g，或捣汁；外用：捣敷、研末调敷，或煎水含漱。

【成分】含蛋白质、脂肪、膳食纤维、糖类、灰分、胡萝卜素和维生素 A、维生素 B_1、维生素 B_2、维生素 B_3 等。

【药理作用】冬葵叶中膳食纤维含量较丰富，具有促进肠蠕动、通便解毒作用。冬葵叶中含有维生素 B_3，可扩张周围血管，促进血液循环，利尿通便，降低血压。

【使用注意】脾虚肠滑者忌服，孕妇慎服。

应用

用于黄疸、肺热咳嗽、热毒下痢、二便不通、丹毒、金疮等。

❶ 黄疸：冬葵全草 80 g，天胡荽 120 g，紫花地丁草 80 g，车前草 40 g，精肉 120 g，水炖服（《草药手册》）。

❷ 肺炎：冬苋菜煮稀饭服（《重庆草药》）。

❸ 咽喉肿痛：冬葵叶、花，阴干，煎水含漱（《草药手册》）。

❹ 小儿发斑，散恶毒气：生葵叶绞取汁，少少与服之（《太平圣惠方》）。

❺ 烫火伤：葵菜为末敷之（《食物本草》）。

落葵《名医别录》

【异名】天葵，木耳菜，潺菜，豆腐菜，紫葵，藤芭菜。

【基原】落葵科植物落葵的叶。

【性味归经】甘、酸，寒。归心、肝、脾、大肠、小肠经。

【功效】滑肠通便，清热利湿，凉血解毒，活血化瘀。

【用量用法】内服：煎汤，10~15 g，鲜品 30~60 g。外用：适量，鲜品，捣敷；或捣汁涂。

【成分】落葵中含有多种维生素、无机盐（钙、铁、磷）、蛋白质、脂肪、胡萝卜素等。

【药理作用】解热作用、抗炎作用以及抗病毒作用。

【使用注意】脾胃虚寒及孕妇慎服。

应用

用于湿热之大便秘结、小便短涩、痢疾、热毒疮疡、跌打损伤等。

❶ 大便秘结：鲜落葵叶煮作副食（《泉州本草》）。

❷ 小便短涩：鲜落葵 60 g。煎汤代茶频饮（《泉州本草》）。

❸ 久年下血：落葵 37 g，白肉豆根 37 g，老母鸡 1 只（去头、脚、内脏）。水适量炖服（《闽南民间草药》）。

❹ 胸膈积热郁闷：鲜落葵 60 g。浓煎汤加酒温服（《泉州本草》）。

❺ 手脚关节风湿疼痛：鲜落葵全茎 30 g，猪蹄节 1 具或老母鸡 1 只（去头、脚、内脏）与水酒适量各半炖服（《闽南民间草药》）。

❻ 疔疮：鲜落葵十余片。捣烂涂贴，日换 1~2 次（《福建民间草药》）。

❼ 阑尾炎：鲜落葵 74~148 g。水煎服（《福建中草药》）。

❽ 外伤出血：鲜落葵叶和冰糖共捣烂敷患处（《闽南民间草药》）。

椿叶《本草纲目》

【异名】椿木叶，春尖叶，香椿，香椿芽，香椿头。

【基原】楝科植物香椿的叶。

【性味归经】辛、苦，平。归脾、胃、大肠经。

【功效】祛暑化湿，解毒杀虫。

【用量用法】内服：煎汤，鲜叶 30~60 g。外用：适量，煎水洗；或捣敷。

【成分】含蛋白质、脂肪、碳水化合物、粗纤维、灰分、黄酮类、挥发油、胡萝卜素及维生素 B、维生素 C 等。

【药理作用】抗菌消炎。

【使用注意】气虚汗多者慎服。

应用

用于暑湿伤中、恶心呕吐、食欲不振、泄泻、痢疾、痈疽肿毒、疥疮、白秃疮等。

❶ 瘴气恶心，四肢疼痛，口吐酸水，不思饮食，憎寒壮热，大渴引饮：香椿嫩叶（酒浸，焙）150 g，炙甘草、南壁土（向日者），腊茶各 50 g。上 4 味，捣罗为散。每服 10 g，用白酒调下（《圣济总录》）。

❷ 赤白痢疾：椿叶 74~148 g。酌加水煎服（《福建民间草药》）。

❸ 疮痈肿毒：椿、大蒜、桃叶心取汁敷之（《肘后备急方》）。

❹ 治漆疮：椿尖叶 500 g，苦蒿、红浮漂各适量。煎水外洗（《重庆草药》）。

芜菁《名医别录》

【异名】大芥，蔓菁，诸葛菜，大头菜，圆菜头，圆根，盘菜，地蔓菁，九英菘，台菜。

【基原】十字花科植物芜菁的肉质根茎叶。

【性味归经】辛、甘、苦，温。归胃、肝经。

【功效】健胃消食，解毒消肿。

【用量用法】内服：煮食或捣汁饮。外用：捣敷。

【成分】根含芸苔素；含维生素 B_1、维生素 C、胡萝卜素、脂肪、无机盐、糖类和蛋白质。

【药理作用】水提物能明显延长黑腹果蝇的平均寿命和最高寿命，增高小鼠红细胞和肝细胞超氧化物歧化酶含量。根、叶的水提取物可抑制大肠杆菌的生长，块根皮中所含黄色油状物有抑制细菌、真菌、酵母菌及某些人体寄生虫的作用。另有研究表明提取物可增加大鼠甲状腺中碘酪氨酸含量，降低碘甲氨酸含量，有干扰 T4 后阶段合成的作用。

【使用注意】不可多食，多食动气。

应用

用于饮食积滞之胸闷、胃腹胀痛、食欲不振、腹痛、腹泻，及痢疾、疮疖肿毒等。

❶ 胸闷，胃脘胀痛，食欲不振，消化不良：芜菁根大者，削去上皮，熟捣，

苦酒和如泥，煮3沸，急搅之，出，日再3易服（《补缺肘后方》）。

❷乳痈疼痛发热：蔓菁根叶适量，净择去土，不用洗，以食盐捣敷乳上，热即换，不过三五度。冬无叶即用根。须避风（《兵部手集方》）。

❸疔肿有根：以蔓菁根、铁生衣等分，捣涂于上，有脓出即易。忌油腻、生冷、五辛、粘滑、陈臭（《肘后备急方》）。

茭白《本草图经》

【异名】高瓜，菰笋，菰手，茭笋，高笋，菰菜，茭首，茭瓜。

【基原】禾本科植物菰的嫩茎秆形成的纺锤形肥大的部分。

【性味归经】甘，寒。归肝、脾、肺经。

【功效】清热解毒，除烦止渴，通利二便。

【用量用法】内服：煎汤，30~60 g；外用：研末，捣敷。

【成分】茭白的鞘叶中含有较高的粗蛋白、粗纤维和总糖含量，微量元素，尤以氧化钾和铁含量较高，但二氧化硅含量偏高。茭白鞘叶中含有较高的游离氨基酸，其中有丝氨酸、甘氨酸、精氨酸、苏氨酸、丙氨酸、缬氨酸、亮氨酸等。

【药理作用】消炎。

【使用注意】脾胃虚冷泄泻、肾病、结石者慎服。

应用

用于清暑除烦而止渴，夏季食用尤宜；还能解除酒毒，治酒醉不醒。

❶温病狂热，神志昏闷，烦渴引饮：菰笋、水芦根各50 g，忍冬、淡竹叶、阶前草根各15 g，石菖蒲根、水灯心各7.5 g。水煎服（《草药新纂》引《文堂集验方》）。

❷高血压之大便秘结，心胸烦热：茭白30~60 g，旱芹菜30 g。水煎服（《湖南药物志》）。

❸催乳：茭白15~30 g，通草9 g，猪脚煮食（《湖南药物志》）。

❹小儿风疮久不瘥：烧菰蒋节，末以敷上（《子母秘录》）。

洋葱《药材学》

【异名】球葱，圆葱，玉葱，葱头，荷兰葱，皮牙子，浑提葱，洋葱头。

【基原】百合科植物洋葱的鳞茎。

【性味归经】辛、甘，温。归肺、脾、胃经。

【功效】健胃，理气宽中，解毒杀虫，降血脂。

【用量用法】内服：生食或烹食，30~120 g。外用：适量，捣敷或捣汁涂。

【成分】含维生素 B_1、维生素 B_2、维生素 C 和胡萝卜素、钙、磷、铁、咖啡酸、桂皮酸、芥子酸、原儿茶酸、槲皮素、多糖；含挥发油等成分，主要为含硫化物的混合物；尚含前列腺素以及激活血溶纤维蛋白质活性成分。

【药理作用】降低胆固醇，舒张血管，减少外周血管和冠状动脉的阻力，并对人体内儿茶酚胺等升压物质有对抗作用。其所含前列腺素 A 能降低外周血管阻力，降低血黏度，可降低血压、提神醒脑、缓解压力、预防感冒。水剂对金黄色葡萄球菌、白喉杆菌等细菌及阴道滴虫有杀灭作用。

【使用注意】性味辛辣，易耗气伤津，燥火生湿，故体质虚弱、痰湿火旺的人不宜过量食用。另患有瘙痒性皮肤病之人慎食。

应用

用于气滞食积之饮食减少、腹胀腹泻，以及高脂血症等。

❶ 气滞食积：洋葱适量，每头切成 2~6 瓣，放入泡菜坛腌浸 2~4 日（夏天 1~2 日即可），待其味酸甜而略辛辣时即可食用。此方有健胃增食欲、增加胃酸分泌之功，适用于消化不良、饮食减少、胃酸不足的病人（《药材学》）。

❷ 肠炎、菌痢：洋葱 100 g，捣烂，在温水中浸泡 2 小时，取汁加糖制成洋葱糖浆，每天服 3~4 次，每次 10~15 mL（《药材学》）。

❸ 虚劳不足：红枣 20 枚洗净，洋葱 20 g，一同放入锅内，加适量清水煎煮 20 分钟，吃枣喝汤。此方有安神益气的作用，可治神经衰弱、病后体虚、胸中烦闷、失眠多梦、记忆减退等症（《药材学》）。

❹ 高脂血症：洋葱 60 g，素油炒，每日食（《家庭食疗手册》）。

葱白《名医别录》

【异名】葱茎白，葱白头，大葱白，火葱，鲜葱白，绿葱白，大葱。

【基原】百合科植物葱的鳞茎。

【性味归经】辛，温。归肺、胃经。

【功效】发汗解表，通达阳气，解毒杀虫。

【用量用法】内服：煎汤，9~15 g，或煮酒。煮粥食，每次可用鲜品 15~30 g。外用：捣敷、炒熨、煎水洗。

【成分】鳞茎含黏液质、粗脂肪、粗蛋白质、粗纤维、无氮浸出物、戊聚糖、多糖类，挥发油；根含铝。

【药理作用】水浸剂对许兰毛癣菌、奥杜盎小孢子菌等有抑制作用。研磨的滤液对阴道滴虫有杀灭作用。

【使用注意】表虚易出汗者慎服。

应用

用于风寒感冒及阴寒腹痛等。

❶ 风寒感冒：葱白一虎口，豉 200 mL。以水 750 mL，煮取 250 mL，顿服取汗（《补缺肘后方》）。

❷ 时疾头痛发热者：连根葱白 20 根。和米煮粥，入醋少许，热食取汗即解（《济生秘览》）。

❸ 脱阳，或因大吐大泻之后，四肢逆冷，元气不接，不省人事，或伤寒新瘥，误与妇人交，小腹紧痛，外肾搐缩，面黑气喘，冷汗自出，须臾不救：葱白数茎，炒令热，熨脐下，后以葱白连须三七根，细锉，砂盆内研细，用酒 1000 mL，煮至 400 mL。分作 3 服，灌之（《华佗危病方》）。

❹ 胃痛，胃酸过多，消化不良：大葱头 4 个，赤糖 150 g。将葱头捣烂，混入赤糖，放在盘里用锅蒸熟。每日 3 次，每次 10 g（《中草药新医疗法资料选编》）。

❺ 少阴病下利：葱白 4 茎，干姜 15 g，附子 1 枚（生，去皮，破八片）。上 3 味，以水 600 mL，煮取 200 mL，滓分温再服（《伤寒论》）。

❻ 痈疮肿痛：葱全株适量，捣烂，醋调炒热，敷患处（《草药手册》）。

毛笋《本草纲目拾遗》

【异名】茅竹笋，笋，竹芽，竹萌，竹肉，玉兰片。

【基原】禾本科植物毛竹的幼苗。

【性味归经】甘，寒。归胃、大肠经。

【功效】化痰，消胀，透疹。

【用量用法】内服：煎汤，30~60 g；或煮食；或炒食。

【成分】蛋白质、脂肪、糖、钙、铁和维生素 B_1、维生素 B_2、维生素 C 等。

【药理作用】毛笋中含有抗小白鼠艾氏癌和肉癌 -180 作用的多糖类。

【使用注意】患有胃溃疡、胃出血、肾炎、肝硬化、肠炎者、尿路结石、低钙、骨质疏松、佝偻病者不宜多吃。脾胃虚弱者慎服。

应用

用于痰湿壅滞之食欲不振、胃口不开、脘痞胸闷、大便秘结、形体肥胖，酒醉恶心，痘疹不出等症。

❶ 小儿麻疹出不畅：以嫩毛笋与鲫鱼炖汤令小儿饮服（《食物中药与便方》）。

❷ 热痰咳嗽、胸膈不利：鲜嫩竹笋60 g，煮熟切片，用生姜（切成细粒）、芝麻油、熟食油、醋、食盐拌食（《验方》）。

❸ 大肠有热，便结难通：鲜竹笋60 g，煮熟切片，用粳米50~100 g，以水适量同煮成稀粥，加猪脂、食盐调味食（《验方》）。

芦笋《本草图经》

【异名】灌，芦尖。

【基原】百合科植物石刁柏的嫩芽。

【性味归经】甘，寒。归肺、胃经。

【功效】清热生津，利水通淋。

【用量用法】内服：煎汤，30~60 g；或鲜品捣汁。

【成分】含美洲菝葜皂苷元，石刁柏苷A、B、C、D、E、F、G、H、I等甾体皂苷，其所含糖部分，苷F、H、I为木糖和葡萄糖，其余的为葡萄糖。还含β-谷甾醇、天门冬素、松柏苷等。又含白屈莱酸、天门冬酰胺、天门冬糖、胡萝卜素、精氨酸、黄酮、香豆素、挥发油等。还含8种低聚果糖。茎叶中尚含保护血管弹性的芸香苷、槲皮素等物质。

【药理作用】抗癌、提高免疫力、降血脂、抗衰老等。

【使用注意】脾胃虚寒者慎服。

应用

用于热病津伤之口渴、淋病、小便不利等。

❶ 烦热、口干、鱼蟹毒：芦笋50 g，生或熟食（《中国食疗大全》）。

❷ 淋巴结核：芦笋50 g，加炒荞面15 g，捣成泥膏，外敷，每日换1次（《中国食疗大全》）。

❸ 肺结核、肿瘤：芦笋100 g，水发海参250 g，加入少许调料，烩制（《食补与食疗》）。

苦菊《备急千金要方·食治》

【异名】苦苣，栽培菊苣，明目菜，苦细叶生菜，苦菜。

【基原】菊科植物苦苣的嫩叶。

【性味归经】苦，寒。归肺、肝经。

【功效】清热解毒。

【用量用法】内服：煮熟或捣汁，每次食用80~100 g；外用：捣汁涂或研末调敷。

【成分】含有蛋白质、糖类、食物纤维、无机盐（钙、磷、锌、铜、铁、锰等）、维生素 B_1、维生素 B_2、维生素 B_3、维生素 C、胡萝卜素等。

【药理作用】消炎解毒作用：适用于阑尾炎、肠炎、子宫颈炎、乳腺炎、扁桃体炎、咽喉炎、急性黄疸性肝炎、细菌性痢疾等疾病。外用可治疗疖肿，有利于伤口愈合，减轻疼痛。

【使用注意】脾胃虚弱、纳少便溏者不宜食用，血黏度高的患者亦应忌食。

应用

用于热毒炽盛之喉干舌燥，疔疮，痈肿等。

❶ 上火，喉干舌燥：食用凉拌的苦菊，或者是用晒干的苦菊来泡水饮用，症状会得到有效的缓解（《中国食疗大全》）。

❷ 疔疮，痈肿：苦菊 50 g 捣汁，涂或研末调敷于患处，每日 1 次（《中国食疗大全》）。

油麦菜《神农本草经》

【异名】莜麦菜，苦菜，牛俐生菜。

【基原】菊科植物的全草。

【性味归经】甘，寒。归大肠、小肠、胃经。

【功效】清热，凉血，解毒。

【用量用法】内服：以生食为主，30~50 g 可以凉拌，也可蘸各种调料食用。熟食可炒，可涮。

【成分】含有维生素 A、维生素 B_1、维生素 B_2、无机盐（钙、铁、锌等）、甘露醇、蛋白质、脂肪、莴苣素等成分。

【药理作用】油麦菜中含有甘露醇等有效成分，有利尿和促进血液循环的作用。有助于睡眠：因其茎叶中含有莴苣素，具有镇痛催眠、降低胆固醇、辅助治疗神经衰弱等作用。

【使用注意】患有胃炎、泌尿系统疾病以及素体寒凉之人应慎食。

应用

用于黄疸、痢疾、血淋、痔瘘、疔肿、蛇咬等。

❶ 肝硬化黄疸：油麦菜、酢浆草各 37 g。同猪肉炖服（《江西民间验方》）。

❷ 慢性气管炎：油麦菜 500 g，大枣 20 枚。油麦菜煎烂，取煎液，煮大枣，待枣皮展开后取出，余液熬成膏。早晚各服药膏 1 匙，大枣 1 枚（《中草药新医疗法资料选编》）。

❸ 小儿疳积：苦菜 37 g，同猪肝炖服（《江西民间验方》）。

❹ 妇人乳痈红肿疼痛：紫苦菜捣汁水煎，点水酒服（民间验方）。

三、野菜类

野菜是指自然界野生而非人工栽培的植物。常见的野菜有枸杞菜、荠菜、蕨菜等。大多数野菜性味苦寒，可清热解毒、凉血利尿等。野菜富含多种维生素、无机盐、纤维素和酶类。所含纤维素可以促进胃肠道蠕动，阻碍胆固醇的吸收，故习惯性便秘、高脂血症、动脉粥样硬化等病人适合食用，而脾胃虚弱者慎用。

枸杞菜《名医别录》

【异名】枸杞尖，枸杞叶，枸杞苗。

【基原】为茄科植物枸杞及宁夏枸杞的嫩茎叶。

【性味归经】苦、甘，凉。归肝、脾、肾经。

【功效】补虚益精，清热止渴，祛风明目。

【用量用法】鲜品 120 g，煎汤，或煮食，或捣汁。

【成分】鲜品富含蛋白质、脂肪、碳水化合物、粗纤维、钙、磷、铁、胡萝卜素、维生素 B_2、维生素 C 等。

【药理作用】参与脂质代谢，抑制胆固醇吸收，促进肝细胞新生，增强免疫，抗衰老。

【使用注意】枸杞菜与乳制品相克。脾胃素虚、大便滑泄之人忌食。

应用

用于肺肾阴虚所致的口舌干燥、干咳少痰、视物模糊、目昏多泪、腰膝酸软、阳痿早泄、五心烦热、失眠盗汗、房事衰弱等。

❶ 房事衰弱：枸杞菜 250 g，粳米 200 g，加豆豉汁少许，煮粥，加葱白等调味食之（《太平圣惠方》）。

❷ 视力减退或夜盲病：枸杞菜 60 g，猪肝 60 g，煮汤，加盐、油调味品（《中华养生药膳大全》）。

荠菜《备急千金方要·食治》

【异名】护生草，净肠草，香菜，地米菜。

【基原】为十字花科植物荠菜的全草。

【性味归经】甘、淡，平。归肝、心、脾、肺经。

【功效】健脾利湿，平肝明目，清热止血。

【用量用法】内服：煎汤30 g，鲜品60 g，或入丸、散。外用：适量，捣汁点眼。

【成分】全株含草酸、酒石酸、苹果酸等有机酸及多种氨基酸，维生素A较丰富，并含胆碱、乙酰胆碱、谷甾醇和季胺化合物，以及钾、钙、钠、氯、磷、锰等微量元素。

【药理作用】荠菜煎剂对动物离体子宫有明显兴奋作用。荠菜流浸膏能缩短出血时间，具有止血作用。荠菜中胡萝卜素含量较高，所含的维生素C能阻断亚硝胺在肠道内形成，可减少癌症和心血管疾病的患病概率。荠菜含有较多的维生素A，对白内障和夜盲症等眼疾有一定治疗作用。荠菜可使胃肠道清洁，还可以降低人体血液中的胆固醇含量，同时有降低血糖和降血压作用。

【使用注意】脾胃虚弱者不宜多食。

应用

用于湿热下注所致的痢疾、里急后重、水样便，或大便黏稠污秽，用于肝阳上亢所致的头痛眩晕、耳鸣失聪、口干口苦、急躁易怒，还可用于高血压病、月经过多、崩漏、吐血等。

❶ 痢疾：荠菜100 g，水煎服（《广西中草药》）。

❷ 月经过多：荠菜做饺子食（《中华养生药膳大全》）。

蕨菜《本草拾遗》

【异名】蕨儿菜，拳头菜。

【基原】为蕨科植物蕨的嫩叶。

【性味归经】甘，寒。归肝、胃、大肠经。

【功效】清热解毒，安神镇静，活血消肿。

【用量用法】内服：煎汤15 g。外用：适量，捣敷。

【成分】全草含有1-茚满酮类化合物：蕨素、蕨苷等，蕨内酰胺、蕨甾酮等，以及麦角甾醇、胆碱等。

【药理作用】蕨具有调节免疫作用，对高血压、风湿或类风湿性关节炎等有一定疗效，对防癌有一定作用。

【使用注意】脾胃虚寒者或生疥疮者慎服。

应用

用于湿热下注所致的产后痢疾、肛门灼热、里急后重、腹痛腹胀、大便臭秽，及风湿、类风湿性关节炎等。

❶ 产后痢疾：取新蕨菜，阴干，碾成细散。每日晨空腹 15 g，陈米饮送服（《圣济总录》）。

❷ 关节炎：蕨全草 10 g，煎汤，每日分 2~3 次服（《食物的药理与疗效》）。

四、食用菌类

食用菌类繁多，营养丰富，味道鲜美，受到大众喜爱，被誉为“山珍之王”“庖厨珍品”。食用菌类不仅富含蛋白质、糖类、多种维生素和矿物质，而且对恶性肿瘤、肝炎、胃溃疡等具有一定防治作用。

蘑菇《医学入门》

【异名】鸡足蘑菇，蘑菇草，肉蕈。

【基原】为蘑菇科真菌双孢蘑菇、四孢蘑菇的子实体。

【性味归经】甘，平。归肠、胃、肺经。

【功效】开胃理气，化痰悦神，解毒透疹，止吐止利。

【用量用法】煎汤，干品 15 g，鲜品 150 g。

【成分】蘑菇中蛋白质含量高，人体吸收率高，蘑菇含挥发性成分 3- 辛酮和 1- 辛烯 -3- 醇，含异硫氰酸苄酯、多种无机元素等。

【药理作用】双孢蘑菇中的植物凝集素有抗肿瘤活性，水提取物能提高机体免疫功能，多糖有保肝作用。四孢蘑菇有抗菌作用、降血糖作用和抗肿瘤活性。

【使用注意】便溏者慎食，禁食有毒野蘑。对菌类食物过敏者慎用。

应用

用于热病后期所致的胸腹胀满、胃痛隐隐、体倦乏力、口干不食，及小儿麻疹、肿瘤化疗后白细胞减少症。

❶ 消化不良，热病后期食欲不振：蘑菇鲜品 150 g，炒食（《中华养生药膳大全》）。

❷ 急、慢性肝炎：鲜蘑菇 150 g 水煎，或做菜食用（《家庭食疗手册》）。

❸ 小儿麻疹透疹不畅：鲜蘑菇 20 g，鲜鲫鱼 1 条。清炖，喝汤（《食物中药与便方》）。

❹ 白细胞减少症：鲜蘑菇 120 g，猪瘦肉 500 g，炖熟，加葱、姜、盐、料酒等调味品（《食物的药理与疗效》）。

猴头菌《全国中草药汇编》

【异名】小刺猴头，猴菇，猴头菇。

【基原】为齿菌科真菌猴头菌、珊瑚状猴头菌的子实体。

【性味归经】甘，平。归脾、胃经。

【功效】健脾养胃，抗癌解毒，宁心安神。

【用量用法】煎汤，干品 60 g，鲜品 150 g。

【成分】猴头菌含有 17 种氨基酸，包括人体必需的 8 种氨基酸，而且各种必需氨基酸的比例与人体的需要相接近。此外还含有蛋白质、脂质、纤维、葡聚糖及麦角甾醇等。

【药理作用】本品有抗肿瘤作用，可抑制艾氏腹水癌细胞中 DNA 的合成，预防和治疗消化道肿瘤。猴头菇对慢性萎缩性胃炎、胃窦炎、胃溃疡均有很好治疗作用。

【使用注意】对菌类食物过敏者慎用。

应用

用于脾胃虚弱所致的脘腹胀满、不思饮食、胃痛，用于心脾两虚所致的少气懒言、体倦乏力、入睡困难、夜寐不安、纳呆食少，及慢性肝炎、胃癌、食管癌。

❶ 消化不良：猴头菌 150 g，晒干，研磨成粉，每日 2 次，黄酒送服（《食物的药理与疗效》）。

❷ 神经衰弱：猴头菌 150 g，切片后与鸡炖熟，每日 1 次（《全国中草药汇编》）。

❸ 胃癌，食管癌，肝癌：猴头菌 60 g，藤梨根 60 g，白花蛇舌草 60 g，水煎服，每日 2 次，每次 150 mL（《中国药用孢子植物》）。

香菇《随息居饮食谱》

【异名】香蕈，冬菇，菊花菇。

【基原】为白蘑科真菌香菇的子实体。

【性味归经】甘，平。归肝、胃、肾经。

【功效】补气健脾，和胃益肾，抗癌解毒。

【用量用法】煎汤 10 g，鲜品 30 g。

【成分】含有 30 多种酶和 18 种氨基酸，可作为人体酶缺乏症和补充氨基酸的首选食品。香菇中水溶性物质主要是腺嘌呤，香菇的香气新鲜者以松茸醇为主，干香菇香气以酮类成分为主。香菇中还含有干扰素诱生剂，诱导人体产生干扰素。

【药理作用】具有抗癌活性，抑制癌细胞增殖。调节机体免疫功能，抗病毒。还有预防动脉粥样硬化和降压、降糖等作用。

【使用注意】高尿酸血症者慎用。对菌类食物过敏者慎用。

应用

用于脾虚湿盛所致的眼睑及四肢浮肿、脘腹胀满，用于肝肾阴虚所致的腰膝酸软、五心烦热，还可用于食欲不振、大便溏泄。

❶ 蛋白尿：香菇 15 g，鹿衔草、金樱子各 30 g，水煎服，每日 2 次，每次 150 mL（《食物的药理与疗效》）。

❷ 盗汗：香菇 15 g，黄酒少量，炖后调白糖服（《福建药物志》）。

❸ 放化疗后食欲不振：鲜香菇 30 g，粳米 50 g。将香菇切碎和粳米一起文火炖成粥，每日 2 次温服（《中国药膳学》）。

银耳《中国医药学大辞典》

【异名】白木耳，白耳。

【基原】为银耳科银耳的子实体。

【性味归经】甘，平。归肺、胃经。

【功效】养阴生津，润肺养胃。

【用量用法】煎汤 15 g。

【成分】银耳中碳水化合物主要有银耳子实体多糖、银耳孢子多糖、多糖 TP-1、细胞壁多糖、葡萄糖醛酸木糖甘露聚糖、中性多糖、酸性杂多聚糖等。还含有蛋白质、无机盐、维生素 B_1、维生素 B_2、维生素 PP 和胡萝卜素等。

【药理作用】本品有抗肿瘤、抗放射、升高白细胞、促进造血功能等作用。能抑制小鼠 S_{180} 肉瘤生长，对抗放射钴的 γ 射线和环磷酰胺所致骨髓抑制作用。还有降血脂、降血糖、延缓衰老、促进蛋白质和核酸生物合成及膜保护等作用。

【使用注意】风寒咳嗽者不宜食。

应用

用于肺胃阴虚所致的咳嗽、干咳无痰、痰中带血、阴虚口渴等。

❶ 干咳：水发银耳 10 g，雪梨 1 个，冰糖 15 g，雪梨切片，加水适量，与银耳同煮至汤稠，再加入冰糖溶化而成（《中华养生药膳大全》）。

❷ 癌症放化疗后口燥咽干：银耳 15 g，绞股蓝 30 g，党参 15 g，沙参 15 g，

生黄芪 30 g，生薏苡仁 30 g，水煎服，每日 1 剂，每次 150 mL（《杨文华辨治血液病经验荟萃》）。

❸ 阴虚便秘：银耳 30 g，生地黄 15 g，麦冬 15 g，玄参 15 g，枳壳 10 g，陈皮 15 g，水煎服，每日 1 剂，每次 150 mL（《杨文华辨治血液病经验荟萃》）。

木耳《神农本草经》

【异名】黑木耳，木菌，云耳。

【基原】为木耳科真菌木耳、毛木耳及皱木耳的子实体。

【性味归经】甘，平。归肺、胃、大肠经。

【功效】凉血止血，益气补血。

【用量用法】煎汤 10 g，或炖汤。

【成分】木耳含有氨基酸，以赖氨酸、亮氨酸为主。黑木耳中维生素含量很高，如维生素 A、维生素 B_1、维生素 B_2 等，铁和钙含量也很高，此外，还有蛋白质、脂质、糖、纤维素等。

【药理作用】木耳有抗动脉粥样硬化作用，还有抗血小板聚集、降血脂和生血作用。

【使用注意】虚寒溏泻者慎服。

应用

用于气不摄血所致的便血、痔疮出血、血痢、面色少华、体倦乏力、腹痛隐隐；用于气血亏虚所致的反复出血、妇女崩中漏下及高血压、眼底出血、阴道癌、子宫颈癌等。

❶ 脾虚泄泻：木耳 10 g，白糖 30 g，水煎服（《中华养生药膳大全》）。

❷ 痔疮出血：木耳 10 g，柿饼 30 g，水煎服（《长白山植物药志》）。

❸ 贫血：木耳 30 g，红枣 30 枚，煮熟服食，加红糖调味（《家庭食疗手册》）。

❹ 预防脑卒中：黑木耳 10 g，冰糖，炖服，或黑木耳炒豆腐（《食物的药理与疗效》）。

五、果品类

果品类包括水果和干果。其中，富含水分的植物果实为水果，如桃、梨、苹果、西瓜等。外有硬壳而水分含量较少者为干果，如核桃、花生、松子、板栗等。早在《黄帝内经》中就有记载：“五谷为养，五果为助，五畜为益，五菜为充，气味合而服之，以补益精气。”《神农本草经》收载了食用果品类，如葡萄、龙眼等数种。由于丝绸之路的发展，东西贸易交汇，至唐代有很多外来水果引入，在《千金方》中就有记载。水果多质地柔润，富含汁液，多具有补虚、养阴、生津、止渴、除烦等功效。果品类食物有寒热之分，寒性疾病不宜食用寒凉性果品，热性疾病不宜食用温性果品。一些水果、干果中的含糖量较高，因此高血糖患者应慎食。

（一）鲜果类

梨《名医别录》

【异名】快果，果宗，玉乳，蜜父，雪梨，香水梨，青梨。

【基原】为蔷薇科梨科植物白梨、沙梨、秋子梨等的果实。

【性味归经】甘、微酸，凉。归肺、胃经。

【功效】生津，润燥，清热，化痰，解酒。

【用量用法】100~200 g，鲜食，或榨汁饮，或炖食。

【成分】主要富含维生素C、苹果酸、柠檬酸、果糖、蔗糖、葡萄糖等，还含有钾、钠、钙、镁、硒、铁、锰等元素及纤维素、蛋白质、脂肪、碳水化合物等。

【药理作用】梨能降低总胆固醇、低密度脂蛋白。所含糖和多种维生素具有保肝和帮助消化作用，对于肝炎和肝硬化患者是极好的保健食品。梨还可以减轻炎症早期出现的组织损伤，抑制毛细血管通透性亢进，减轻渗出，起到抗炎作用。

【使用注意】脾胃虚寒便溏者忌服，风寒咳嗽者不宜服。

应用

用于热病阴伤或阴虚所致干咳、口渴、便秘，用于热盛阴虚所致的失音、干咳、胸中热结、口渴欲饮、心烦不寐、小便短赤、大便秘结，及烫火伤等。

❶ 失音：生梨捣汁一盏饮，日再服（《食疗本草》）。

❷ 咳嗽：生梨切碎，用蜜熬成雪梨膏，盛瓶中，不拘时用热水或冷开水调服（《食物的药理与疗效》）。

❸ 便秘：鲜果250~500 g，去皮，一次性吃完（《中华养生药膳大全》）。

❹ 解酒：榨取新鲜果汁，连服1~2杯（《中华养生药膳大全》）。

苹果《滇南本草》

【异名】柰子，频婆，平波，天然子，超丸子。

【基原】为蔷薇科苹果属苹果的果实。

【性味归经】甘、酸，凉。归心、脾、胃经。

【功效】补气，健脾，生津，止泻。

【用量用法】鲜食，适量，或捣汁、熬膏食用。

【成分】苹果富含苹果酸、延胡索酸、琥珀酸等。富含锌、钾、碘、纤维素等。

【药理作用】苹果所含的苹果酸、粗纤维和果胶可降低胆固醇，缓解动脉硬化。果胶还能促使人体肠道中的铅、汞、锰等有害元素的排泄。苹果含有多量锌，有助于儿童智力发育，有"智慧之果"和"记忆之果"之称。苹果中的纤维素可以调节人体血糖水平。所含丰富的钾能促进体内钠盐排出，具有降压的作用。

【使用注意】适量服用，过量易致腹胀。

应用

用于脾胃虚弱所致的卒食后饱气腹胀、轻度便溏或大便微干、轻度腹泻和便秘、排便不畅，及饮酒过度等。

❶ 卒食饱气壅不通者：苹果捣汁服（《食疗本草》）。

❷ 高血压：大苹果1~2个，与白菜榨汁，常温服用（《食物的药理与疗效》）。

柿子《滇南本草图说》

【异名】米果，猴枣。

【基原】为柿科柿树属植物柿的果实。

【性味归经】甘、涩，平。柿蒂：涩，平。归肺、脾、胃、大肠经。

【功效】鲜柿：清热润肺，生津止渴，健脾化痰，凉血止血。柿蒂：降逆止呕。柿饼：和胃止血。柿霜：润肺止咳，生津利咽。

【用量用法】鲜吃，或制成柿饼，炖食。

【成分】含有果糖、葡萄糖、蔗糖、维生素A、维生素B、维生素C等。含有丰富的碘，有益于缺碘性甲状腺肿大的治疗。未成熟柿子含鞣质，主要是花白苷、瓜氨酸等。

【药理作用】柿子具有降血压、降血脂和抗氧化的作用，新鲜柿子能促进血液中乙醇的氧化，故能解酒。柿霜具有降血糖作用。柿子浸出液制成无菌水溶液穴位注射可治疗慢性支气管炎。

【使用注意】柿子中单宁酸具有收敛作用，能使大便固结引起便秘。柿子性寒不宜与螃蟹等寒凉食品同食。脾胃虚寒者慎服。

应用

用于肺热阴亏所致的咳嗽、咽干口干、口舌生疮，及便血、咯血等。

❶ 小儿秋痢：粳米煮粥，熟时入干柿末，再煮 120~130 g 食之。奶母亦食之（《食疗本草》）。

❷ 高血压或中风倾向：鲜柿子榨汁，加牛奶或经米汤，调匀送服（《食物的药理与疗效》）。

❸ 热淋涩痛：干柿、灯心等分。水煎日饮（《本草纲目》）。

桃《日用本草》

【异名】桃实。

【基原】为蔷薇科桃属植物桃或山桃的果实。

【性味归经】甘、酸，温。归肺、大肠经。

【功效】果肉：敛肺生津，敛汗活血。桃仁：活血消积，润肠通便。

【用量用法】鲜吃，或制成桃脯、桃汁。

【成分】新鲜果实含有大量水分，含有蛋白质、脂肪、碳水化合物等。果实含有机酸，主要为苹果酸和枸橼酸。糖分中主要有果糖、葡萄糖、蔗糖、木糖等。矿物质中含铁丰富。

【药理作用】桃子含铁很丰富，可用于缺铁性贫血辅助治疗。桃子中有机酸和纤维素可促进胃肠蠕动和消化液分泌，有利于增强食欲和消化食物。桃含钾多钠少，具有一定的利水作用，适合水肿患者食用。

【使用注意】多食容易使人生内热。

应用

用于阴血不足所致的便秘、不思饮食、腹部胀满，及痛经、瘀证等。

❶ 便秘或痛经：新鲜桃子生食（《饮食治疗指南》）。

❷ 虚痨喘咳：鲜桃 3 个，削去外皮，加冰糖 30 g，隔水炖烂后去核（《药用果品》）。

杏子《本草图经》

【异名】杏果。

【基原】为蔷薇科杏属植物杏的果实。

【性味归经】甘、酸，温。归肺、大肠经。

【功效】润肺定喘，生津止渴。

【用量用法】生食，或晒干为脯。

【成分】果实含有枸橼酸、苹果酸、胡萝卜素等，还含有槲皮素、槲皮苷等黄酮类化合物和挥发性成分等。杏是含维生素 B_{17} 最多的果品。未成熟的杏子还有绿原酸类、焦性儿茶酚胺类等。

【药理作用】杏中所含的苦杏仁苷，又称维生素 B_{17} 是极为有效的抗癌物质，对癌细胞具有杀灭作用，杏中含有的胡萝卜素，有阻止肿瘤形成和减少辐射的作用。

【使用注意】阴虚咳嗽、大便溏泄者忌服。

应用

用于风寒袭肺所致的咳嗽、痰稀泡多、喘息气促、恶寒无汗、身体酸痛等。

咳嗽喘息：取鲜杏 50 g，猪肺 250 g（洗净，切碎），加水适量煮汤，将要煮熟时加少许食盐，饮汤食杏（《中华养生药膳大全》）。

无花果《救荒本草》

【异名】品仙果，奶浆果，蜜果。

【基原】为桑科榕属植物无花果的果实。

【性味归经】甘，平。归肺、胃、大肠经。

【功效】健脾，滋养，润肠。

【用量用法】生食鲜果或晒干食。

【成分】果实中钙、磷、铁丰富，还含有大量枸橼酸，少量的延胡索酸及琥珀酸等有机酸，以及类胡萝卜素。

【药理作用】无花果可增强免疫力，具有预防流感作用。未成熟果实的乳汁对肿瘤有抑制作用。此外，还有降压、降脂作用，预防动脉粥样硬化。

【使用注意】不宜空腹食。

应用

用于肺热津亏所致的干咳无痰、声音嘶哑、咽干疼痛、口舌干燥、渴欲饮水、小便短赤、大便秘结等。

❶ 消化不良：无花果鲜果 1~2 个早晚各吃 1 次（《中华养生药膳大全》）。

❷ 咽痛：干无花果 7 个，金银花 15 g。水煎服（《山东中草药手册》）。

❸ 阴虚咳嗽：鲜果 1~2 个，蜜枣 2 个，隔水炖烂吃，每天 1~2 次（《中华养

生药膳大全》)。

❹ 老年性秘结：鲜无花果 1~2 个，每晚睡前吃（《中华养生药膳大全》)。

枇杷果《名医别录》

【异名】金丸，琵琶果。

【基原】为蔷薇科枇杷属植物枇杷的果实。

【性味归经】甘、酸，平。归肺、胃经。

【功效】清肺止咳，生津止渴，和胃降逆。

【用量用法】生食，或煎汤。

【成分】果实含有丰富的胡萝卜素，还含有蔗糖、苹果酸、果胶等。

【药理作用】枇杷三萜化合物包括熊果酸，齐墩果酸为母体的衍生物，经研究发现三萜酸具有抗炎、抗病毒的作用。枇杷果中胡萝卜素对视力有保护作用。

【使用注意】脾虚泄泻者忌服。

应用

用于肺阴不足所致的干咳少痰或无痰、口干、咽痒等。

久咳，干咳：鲜枇杷 100 g，去皮，将果肉与核一同入水煎汤，顿服或分 2 次服，连服 1~3 天（《食品营养与食疗》)。

中华猕猴桃《开宝本草》

【异名】藤梨，木子，猕猴梨，猴仔梨。

【基原】为猕猴桃科猕猴桃属植物猕猴桃的果实。

【性味归经】酸、甘，寒。归脾、胃、肝经。

【功效】清热生津，健脾止泻。

【用量用法】鲜食或榨汁饮。

【成分】果实富含维生素 C，在水果中有“维生素 C 之王”之称。此外，还含猕猴桃碱、中华猕猴桃蛋白酶、游离氨基酸、糖、有机酸、鞣质等。

【药理作用】具有抗肿瘤、抗病毒、抗炎、抗畸变、抗突变的作用。还可以降血脂、降血压、抗心肌缺血。

【使用注意】脾胃虚寒者慎服。

应用

用于热盛津亏所致的消渴，及尿道结石、痔疮等。

❶ 消渴烦热：猕猴桃果 60 g，天花粉 30 g，水煎服（《青岛中草药手册》）。

❷ 消化不良：猕猴桃果、炒山楂各 15 g，煎服（《安徽中草药》）。

❸ 尿道结石：猕猴桃果 15 g，水煎服（《广西本草选编》）。

石榴《滇南本草》

【异名】安石榴。

【基原】为石榴科石榴属植物石榴的果实。

【性味归经】甘、酸，凉。归脾、肾、大肠经。

【功效】清热解毒，润肺止咳。

【用量用法】果实生食，或制成饮料。石榴皮多水煎服。

【成分】石榴果实含糖、蛋白质、脂肪、维生素 C、钙、磷、钾外，还有苹果酸、枸橼酸、鞣质等。尤其维生素 C 丰富，是苹果和梨的 2 倍。

【药理作用】石榴汁和石榴籽提取物的抗氧化能力是红酒和绿茶的 2~3 倍，具有抗自由基、抗微生物、抗癌、抗辐射、改善代谢综合征等作用。

【使用注意】实热积滞者忌服。

应用

用于久泻久痢，及脾胃虚弱所致的大便溏泄、便中带血、反复发作不愈者。

❶ 久泻久痢，大便出血：轻者吃石榴 2 个，重者取石榴皮煎浓汁服用（《食物的药理与疗效》）。

❷ 崩漏带下：石榴皮 90 g，水煎加蜂蜜调服（《家庭食疗手册》）。

青梅《宝庆本草折衷》

【异名】梅实，梅子。

【基原】为蔷薇科李属植物梅的未成熟果实。

【性味归经】酸，平。归肺、胃、大肠经。

【功效】生津利咽，涩肠止泻。

【用量用法】内服：水煎或噙咽津液。外用：浸酒擦，或熬膏点眼。

【成分】果实含柠檬酸、苹果酸、琥珀酸、碳水化合物、谷甾醇、蜡样物质及齐墩果酸样物质。

【药理作用】具有抑菌、抗自由基、抗肿瘤、解毒、驱虫、抗疲劳、抗过敏作用。

【使用注意】胃痛吞酸者忌食。

应用

用于胃肠湿滞所致的腹痛腹胀、恶心呕吐、大便次数多、溏泄，及胃肠炎。

胃肠炎：鲜梅适量，去核，捣烂取汁，文火煎成胶状。(《食物的药理与疗效》)。

橘《神农本草经》

【异名】黄橘。

【基原】为芸香科柑橘属植物橘及其栽培变种的成熟果实。

【性味归经】甘、酸，平。归肺、胃经。

【功效】生津润肺，开胃理气。

【用量用法】剥皮生食或绞汁取液饮。

【成分】含有丰富的维生素C、有机酸、胡萝卜素、橙皮苷等。

【药理作用】果实可降低胆固醇，延缓血管粥样硬化，降低毛细血管脆性和通透性，促进胃肠蠕动，有利于痰液排出。

【使用注意】风寒咳嗽不宜食用。

应用

用于痰气交阻所致的胸闷、咳嗽、憋气、呕逆食少、胸胁胀满、头目昏眩等。

胸闷不适，咳嗽痰多：取鲜柑橘2000 g，去皮核绞汁，在火上煎熬至浓稠状，加入1000 g蜂蜜搅匀，煎至膏状，冷却装瓶。每次20 mL，每日2次，连服数日（《食品的营养与食疗》)。

柚《本草经集注》

【异名】柚子。

【基原】为芸香科柑橘属植物柚的果实。

【性味归经】甘、酸，寒。入肺、脾、胃经。

【功效】健脾，止咳，解酒。

【用量用法】剥皮生食。

【成分】含有丰富的糖类、柚皮苷、挥发油、微量元素、维生素等，其中以维生素C的含量最多。

【药理作用】具有预防肿瘤、抗凝血、保肝、抗炎、降糖等药理作用。

【使用注意】胃酸过多者忌食。

应用

用于脾胃虚弱所致的胃脘胀满、不思饮食、呃逆泛酸、体倦乏力、大便少而黏、消化不良等。

❶ 饮食停滞：柚 1 个，将柚皮洗净削去外表皮层，切成条状，用白糖淹浸 1 周，每次 15 g，每日 2~3 次（《食品的营养与食疗》）。

❷ 痰气咳嗽：柚子果肉 90 g，米酒 15 g，蜜糖 30 g，隔水炖烂服，每天 1 次（《中华养生药膳大全》）。

柠檬《岭南采药录》

【异名】黎檬。

【基原】为芸香科柑橘属植物黎檬或柠檬的果实。

【性味归经】甘、酸，平。归胃、肝经。

【功效】生津健脾，化痰止咳。

【用量用法】绞汁饮或泡水服用。

【成分】柠檬果含维生素 B_1、维生素 B_2、维生素 B_3、维生素 C、糖类、钙、磷、铁等。还有多种黄酮类、有机酸、香豆精类与挥发油等。果皮含橙皮、β-谷甾醇、γ-谷甾醇。

【药理作用】柠檬汁能促进胃分泌消化酶，增加胃肠蠕动。枸橼酸可防止和消除皮肤色素沉着，有“美容水果”之称。还有改善循环、预防高血压和冠心病的作用。

【使用注意】胃酸过多者或胃、十二指肠溃疡者忌食。

应用

用于脾胃虚弱所致的脘腹气滞痞胀、嗳气少食、大便少及消化不良。

❶ 劳累过度，体倦乏力：柠檬果核 3 g，研成粉，米酒 30 g 送服（《中华养生药膳大全》）。

❷ 雀斑，黄褐斑：柠檬 4 个去皮切片，苹果 1 个去心切片，用米酒 1 瓶浸 3 个月以上，饮用（《台湾青草药》）。

葡萄《神农本草经》

【异名】蒲桃，山葫芦，草龙珠，菩提子。

【基原】为葡萄科葡萄属植物葡萄的果实。

【性味归经】甘、酸，平。归肺、脾、肾经。

【功效】补气血，强筋骨，利小便。

【用量用法】鲜食，或加工成葡萄干、葡萄汁、葡萄酱、葡萄脯、葡萄罐头、葡萄酒等。

【成分】主要富含糖分，主要是葡萄糖、果糖和少量蔗糖等，还含酒石酸、草酸、柠檬酸、苹果酸及蛋白质、矿物质等。

【药理作用】葡萄对中枢神经有补益和兴奋作用，所含黄酮类化合物能降低血小板凝聚能力。含钾丰富，可以作为低钾血症的辅助饮食。

【使用注意】阴虚内热、慢性腹泻者忌服。

应用

用于湿热下注所致的热淋证、少腹拘挛、小便涩少、痧痛沥血、烦渴、面红、肢体浮肿等。

❶ 热淋：葡萄汁、藕汁、生地黄汁、蜂蜜等分，和匀，煎为稀汤，每于食前服（《太平圣惠方》）。

❷ 面部、肢体浮肿：葡萄 30 g，茯苓 10 g，薏苡仁 20 g，与大米 60 g 煮粥，每日分 2 次服（《食品的营养与食疗》）。

樱桃《吴普本草》

【异名】莺桃，含桃，朱桃，樱珠，朱果。

【基原】为蔷薇科樱属植物樱桃的果实。

【性味归经】甘，温。归脾经。

【功效】补益中气，健脾祛湿。

【用量用法】生食或浸酒。

【成分】含铁量居水果之首。还含有大量维生素 A、蛋白质、糖、磷、胡萝卜素及维生素 C 等。

【药理作用】有抗炎镇痛作用，可缓解关节疼痛。此外，还有降血脂、调节睡眠、降低血糖、延缓衰老等作用。

【使用注意】樱桃性温热，热性病及虚热咳嗽者忌食。高钾血症者忌食。

应用

用于风湿所致的关节疼痛、屈伸不利，用于脾虚湿滞所致的体倦乏力、腹胀纳呆、大便溏泄。

风湿关节疼痛：鲜樱桃 1000 g，独活 50 g，威灵仙 30 g，共泡入酒中，1 个月后食用，每次 10 枚，每日 2 次（《食品的营养与食疗》）。

香蕉《本草纲目拾遗》

【异名】甘蕉，蕉子，蕉果。

【基原】为芭蕉科芭蕉属植物香蕉和大蕉的果实。

【性味归经】甘，寒。归肺、大肠经。

【功效】清热生津，润肺滑肠。

【用量用法】剥皮生食或炖熟。

【成分】蕉果果实含己糖、糖醛酸、多巴胺、去甲肾上腺素、蛋白质、枸橼酸等。富含钾盐。

【药理作用】香蕉能降低胃溃疡指数和过氧化脂质水平。其富含 5- 羟色胺能使人安宁、愉快。香蕉还能抑制血压增高，预防心血管疾病和延缓衰老。

【使用注意】香蕉性寒，胃溃疡和胃酸过多者忌食。香蕉含糖量高，糖尿病病人应慎食。

应用

用于温热所致的便秘、痔疮便血、面红目赤、心烦口渴、夜寐不安、小便短赤等。

❶ 便秘：香蕉鲜果 2 只，每天清晨及睡前各吃 1 个（《中华养生药膳大全》）。

❷ 痔疮便血：香蕉 1~2 只，不去皮，炖熟，连皮食之（《岭南采药录》）。

草莓《台湾药用植物志》

【异名】荷兰草莓，大草莓，士多啤梨。

【基原】为蔷薇科草莓属植物草莓的果实。

【性味归经】甘、酸，凉。归肺、脾经。

【功效】润肺，生津，健脾，解酒。

【用量用法】鲜食，适量。

【成分】含有蛋白质、多种糖类、膳食纤维、柠檬酸、苹果酸、果胶、胡萝卜素等，富含维生素 C 以及丰富的矿物质如钙、磷、铁、锰、钾等。

【药理作用】草莓中的维生素 C 能软化血管，改善血液循环。草莓中的草莓胺有抑制恶性肿瘤再生的作用。草莓所含的有机酸和果胶类物质可以分解食物中的脂肪，增加食欲，促进机体消化液的分泌，并能促进胃肠蠕动，改善排泄功能。草莓胺和鞣花酸对防治白血病、再生障碍性贫血等具有很好的效果。

【使用注意】大便溏泄者慎食。

应用

用于肺胃阴虚所致的干咳日久不愈、咽喉不利、口舌干燥、渴欲饮水、小便少、大便干等。

❶ 解酒：新鲜草莓 90~150 g，洗净 1 次吃完（《中华养生药膳大全》）。

❷ 干咳日久不愈：新鲜草莓 60 g，冰糖 30 g，隔水炖烂服，分 3 次服（《中华养生药膳大全》）。

菠萝《岭南杂记》

【异名】番梨，露兜子，凤梨。

【基原】为凤梨科凤梨属植物菠萝的果实。

【性味归经】甘、微酸，平。归胃、肾经。

【功效】益胃消食，健脾止泻，止渴解烦，醒酒消肿。

【用量用法】生食或绞汁服。

【成分】果实含挥发油、多种有机酸、糖类、氨基酸、维生素及菠萝蛋白酶。微量元素中含锰丰富。

【药理作用】具有抗水肿、抗炎、抗血栓、免疫调节和抗肿瘤等作用，与菠萝中所含蛋白水解酶有关。

【使用注意】皮肤有湿疹或疮疖者忌服。

应用

用于气阴两伤所致的口渴欲饮，胃内积滞，消化不良，体倦乏力，甚至发热等。

❶ 胃内积滞，消化不良：新鲜菠萝 250 g，生吃，每日 2 次（《食品的营养与食疗》）。

❷ 高血压眩晕：果肉 250 g，切成片，鸡肉 60 g，加胡椒粉、食油、盐适量，炒熟食用（《中华养生药膳大全》）。

椰子《海药本草》

【异名】越王头，椰栗，胥耶。

【基原】为棕榈科椰子属植物椰子的种子。

【性味归经】椰肉：甘，平。椰汁：甘，凉。归心、脾经。

【功效】椰肉：益气健脾，杀虫，消疳。椰汁：生津，利尿止血。

【用量用法】椰肉生食或晒干成脯，椰汁常温饮用。

【成分】椰子含游离脂肪酸、洋油酸、棕榈酸、羊脂酸、羊蜡酸、油酸、月桂酸等。还含有醇类、碳水化合物、蛋白质、维生素等。

【药理作用】椰汁中钾与镁同细胞内液相似，可治疗胃肠炎脱水。新鲜椰汁对脂质过氧化有抑制作用，对羟基自由基有清除作用。

【使用注意】脾胃虚寒者不宜多食。

应用

用于热盛津伤所致的发热、口渴、心烦等。

伤暑：新鲜椰子浆，适量，随时饮服（《食物的药理与疗效》）。

橄榄《日华子本草》

【异名】青榄，青果，黄榄。

【基原】为橄榄科橄榄属植物橄榄的果实。

【性味归经】甘、酸、涩，平。归肺、胃经。

【功效】清热，利咽，醒酒。

【用量用法】6~15 g，水煎服，鲜品尤佳。或每日嚼食 5~10 枚鲜青果。或制成橄榄果脯。

【成分】含碳水化合物、钙、钾、磷、铁、维生素 C、挥发油、香树脂醇、以及少量蛋白质、脂肪等。

【药理作用】能降低胆固醇，降低转氨酶，促进肝细胞损伤恢复。另外，还有抗乙肝病毒、抗炎、镇痛、抗菌、保护胃肠道黏膜等作用。

【使用注意】脾胃虚寒及大便秘结者慎服。

应用

用于热毒炽盛所致的咽痛及外感风热所致的喉痛、喉间红肿、声音嘶哑等。

❶ 咽喉肿痛：鲜青果去核，取果肉含服，每次 1 个，每天数次（《中华养生药膳大全》）。

❷ 解酒：鲜果肉 5~10 个，去核取果肉捣烂，加白糖 50 g，水煎取汁，1 次服完（《中华养生药膳大全》）。

❸ 解鱼鳖诸毒：橄榄捣汁或煎浓汁饮服（《随息居饮食谱》）。

甘蔗《名医别录》

【异名】干蔗，糖梗，薯蔗。

【基原】为禾本科甘蔗属植物甘蔗的茎秆。

【性味归经】甘，平。归肺、脾、胃经。

【功效】健脾生津，利尿解酒。

【用量用法】榨汁饮。

【成分】蔗汁富含水分，此外还有天冬酰胺、天冬氨酸等多种氨基酸和甲基延胡索酸、延胡索酸等有机酸。蔗糖、果糖和葡萄糖也很丰富。

【药理作用】能增强巨噬细胞的吞噬功能，具有抗菌、抗氧化作用。

【使用注意】脾胃虚寒者忌服。

应用

用于肺胃津亏所致的发热，口渴，口干，小便短赤、涩痛，及伤暑等。

❶ 暑热烦渴：鲜品，取汁，与西瓜汁混合服（《食物的药理与疗效》）。

❷ 热淋：甘蔗 500 g，鲜车前草 30 g，水煎代茶（《中华养生药膳大全》）。

桂圆《开宝本草》

【异名】龙眼，元肉。

【基原】无患子科龙眼属植物桂圆的果实。

【性味归经】甘，温。归心、脾经。

【功效】补益心脾，养血安神。

【用量用法】水煎服，10~15 g，补虚可用至 30~60 g，或浸酒，熬膏。

【成分】桂圆中有抑制 B 型单胺氧化酶活性的物质，具有抗衰老作用。

【药理作用】具有抗衰老作用。能提高免疫器官重量，增强巨噬细胞的吞噬功能，促进 IgM 合成。此外，还具有抗菌、抗氧化作用。

【使用注意】外感表证初起或肺热壅盛，痰黄黏者忌服。

应用

用于禀赋不足、后天失养、病久体虚、积劳内伤、久虚不复，用于脾胃虚弱所致的心悸怔忡、失眠健忘、体倦自汗、大便溏泄，及虚劳等。

❶ 心悸，失眠：桂圆肉 15 g，酸枣仁 6 g，水煎服，每天 1 次（《中华养生药膳大全》）。

❷ 产后浮肿，气虚水肿，脾虚泄泻：龙眼干、生姜、大枣，煎汤服（《泉州本草》）。

❸ 贫血、头发早白：桂圆肉 250 g，浸泡于 1500 g 白酒中，经 1 个月后开封饮用（《万病回春》）。

荔枝《食疗本草》

【异名】离支，丹荔。

【基原】为无患子科荔枝属植物荔枝的假种皮或果实。

【性味归经】甘，平。归肝、脾经。

【功效】益气养血。

【用量用法】鲜品生食，或浸酒。

【成分】果肉含葡萄糖、蔗糖、蛋白质、脂肪、维生素、维生素 B_9、枸橼酸、苹果酸等，尚含多量游离的精氨酸和色氨酸。

【药理作用】具有抗氧化、降血糖作用，过食荔枝还会引起低血糖。

【使用注意】不宜过食。皮肤有疮疡及胃热口苦、阴虚火旺者慎服。

应用

用于脾肾亏虚所致的脘腹胀满、泄泻、不思饮食、呃逆不止、大便溏泄，甚则五更泄泻、形寒肢冷等。

❶ 呃逆不止：荔枝 7 个，连皮核烧存性，为末，白汤调下（《医方摘要》）。

❷ 脾虚久泻：荔枝干 30~60 g，去皮后加大枣 5 枚，水煎服（《中华养生药膳大全》）。

❸ 妇女体弱，白带过多：荔枝干 20 个，莲子 60 g，放碗中加水，蒸熟食用（《中华养生药膳大典》）。

芒果《岭南采药录》

【异名】庵罗果，香盖，望果。

【基原】为漆树科杧果属植物芒果的果实。

【性味归经】甘、酸，平。归肺、脾经。

【功效】健脾益胃，生津止咳。

【用量用法】鲜食品，或制成芒果干。芒果叶水煎外洗。

【成分】果实中含糖分很高，还含有蛋白质、粗纤维、灰分、维生素等。芒果干含酒石酸、柠檬酸、草酸、葡萄糖等。

【药理作用】芒果具有抗氧化作用，具有较高的抑制脂质过氧化能力和清除自由基能力，此外还有止咳平喘、祛痰、免疫、抗炎镇痛、保肝利胆等作用。

【使用注意】过敏体质者不宜食用，肾炎患者忌服。

应用

用于肺阴不足所致的音哑，咳嗽痰多，气喘等。

❶ 咳嗽，痰多，气喘：鲜芒果，果肉、果皮一起食，每次吃 1 个，每日 3 次（《中华养生药膳大全》）。

❷ 湿疹：鲜芒果叶 30 g，水煎，洗患处（《中华养生药膳大全》）。

甜瓜《开宝本草》

【异名】梨瓜，甘瓜，果瓜，香瓜。

【基原】为葫芦科香瓜属植物甜瓜的果实。

【性味归经】甘，寒。归心、胃经。

【功效】清热，润肺，利尿。

【用量用法】生食鲜果。

【成分】含有蛋白质、脂肪、碳水化合物、胡萝卜素、维生素、果胶、酶类，以及钙、磷、铁、钾等无机元素。

【药理作用】含丰富的酶类，有助于肾功能不全者的营养吸收和毒素代谢。

【使用注意】脾胃虚寒、大便溏泄者忌服。

应用

用于津亏肠燥所致的大便干结，不思饮食，腹部胀满等。

便秘：鲜瓜 500 g（不去子，带瓤），每天早晚各服 1 次（《中华养生药膳大全》）。

西瓜《日用本草》

【异名】寒瓜，天生白虎汤，夏瓜，水瓜。

【基原】为葫芦科西瓜属植物西瓜的果实。

【性味归经】甘，寒。归肺、心、胃、膀胱经。

【功效】解暑除烦，生津止渴，利尿解酒。

【用量用法】鲜食，适量。

【成分】含有大量水分，以及多种氨基酸、乙二醇、甜菜碱、腺嘌呤、果糖、葡萄糖、蔗糖、盐类、维生素等。

【药理作用】具有抗氧化，清除自由基，预防肿瘤和心脑血管疾病等作用。

【使用注意】脾胃虚寒、湿盛便溏者慎用。

应用

用于外感风热，或暑热直中阳明所致的神情昏冒、口干口渴、面红目赤、口舌生疮、小便短赤等。

伤暑口渴：大西瓜1个，剖开，挖瓤，取汁约500 mL（《百病食疗大全》）。

（二）干果类

落花生《滇南本草图说》

【异名】花生，落花参，番豆，长生果，落地松，地果，地豆。

【基原】为豆科落花生属植物落花生的成熟种子。

【性味归经】甘，平。归脾、肺经。

【功效】养血补脾，润肺化痰，止血增乳，润肠通便。

【用量用法】煎汤，30~100 g；生研冲汤，每次10~15 g；炒熟或煮熟食，30~60 g。

【成分】含有蛋白质、脂肪、糖类。尤其含有丰富的脂肪油，油中含有多种脂肪酸甘油酯，其中不饱和脂肪酸达80%以上。

【药理作用】具有大脑必需的营养物质，能延缓大脑衰老。可增加冠状动脉流量以及抗氧化，抗血小板减少。

【使用注意】寒湿停滞及腹泻者忌服，炒制多食则动火。霉花生致癌，不可服。

应用

用于寒邪客肺，肺失宣肃所致的咳嗽气促、痰多白稀、胸闷憋气，及特发性血小板减少症、鼻衄、舌衄、崩漏、便血等。

❶ 咳嗽：花生仁30 g，粳米100 g，将两者共煮粥（《中华养生药膳大全》）。

❷ 特发性血小板减少症：生花生衣90 g，水煎，每日分3次服完，连服1周。若血小板计数仍低，可继续服用（《杨文华辨治血液病经验荟萃》）。

胡桃仁《本草纲目》

【异名】羌桃，黑桃，胡桃穰，胡桃肉，核桃仁，万岁子。

【基原】为胡桃科核桃属植物核桃的种仁。

【性味归经】甘、涩，温。归肾、肺经。

【功效】补肾固精，温肺定喘，润肠通便。

【用量用法】内服煎汤 9~15 g；单味嚼服 10~30 g；或归丸、散。

【成分】含油量很高，主要成分是不饱和脂肪酸中的亚油酸，以及亚麻酸和油酸甘油酯。还含有糖类、多种游离的必需氨基酸及微量元素等。

【药理作用】具有降血脂、抗脂质过氧化、减轻脂肪肝、抗衰老、抗诱变等作用。

【使用注意】痰湿或素有内热者忌服。不可与浓茶同服。

应用

用于肺肾亏虚所致的腰痛、腰膝酸软、形寒肢冷、咳喘、耳鸣、阳痿、遗精。

❶ 阳痿，遗精：核桃肉 100~150 g，蚕蛹 50 g（略炒），两者放于盅中，隔水炖熟（《饮食疗法》）。

❷ 咳喘：核桃肉 30 g，粳米 100 g。将胡桃肉研磨水搅滤汁，以米煮粥，米熟后将胡桃肉汁加入再煮，宜空腹食（《海上方》）。

❸ 肠燥便秘：胡桃肉 4~5 枚，于睡前拌少许蜜糖服食（《中药学》）。

栗子《备急千金要方》

【异名】板栗，栗果，大栗，毛板栗。

【基原】为壳斗科栗属植物板栗的种仁。

【性味归经】甘，温。归脾、胃、肾经。

【功效】养胃健脾，补肾强筋，活血止血。

【用量用法】炒熟食或煮食，适量；或炒存性研末服。

【成分】栗子含有不饱和脂肪酸和多种维生素，以及淀粉、多糖、蛋白质、氨基酸、黄酮苷类化合物、微量元素、挥发油等。

【药理作用】对肾虚有良好效果，故称“肾之果”，此外还有止泻、抗凝血、升高血细胞作用。

【使用注意】便秘者忌服。

应用

用于脾肾亏虚所致的泄泻、腹胀腹泻、大便溏泄、纳呆食少。

❶ 脾虚腹泻：栗子 50 g，茯苓 20 g，大枣 10 枚，大米 60 g，共煮粥，加白糖适量食用（《中国药膳学》）。

❷ 肾虚尿频：栗子 30g，置火中煨熟，每天早晚各 1 次（《中华养生药膳大全》）。

海松子《开宝本草》

【异名】松子，松子仁，新罗松子。

【基原】为松科松属植物红松的种子。

【性味归经】甘，温。归肝、肺、大肠经。

【功效】润肺，润燥，养血，祛风。

【用量用法】炒香熟食；或归丸、膏中。

【成分】松子含脂肪油，主要为油酸酯、亚油酸脂。另尚含掌叶防已碱、蛋白质、止权酸、挥发油等。

【药理作用】有降低胆固醇、甘油三酯，软化血管及延缓衰老，润肠通便的作用。

【使用注意】便溏、滑精、痰湿体质者忌服。

应用

用于肾精不足所致的健忘、头晕、便秘，及风痹等。

❶ 健忘：松子 1 kg 取仁，甘菊花 500 g 为末。上以松子和捣千杵，蜜丸 9 g，每次 2 丸，日可 3 服（《太平圣惠方》）。

❷ 老人虚秘：松子仁 50 g，粳米 50 g，蜂蜜适量。松子仁研碎，同粳米煮粥，粥熟后加入适量蜂蜜（《士材三书》）。

菱《名医别录》

【异名】水栗，菱角，水菱。

【基原】菱科菱属一年生浮水水生草本植物的果实。

【性味归经】甘、涩，凉。归脾、胃经。

【功效】健脾益胃止泻。

【用量用法】煮熟用或生食。

【成分】菱的果肉中含 4，6，8（14），22- 麦角甾四甾四烯 -3- 酮（22- 二氢 -4- 豆甾烯 -3，6- 二酮、β - 谷甾醇）。另含丰富的淀粉、葡萄糖、蛋白质等。

【药理作用】具有抗癌作用，对食道癌、宫颈癌、乳腺癌有一定疗效。

【使用注意】脾胃虚寒者慎服。

应用

用于肺胃阴伤所致的胃痛、口苦、口干、呃逆、腹胀、大便泄泻，及消化性溃疡、痢疾等。

❶ 食管癌：菱实、紫藤、诃子、薏苡仁各 9 g。煎汤服（《食物中药与便方》）。

❷ 消化性溃疡：菱角 60 g，薏苡仁 30 g，水煎代茶饮（《常见抗癌中草药》）。

南瓜子《本草纲目》

【异名】南瓜仁，白瓜子，金瓜米，窝瓜子，倭瓜子。

【基原】为葫芦科南瓜属植物南瓜的种子。

【性味归经】甘，平。归大肠经。

【功效】杀虫，下乳，消肿。

【用量用法】炒熟食，或研末。

【成分】主要含有脂肪酸，包括亚油酸、油酸、棕榈酸及硬脂酸，还有亚麻酸、肉豆蔻酸。另还含类脂成分，内有甘油三酯、二酰甘油、单酰甘油、甾醇、甾醇酯以及磷脂酰胆碱、磷脂酰乙醇胺、磷脂酰丝氨酸、脑苷脂等。

【药理作用】对绦虫、蛔虫、钩虫、日本血吸虫有驱虫作用。

【使用注意】多食易腹胀。

应用

用于脾胃虚弱、湿热虫毒所致的绕脐痛、形体消瘦、纳呆食少、腹部胀满，大便秘结及蛔虫病。

❶ 绦虫病：南瓜子、石榴根皮各 30 g。水煎，分 3 次服，连服 2 天（《四川中药志》）。

❷ 小儿蛔虫：南瓜子 30 g，韭菜叶 30 g，竹沥 60 g。开水冲服（《湖南药物志》）。

❸ 钩虫病：南瓜子榨油，每次 1 茶匙，内服 4 天后服泻下剂（《泉州本草》）。

六、禽肉类

凡人工饲养或野生禽类食物，属禽肉类。常食用的禽类有鸡、鸭、鹅、雀、火鸡等。禽肉蛋白质含量较高，氨基酸组成接近人体需要，尤其富含赖氨酸。禽类肉质细嫩，加工烹调后味道较畜类肉鲜美，对体质虚弱的老人及心血管疾病患者和儿童尤为适宜。

鸡肉《神农本草经》

【异名】丹雄鸡，烛夜。

【基原】为雉科雉属动物家鸡的肉。

【性味归经】甘，温。归脾、胃经。

【功效】温中益气，补精填髓。

【用量用法】煮食或炖汁，适量。

【成分】鸡肉富含蛋白质，含有不饱和脂肪酸，是动物脂肪之冠，此外，还有多种氨基酸以及钙、磷、铁、维生素 B_1、维生素 B_2、维生素 B_3。

【药理作用】鸡肉是高蛋白低脂肪食物，滋补孕妇、老、弱者。

【使用注意】实热证、邪毒未清者慎用。

应用

用于产后虚羸、脾肾亏虚所致的虚劳，或产后虚羸所致的面色无华、体倦乏力、脾虚滑痢、骨节酸痛等。

虚弱，产后虚羸：鸡肉 250 g，黄芪 30 g，当归 20 g。将鸡肉切块，与黄芪、当归放入砂锅，加水一起文火炖熟，加适量调料，每周 3 次（《中华养生药膳大全》）。

鸡肝《名医别录》

【基原】为雉科雉属动物家鸡的肝脏。

【性味归经】甘，微温。归肝、肾经。

【功效】补肝益肾，明目消疳。

【用量用法】煎汤，适量。或入丸、散。

【成分】鸡肝可用于提取超氧化物歧化酶（SOD），鸡雏肝中含有铜锌氧化物歧化酶（Cu、Zn-SOD），而在鸡肝的线粒体中含有锰超氧化物歧化酶（Mn-SOD）。此外，鸡肝富含蛋白质、脂肪、碳水化合物、灰分、维生素、微量元素等。

【药理作用】含有蛋白质，对生长、发育、生殖和内分泌均有一定作用。还有铁，可以作为贫血患者辅助食物。

【使用注意】高脂血症患者慎用。

应用

用于肝肾不足所致老人肝脏风虚、眼暗、至晚不能视物、目生翳障、睡中遗尿等。

夜盲症，眼干症：谷精草 15 g，夜明砂 10 g，鸡肝 1 副，将鸡肝去污膜，洗净，同谷精草、夜明砂加少量开水，隔水蒸熟（《中华养生药膳大全》）。

乌骨鸡《本草纲目》

【异名】乌鸡，药鸡，武山鸡，黑脚鸡，绒毛鸡等。

【基原】为雉科雉属动物乌骨鸡去羽毛及内脏的全体。

【性味归经】甘，平。归肝、肾、肺经。

【功效】补肝益肾，补气养血，退虚热。

【用量用法】煮食，或入丸。

【成分】富含丰富的蛋白质，以及脂肪、钙、磷、铁、维生素等。

【药理作用】乌骨鸡具有很好的保肝作用。血清总蛋白既是构成机体组织和修补组织的原料。还有促肾上腺皮质激素样物质，以及抑制过敏性水肿作用。

【使用注意】外感初期或邪毒未清者忌食。

应用

用于月经不调、淋漓不尽、腰痛、下元虚惫、大便滑泄等。

❶ 月经不调，下元虚惫：雄乌骨鸡 500 g（洗净，切作块），陈皮 3 g（去白），良姜 3 g，胡椒 6 g，草果 2 个。以葱、醋、酱相合，令煮熟，空腹食，每天 2 次（《饮膳正要》）。

❷ 脾虚滑泄：母乌骨鸡 1 只，治净。用豆蔻 30 g，草果 2 枚，掺入鸡腹内，扎定煮熟，空腹食之，每天 2 次（《本草纲目》）。

原鸡《中国动物药志》

【异名】山鸡。

【基原】为雉科原鸡属动物原鸡的肉。

【性味归经】甘，温。归脾、胃经。

【功效】补益肝肾，强筋壮骨。

【用量用法】煮食或酒炒。

【成分】富含蛋白质、肽类、氨基酸、胆甾醇、不饱和脂肪酸等，以及多种维生素，钙、磷、铁、镁等元素。

【药理作用】原鸡富含丰富蛋白质，宜滋补老弱及孕妇。

【使用注意】实热证或邪毒未清者忌用。

应用

用于肝肾阴虚所致的脖颈肿大，按之柔软，口干渴，食欲不振，神疲乏力，头晕耳鸣，腰膝酸软，夜尿多，及甲状腺功能亢进。

甲状腺功能亢进：原鸡1只，柚子1个，生姜、葱、盐、料酒、味精适量。将柚子去皮留肉，鸡杀后去毛、内脏，把柚子肉放入鸡腹中，放盆中加入葱姜、料酒、食盐、味精和适量的水，将盆放入锅中，锅中加水，炖熟即可（《中华养生药膳大全》）。

雀《名医别录》

【异名】家雀，宾雀，麻雀。

【基原】为文鸟科麻雀属动物麻雀的肉或全体。

【性味归经】甘、咸，温。归肺、肾、膀胱经。

【功效】壮阳益精，调经固带。

【用量用法】煨，蒸；或熬膏；或浸酒；可煅存性入丸、散。

【成分】含有蛋白质、脂肪、胆固醇、碳水化合物、钙、锌、磷、铁等多种营养成分，还含有维生素 B_1、维生素 B_2。

【药理作用】雀富含丰富蛋白质，适于体阳虚者，可提高淋巴细胞免疫作用，促进肾上腺皮质激素分泌。

【使用注意】阴虚火旺者及孕妇忌服。

应用

用于阳气虚衰所致腰痛、形寒肢冷、不思饮食，男性可有阳痿、早泄、遗精等，女性可有月经稀少、白带清稀量多等。

阳痿：麻雀10只，去羽毛和内脏，焙干，用50°以上的米酒浸泡1个月，每次服15~30 g（《中华养生药膳大全》）。

鸭肉《名医别录》

【异名】鹜肉。

【基原】为鸭科鸭属动物家鸭的肉。

【性味归经】甘、微咸，凉。归肺、脾、肾经。

【功效】滋阴养胃，利水消肿。

【用量用法】烤或煨烂熟。

【成分】含有蛋白质、脂肪、碳水化合物、灰分、钙、磷、铁，还含有维生素 B_1、维生素 B_2、维生素 B_3 等。

【药理作用】鸭肉富含蛋白质及不饱和脂肪酸，对老年人及心血管疾病患者有益，具有软化血管、延缓衰老作用。

【使用注意】外感未清、脾胃阳虚、腹泻者忌食。

应用

用于肺肾不足所致的面部或下肢水肿、食少纳呆、腹部胀满、小便涩少等。

慢性肾炎，水肿：鸭汤 1000 g，粳米 50 g。先把粳米淘净，再把粳米、鸭汤（撇去浮油）放入锅内，用武火烧沸后，转用文火煮至熟即成。每日 2 次，早晚食用（《本草纲目》）。

鹅肉《名医别录》

【异名】家雁，舒雁。

【基原】为鸭科雁属动物家鹅的肉。

【性味归经】甘，平。归脾、肝、肺经。

【功效】益气补虚，和胃生津。

【用量用法】煮食，食肉或汤汁。

【成分】含蛋白质、脂肪、钙、铁、磷、锰，以及维生素等。

【药理作用】可以升高白细胞，提高淋巴细胞免疫力，对肿瘤有抑制作用。

【使用注意】湿热内蕴，皮肤疮毒者忌食。

应用

用于气阴两虚所致的消瘦乏力、食少、口干思饮、体倦乏力、气短、纳少、腰膝酸痛等。

食欲不振：鹅肉 250 g，瘦猪肉 500 g，怀山药 30 g，北沙参 15 g，玉竹 15 g，共煮，食用（《补药和补品》）。

鹌鹑《食经》

【异名】鹑鸟，宛鹑，亦喉鹑，红面鹌鹑。

【基原】为雉科鹌鹑属动物鹌鹑的肉或去羽毛及内脏的全体。

【性味归经】甘，平。入大肠、心、肝、脾、肺、肾经。

【功效】补益中气，祛湿通痹，厚肠止泻。

【用量用法】煮食，炒、炸等食用。

【成分】含蛋白质、脂肪及多种维生素、微量元素。

【药理作用】可调节免疫，对风湿、类风湿性关节炎有辅助治疗作用，还具有健脑的作用。

【使用注意】老年人不宜多食。

应用

用于中气亏虚所致的胃脘胀痛、不思饮食、大便日久溏泄等。

❶食欲不振：鹌鹑1只，山药20 g，党参20 g，加少量油盐，清水文火炖30分钟至肉烂食用（《中华养生药膳大全》）。

❷腹泻，痢疾：鹌鹑1只，赤小豆50 g，生姜3片，鹌鹑去毛及内脏，切块，与赤小豆、生姜放入锅中，加清水适量，文火炖至肉熟豆烂，去除生姜，每日服1次（《药粥治病养生777方》）。

鸽《嘉祐本草》

【异名】鹁鸽，飞奴。

【基原】为鸠鸽科鸽属动物家鸽的肉。

【性味归经】咸，平。归肺、肝、肾经。

【功效】补肾益气，解毒祛风，调经止痛。

【用量用法】煮食，适量。

【成分】含丰富的蛋白质、脂肪、灰分等。

【药理作用】提高免疫功能，能显著延长耐缺氧时间，有抗疲劳的作用。

【使用注意】湿热内蕴或阴虚火旺者慎服。

应用

用于脾肾阳虚所致的胃痛隐隐、喜温喜揉、腹胀纳呆、四肢逆冷、畏寒乏力、小便频数、大便溏泄等。

❶胃痛：白鸽1只，治净，切块，同生姜、烧酒炒后炖食（《动物药验方集成》）。

❷慢性胰腺炎、慢性胃炎：乳鸽1只（去毛及内脏），黄芪30 g，枸杞子30 g，食盐、味精少许。将乳鸽放入锅中加水，与黄芪、枸杞子一起隔水炖熟。食用时加食盐、味精少许，每3天炖1次（《中华养生药膳大全》）。

燕窝《本经逢原》

【异名】燕菜，官燕，毛燕，血燕。

【基原】为雨燕科金丝燕属动物金丝燕的唾液与绒羽等混合凝结所筑成的

巢窝。

【性味归经】甘，平。入肺、胃、肾经。

【功效】养阴润肺，益气补中。

【用量用法】水煎服，或炖服，5~15 g。

【成分】含有蛋白质、脂肪、无氮提取物、纤维、灰分、钙、磷、钾、硫等。此外，还含有氨基己糖及类似黏蛋白的物质。

【药理作用】具有抗凝血作用，能够提高免疫功能，延缓脑组织衰老，消除自由基，抗过敏。

【使用注意】湿痰停滞及有外感表证者慎服。

应用

用于气阴两虚所致的肺结核咯血、痰黏气喘、体虚自汗、小便频数、大便干结。

❶ 肺结核咯血：土燕窝 10 g，百合 20 g，冰糖适量。蒸熟，1 次食之，日服 2 次（《中国动物药》）。

❷ 体虚乏力：干燕窝 30 g，奶汤 1500 mL，鸽蛋 24 g，鸡清汤 250 mL，熟火腿丝 6 g，料酒 6 g，精盐 4 g。清水将鸽蛋煮熟包皮，锅烧加油、料酒，加入鸡清汤和盐，烧开后将燕窝放入漏勺浸锅中煨 1 分钟，取出吸干水分，放在清汤中间，鸽蛋镶嵌四周，撒上火腿丝。将锅洗干净放在火上，加入奶烧至微沸后，从燕窝边轻轻倒入，保持燕窝完整（《中华养生药膳大全》）。

❸ 食欲不振：白燕窝 6 g，人参 3 g，放入瓷杯，加水适量，隔水炖熟（《食疗本草学》）。

七、畜肉类

畜肉类是指人工饲养的牲畜动物及野生兽类的肉及脏器。包括猪、牛、羊、驴、鹿肉和野生动物肉。畜肉阴阳气血俱补，适用于先天不足、后天失养或诸虚羸弱之人。

猪肉《本草经集注》

【异名】豕肉，彘肉。

【基原】为猪科动物猪的肉。

【性味归经】甘、咸，平。归脾、胃、肾经。

【功效】补肾养血，滋阴润燥。

【用量用法】煮、炒食。

【成分】富含蛋白质和脂肪，还含有碳水化合物，以及钙、磷、铁、锌等。

【药理作用】能提供人体必需的脂肪酸，具有营养作用。能提供血红素和促进铁吸收的半胱氨酸，能改善缺铁性贫血。

【使用注意】身体肥胖、痰滞内盛者慎服。

应用

用于精血亏虚所致的消瘦，阴血不足所致的身体亏羸、面色少华、体倦乏力、目眩发落、皮肤干燥、大便秘结。

❶ 滋润皮肤：精猪肉末 50 g，粳米 50 g，将猪肉末与淘洗干净的粳米一同入锅，加水 500 mL，先用旺火烧开，再用文火熬成稀粥（《药粥治病养生777方》）。

❷ 上气咳嗽：用猪肉 500 g，连骨煮，炙末，酒和 500 g 服之，每日 2 次（《普济方》）。

猪蹄《备急千金要方·食治》

【异名】猪四足。

【基原】为猪科动物猪的脚。

【性味归经】甘、咸，平。归胃经。

【功效】补气血，润肌肤，通乳汁，托疮毒。

【用量用法】煎汤或煮食。

【成分】含蛋白质、脂肪、碳水化合物，以及钙、镁、磷、铁、维生素等成分，另含丰富的胶原蛋白。

【药理作用】所含胶原蛋白，能增强细胞生理代谢，改善机体生理功能和皮肤细胞的储水功能，延缓皮肤衰老。胶原蛋白可促进大脑细胞中一种中枢神经抑制性递质的形成，产生对中枢神经的镇静作用。

【使用注意】脾胃虚弱者，肝病、动脉硬化、高血脂症及高血压病者应少食。

应用

用于气血亏虚所致的产后乳少、面色少华、体倦乏力等。

❶ 妇人产后无乳：猪蹄 2 只（切），通草 12 g。以绵裹，煮作羹食之（《经效产宝》）。

❷ 血虚，四肢疼痛，疮疡肿痛：猪蹄 4 只，葱 50 g，猪蹄拔毛洗净，葱切段，与猪蹄放入锅中，加水适量和食盐少许，先用武火煮沸再用文火炖烂，分顿

吃猪蹄喝汤（《肘后备急方》）。

猪心《名医别录》

【基原】为猪科动物猪的心脏。

【性味归经】甘、咸，平。归心经。

【功效】补血养心，安神镇惊。

【用量用法】煮、炒食。

【成分】含心钠素（ANP）、辅酶Q_{10}及细胞色素C等，含蛋白质、脂肪、钙、磷、铁、维生素等。

【药理作用】对心肌具有营养作用，可增强心肌收缩力，有利于治愈功能性或神经性心脏疾病。

【使用注意】不宜与吴茱萸同食。

应用

用于心血不足之心慌不安、多汗不寐、健忘、面色少华等。

❶ 心悸，怔忡：柏子仁 15 g，猪心 1 具，将猪心劈开洗净，把柏子仁放入猪心中，入砂锅，加水适量，隔水煎熟，以猪心透烂为度。食猪心，喝汤（《中华养生药膳大全》）。

❷ 失眠，健忘：猪心 1 个，酸枣仁 20 g，玫瑰花 10 g，猪心洗净，将枣仁与玫瑰花研磨灌入猪心中，后放入碗中上笼屉蒸熟。食用时，去猪心中药末，切片，加葱、姜、蒜末、料酒、醋、盐、糖等佐料适量，调拌服用（《中华养生药膳大全》）。

猪肝《备急千金要方》

【基原】为猪科动物猪的肝脏。

【性味归经】甘、苦，温。归脾、胃、肝经。

【功效】养肝明目，益气健脾。

【用量用法】煮、炒食。

【成分】富含丰富的铁，可作为缺铁性贫血辅助治疗，还含有蛋白质、脂肪、钙、磷、胡萝卜素、维生素等。

【药理作用】补充铁剂，对缺铁性贫血有治疗作用。富含蛋白质、卵磷脂和微量元素，有利于儿童的智力发育和身体发育。

【使用注意】不宜与鲫鱼同食。

应用

用于肝阴亏虚，肝血不足所致的远视无力、雀目、遇夜目不能视、眼目干涩、迎风流泪。

❶ 目涩，远视无力：猪肝 250 g，胡萝卜 100 g，盐、酒、姜、菱粉适量。猪肝洗净切片，放入碗中加盐、酒、姜、菱粉适量搅拌均匀。胡萝卜洗净切片。炒锅加油，烧热，将胡萝卜放入锅中煸炒，然后倒入猪肝，炒熟食用（《中国药膳学》）。

❷ 雀目，夜盲症：猪肝 200 g，南瓜花适量。同煮，调味服食（《中国药膳学》）。

猪肺《备急千金要方·食治》

【基原】为猪科动物猪的肺脏。

【性味归经】甘，平。归肺经。

【功效】补肺止咳。

【用量用法】煮食，酱制。

【成分】含丰富的蛋白质、脂肪、钙、磷、铁和维生素等。

【药理作用】可改善肺顺应性，还可扩张动脉血管，稳定血压，对非血管平滑肌的舒张和收缩有一定调节作用。

【使用注意】不宜与白花菜、饴糖同食。

应用

用于气阴两虚所致的久咳、干咳、痰少、痰黏、咳血等。

治肺痿久咳：猪肺 500 g，粳米 100 g，薏苡仁 50 g，料酒、葱、姜、食盐、味精各适量，猪肺洗净加水适量，放入料酒，煮至七成熟，捞出切丁，同淘净的大米、薏苡仁一起放入锅中，放入葱、姜、食盐、味精，先以武火煮沸，再以文火煮烂（《中华养生药膳大全》）。

猪肾《名医别录》

【异名】猪腰。

【基原】为猪科动物猪的肾脏。

【性味归经】甘、咸，平。归肾经。

【功效】补肾利水，止遗止汗。

【用量用法】煮、炒食。

【成分】富含蛋白质、脂肪、钙、磷、铁和维生素等。

【药理作用】具有补肾利尿作用，还具有抗癌作用，能抑制癌细胞对甲氨蝶呤的抗药性。

【使用注意】含胆固醇较高，高胆固醇血症者慎服。

应用

用于肾气亏虚所致的腰痛腰酸、少腹拘急、形寒肢冷、小便不利，甚则水肿。

❶ 肾结石：猪肾1对，冬葵叶100 g，粳米100 g，将猪腰水浸洗净，切成小丁备用，先煎冬葵叶20分钟，去渣取汁，然后加入猪肾及粳米，同煮成粥（《中华养生药膳大全》）。

❷ 腰腿痛：猪腰500 g，山药、当归、党参各10 g，猪腰洗净切开，山药、当归、党参放入布袋扎紧口，放入铝锅中，加水清炖至猪腰熟透，捞出猪腰子，冷却切成薄片放入盘中，拌入酱油、醋、姜丝、蒜末、香油即可（《百一选方》）。

猪肚《本草经集注》

【异名】猪胃。

【基原】为猪科动物猪的胃。

【性味归经】甘，微温。归脾、胃经。

【功效】补虚损，健脾胃。

【用量用法】煮食或水发凉拌。

【成分】含有胃泌素、胃蛋白酶、胃膜素及胃蛋白酶稳定因子。

【药理作用】促进胃酸分泌和胃黏膜生长，对胃蛋白酶分泌有一定促进作用，对胃肠道黏膜和胰腺均有营养作用，还能促进胰岛素、胰高血糖和降钙素的释放。

【使用注意】外感或胸腹痞胀者忌服。

应用

用于脾胃亏虚所致的腹部胀满、四肢重痛、腰膝酸软、小便频数、大便干结或溏泄。

❶ 腹胀：白术30 g，槟榔10 g，生姜10 g，猪肚1个，粳米100 g，葱白3根切细，盐少许，将白术、槟榔、生姜为捣碎成细末，放入洗净的猪肚中，封口，水煮猪肚令熟，取汁，将粳米与葱白共入汁中煮粥，加少许食盐而成（《圣

济总录》)。

❷ 糖尿病：猪肚 150 g，山药 50~100 g，猪肚洗净切成小段，文火炖熟，再将山药去皮洗净切片同炖烂（《中华养生药膳大全》)。

猪血《名医别录》

【基原】为猪科动物猪的血液。

【性味归经】咸，平。归心、肝经。

【功效】补血止血，养心镇惊。

【用量用法】煮食或干燥研末。

【成分】富含蛋白质、铁剂，以及脂肪、碳水化合物、灰分，钙、磷、钴等微量元素。

【药理作用】能改善人体新陈代谢，铁剂含量高，对缺铁性贫血有辅助治疗作用，对肝脏、心肌有保护作用，所含钴可防止恶性肿瘤生长。

【使用注意】高胆固醇血症、肝病者宜少食。

应用

用于心肺阴虚，邪热扰心所致的心烦不寐、头发干枯、口干欲饮、心悸怔忡、纳呆食少。

❶ 治心病邪热：猪心血 1 个，淀花末 1 匙，朱砂末 30 g。同研，丸梧子大。每酒服 20 丸（《奇效良方》)。

❷ 预防矽肺：猪血、黄豆芽各 250 g，煮汤食（《中国药膳学》)。

野猪肉《食疗本草》

【异名】野彘。

【基原】为猪科动物野猪的肉。

【性味归经】甘、咸，平。归肺、脾、大肠经。

【功效】补益五脏，祛风解毒。

【用量用法】煮、炒食。

【成分】富含蛋白质、多种维生素、亚油酸、17 种氨基酸和多种微量元素、少量脂肪、胆固醇。

【药理作用】野猪肉中亚油酸能促进代谢，具有抗凝、抗血栓、抗细胞氧化作用，能降低血脂，对动脉粥样硬化导致心脑血管硬化性疾病的防治有一定疗效。

【使用注意】服含巴豆药品者忌食。

应用

用于气血亏虚，气不摄血所致的痔疮、下血不止、颜色鲜红、量多、肛周疼痛。

痔疮下血不止：野猪肉 1000 g，切碎，加椒、盐、葱白炙，空心食（《食医心镜》）。

牛肉《名医别录》

【基原】为牛科动物黄牛或水牛的肉。

【性味归经】甘，温。归脾、胃经。

【功效】补脾胃，益气血，强筋骨。

【用量用法】煮食、煎汁、炒熟食。

【成分】富含蛋白质，是猪肉的两倍，所含必需氨基酸甚多，脂肪含量较低，还有多种脂溶性维生素、钙、磷、铁等。

【药理作用】促进肌肉发育，增强肌肉力量。富含维生素 B_6，能促进蛋白质的新陈代谢和合成，增强免疫力。瘦牛肉对病人或术后患者修复组织和创伤愈合非常适宜。

【使用注意】为发物，患疮疥湿疹、痘痧、皮肤瘙痒、易过敏者慎食。

应用

用于脾胃久冷所致的胸腹胀满、不思饮食、体倦乏力、小便涩少、大便溏泄。

❶ 中焦虚寒，不思饮食：牛肉 1500 g，（去脂膜，切作大片），胡椒 15 g，荜茇 15 g，陈皮 6 g（去白），草果 6 g，缩砂 6 g，良姜 6 g。上为细末，生姜汁 100 g，葱汁 50 g，盐 12 g，同肉拌匀，腌 2 日，取出焙干作脯，任意食之（《饮膳正要》）。

❷ 慢性肺脓肿：南瓜 500 g，牛肉 250 g，南瓜削皮洗净，切成 3 cm 方块，牛肉剔去筋膜，洗净后切成 2 cm 方块，先在沸水中焯一下捞出，放锅中加清水 1000 mL，武火煮沸后，加入南瓜同煮至沸，改文火约 2 小时，清煮不加佐料，连服数日（《岭南草药志》）。

❸ 慢性肝炎：鲜番茄 25 g，牛肉 150 g，食盐、糖适量，番茄洗净切块，牛肉切薄片，加油、食盐、糖调味，同煮熟（《愿体医话》）。

牛肚《食疗本草》

【异名】牛百叶、毛肚。

【基原】为牛科动物黄牛或水牛的胃。

【性味归经】甘，温。归脾、胃经。

【功效】补虚羸，健脾胃。

【用量用法】煮食，适量。

【成分】含有蛋白质、脂肪、灰分、钙、磷、铁，还含有维生素 B_1、维生素 B_2、维生素 B_3，以及胃泌素、胃蛋白酶等。

【药理作用】对急性胃黏膜损伤有预防和促进愈合的作用，能促进胰和小肠黏膜酶的分泌，促进胆囊收缩，可刺激胃收缩，增强小肠和结肠的蠕动与收缩。

【使用注意】不宜多食。

应用

用于脾胃亏虚所致的脘腹胀满、食后加重、嗳气反酸、气短乏力、时有便秘或便溏。

❶ 消化不良：牛肚 250 g，黄芪 30 g，炖食（《中国药膳学》）。

❷ 脾虚食少，湿盛便溏：牛肚 250 g，薏苡仁 120 g，煮粥食用（《中国药膳学》）。

牛鞭《中国动物药志》

【异名】牛冲。

【基原】为牛科动物黄牛或水牛雄牛的外生殖器。

【性味归经】甘、咸，温。归肝、肾经。

【功效】补肾壮阳，固元益精，散寒止痛。

【用量用法】炖煮，或入丸、散，或浸酒。

【成分】含有天冬氨酸、苏氨酸、甘氨酸、缬氨酸、蛋氨酸等多种氨基酸和辛酸、己酸，硬脂酸、亚油酸等脂肪酸，还含有胆固醇、睾酮、雌二醇、二氢睾酮等甾体成分。

【药理作用】主要含睾丸素，能促进男子性器官的形成及第二性征的发育，对蛋白质的合成代谢有明显促进作用，能使肌肉发达，体重增加，促进红细胞生成。

【使用注意】阳盛者或实证者忌用。

应用

用于肾精亏虚，肾阳不足所致的腰膝酸软、头昏耳鸣、阳痿遗精、夜尿频数。

阳痿：黄牛鞭 1000 g，阳起石 15 g，粳米 50 g，将牛鞭置于瓦上文火焙干，磨细，阳起石研细末，放入粳米，加水适量煮熟（《太平圣惠方》）。

羊肉《本草经集注》

【异名】焦羊肉，绵羊肉，青羊肉。

【基原】为牛科动物山羊或绵羊的肉。

【性味归经】甘，热。归心、脾、胃、肾经。

【功效】健脾温中，补肾壮阳，益气养血。

【用量用法】煮食，烤熟食，或入丸剂。

【成分】含丰富的蛋白质，胆固醇含量低，还含有碳水化合物、灰分、钙、磷、铁，尚含维生素 B_1、维生素 B_2 等。

【药理作用】所含细胞色素 C 为细胞呼吸激活剂，有改善组织缺氧的作用。富含多种营养物质，对肺结核、气管炎、哮喘、贫血均有益处。

【使用注意】外感表证、实热证或有宿热者禁服。

应用

用于脾肾亏虚所致的腹中绵绵作痛、脾胃气冷、脘腹胀满、食入即吐、腰腹畏寒、手足不温、月经稀少、阳痿早泄。

❶ 产后腹中痛及腹中寒疝，虚劳不足：当归 30 g，生姜 150 g，羊肉 500 g，加适量调味品煮熟（《金匮要略》）。

❷ 慢性胃肠炎：羊肉 300 g，山药 500 g，食盐 10 g，生姜 10 g，粳米 150 g，味精少许，羊肉去脂膜洗净，清水煮熟碾成泥，再将山药捣碎，取羊肉汤与羊肉泥、山药与淘洗干净的粳米一起熬成粥，临熟时加食盐、生姜、味精即成（《药粥治病养生方》）。

❸ 休息痢：羊肉（去筋膜，取精者薄切，令作片子）12 g，胡粉 1.5 g，胡黄连 1.5 g，大枣（煮，去核并皮）20 枚，先研枣如泥，碾胡黄连作末，加胡粉和枣作团，以湿纸包裹，于煻火中煨令子熟，取出为末，每服 9 g，匀掺羊肉片中，将湿纸裹，煨令香熟食之（《圣济总录》）。

羊骨《名医别录》

【基原】为牛科动物山羊或绵羊的骨骼。

【性味归经】甘，温。归肾经。

【功效】补肾，强筋骨，止血。

【用量用法】煎汤，煮熟，或浸酒，或煅存性入丸、散。

【成分】含磷酸钙、碳酸钙等，氟、氯等，骨胶原、骨类黏蛋白等。骨髓中含有造血原料，可促进人体造血功能。

【药理作用】从羊骨中提取的骨基质明胶（BMG）和骨形成蛋白（BMP）具有骨诱导作用。羊骨髓具有促进造血功能。

【使用注意】素体热盛者忌服。

应用

用于肾阴阳两虚所致的面色苍白、体倦乏力、骨痛肢冷，皮肤散在瘀斑、瘀点，纳差，月水不断。

❶ 再生障碍性贫血、特发性血小板减少症：羊骨 1000 g，粳米 100 g，细盐、生姜、葱白均适量，将羊骨打碎，加水煎汤，然后取汤代水同米煮粥，粥成时加细盐、生姜、葱白，稍煮 2~3 沸即可（《千金翼方》）。

❷ 月水不断：羊左前腿胫骨 1 条，纸裹泥封令干，煅赤，入棕榈灰等分。每服 3 g，温酒服之（《本草纲目》）。

兔肉《名医别录》

【异名】草兔，山兔，黑兔子，跳猫，短耳兔，粗毛兔、硬毛兔。

【基原】为兔科动物兔的肉。

【性味归经】甘，凉。归脾、肝、大肠经。

【功效】补中益气，凉血解毒。

【用量用法】炖、炒、煮、红烧、煮羹食用。

【成分】含有丰富的蛋白质、脂肪、灰分、热量、胆固醇、赖氨酸，还含有硫、钾、钙、磷、铁、钠等微量元素，以及维生素、卵磷脂。

【药理作用】兔肉中磷脂含量较高，有助于形成乙酰胆碱，其卵磷脂有较强的乳化作用，还可延缓动脉粥样化斑块和血栓的形成。

【使用注意】脾胃虚寒者忌服。

应用

用于消渴所致的渴欲饮水、小便不禁、多食消瘦。

消渴羸瘦：兔肉（无骨）250 g，山药 50 g，绍兴酒 10 mL，食盐 2 g，酱油 10 g，白砂糖 3 g，猪油 500 g，鸡蛋 5 g，淀粉 50 g，山药切片烘干打粉，兔肉洗净，切 2 cm 见方小块放在碗中，加绍兴酒、食盐、酱油、白砂糖、味精搅拌均匀，再将鸡蛋去黄留清打匀，加入山药粉、湿淀粉调成蛋糊，倒入兔肉搅匀，炒锅放入猪油烧八成热将兔肉放入炸熟，表面呈金黄色（《中华养生药膳大全》）。

狗肉《名医别录》

【异名】犬肉，黄耳，地羊肉。

【基原】为狗科动物狗的肉。

【性味归经】咸、酸，温。归脾、胃、肾经。

【功效】补脾益肾，填精壮阳。

【用量用法】煮食。

【成分】含有嘌呤类、肌肽、蛋白质，以及钾、钠、钙、磷和多种脂溶性维生素。

【药理作用】对增强机体抗病力、细胞活力及器官功能有明显作用。还可增加体内雄性类激素，促进血液循环，冬天增强御寒效果，改善性功能，可治疗小儿尿床。

【使用注意】热性病、痰火症、阴虚内热及湿热痢疾者忌食，反商陆，不宜与菱同食，畏杏仁。

应用

用于脾肾亏虚，精血不足所致的脘腹胀满、腹部冷痛、腰膝酸楚、形寒肢冷、小便清长、浮肿、耳聋、性功能低下、男子不育、女子不孕。

❶ 阳虚型老年慢性支气管炎：熟附子 10 g，生姜 100 g，狗肉 500 g，调料适量，洗净狗肉切块，用砂锅加水煨炖狗肉，煮沸后加入生姜片、熟附子，加精盐、生油、料酒、五香八角、葱段等，文火共炖 2 小时左右，至狗肉熟烂即成（《中华养生药膳大全》）。

❷ 性功能低下：金毛狗脊、金樱子、枸杞子各 15 g，狗肉 500 g，狗肉洗净、切块，将金毛狗脊、金樱子放入布包与狗肉块、枸杞子一并同煮，待熟后去药包，调入食盐、味精适量后服食（《中医脏器食疗学》）。

❸ 小儿遗尿：狗肉 250 g，黑豆 20 g，将狗肉洗净，切块，与黑豆同煮汤服食，分 2 次 1 天内服完，隔天 1 剂，连服 5~6 剂（《中华养生药膳大全》）。

猫肉《本草纲目》

【基原】为猫科动物猫的肉。

【性味归经】甘、酸，温。归肝、脾经。

【功效】益气养血，祛风除湿，解毒散结。

【用量用法】煮食，或浸酒。

【成分】含蛋白质、脂肪、碳水化合物、无机盐类及维生素等。

【药理作用】利关节，止疼痛，具有促进血管生长的作用。

【使用注意】忌藜芦，孕妇忌服。

应用

用于气血亏虚所致的面色少华、体虚瘦弱、食少纳呆，肝肾亏虚所致的关节疼痛、不能屈伸，腹胀腰痛，形寒肢冷，小便清长。

❶ 虚劳：猫肉 125 g，黄芪 30 g，当归 15 g，黄精 15 g，百合 9 g，玉竹 9 g，共炖汤服（《山东药用动物》）。

❷ 痹证：猫肉 250 g，骨碎补、秦艽、五加皮、松节、独活各 9 g，共浸于 50℃白酒 1000 mL 中 1 个月以上。每次服 15 g，每日 2 次（《广西药用动物》）。

鹿肉《名医别录》

【异名】梅花鹿肉，马鹿肉。

【基原】为鹿科动物鹿的肉。

【性味归经】甘，温。归脾、胃、肾经。

【功效】补脾和胃，养肝补血，壮阳益精。

【用量用法】煮食、煎汤或熬膏。

【成分】富含蛋白质、维生素 B_9，还有脂肪、灰分、钙，磷、铁、铜、锰、硒等微量元素，以及多种维生素。

【药理作用】所含精氨酸有提高免疫作用，鹿肽类能促进机体新陈代谢再生过程，提高机体抗疲劳能力，鹿肉磷脂部分中不饱和脂肪酸含量较高，对促进血液循环和营养中枢神经系统有一定作用。

【使用注意】素有痰火、实热证及阴虚火旺吐血者忌服。

应用

用于脾肾不足、气血亏虚所致的面色少华、体倦乏力、腰痛、畏寒、阳痿、小便清长。

❶ 虚劳：鹿肉 500 g，鲜鸡蛋 500 g，水发冬菇 50 g，豌豆苗 50 g，精盐、味精、胡椒粉、葱、姜、料酒、高汤、麻油各适量。鹿肉切段，鸡肉切条，砂锅注入高汤，放入鸡肉烧开，放入鹿肉、葱、姜、盐，文火炖约 1 小时煮烂，拣去葱姜，放入冬菇丝、味精、胡椒粉、料酒煮开，再放入豌豆苗，起锅盛入汤碗，

淋上麻油即成（《药膳汤菜》）。

❷ 腰痛：鹿肉 120~150 g，肉苁蓉 30 g，将鹿肉洗净、切片，肉苁蓉水浸泡后切片，两者共煮，加少量生姜、葱、盐做羹，饮汤食肉，连食数次（《食品的营养与食疗》）。

驴肉《备急千金要方·食治》

【异名】毛驴肉，漠骊肉。

【基原】为马科动物驴的肉。

【性味归经】甘、酸，平。归心、肝经。

【功效】补血益气。

【用量用法】煮食，酱制。

【成分】富含蛋白质、不饱和脂肪酸，以及钙、磷、铁等微量元素。

【药理作用】有助于动脉粥样硬化中附着于血管壁上的脂肪溶解，降低血液黏度，对动脉硬化、冠心病、高血压有着良好的保健作用，还有助于合成前列腺素前体。

【使用注意】不宜久服。

应用

用于气血不足所致的形体消瘦、体倦乏力、食少纳呆、忧愁不乐、小便清长、大便溏泄。

中风引起眩晕，手足无力：驴肉 500 g，料酒、精盐、味精、花椒水、葱段、姜片、熟猪油各适量，将驴肉洗净下沸水焯透切片，锅烧热加少量猪油，加葱姜、驴肉煸炒至水干，烹入料酒，加入食盐、花椒水、味精，注入适量水，烧煮至驴肉熟烂，拣出葱姜装盆（《药膳汤菜》）。

八、奶蛋类

奶蛋类是指奶类食品和蛋类食品的总称。此类食品营养丰富，富含优良蛋白质，易消化吸收。奶类是指哺乳动物的乳汁，是一种营养成分齐全，组成比例适宜、易消化吸收、营养价值高的天然食物。生活中经常食用的是牛奶和羊奶。蛋类包括鸡、鸭、鹅、鸽、鹌鹑等禽类的蛋，营养价值高，是优质蛋白质的重要食物来源之一。

羊乳《本草经集注》

【异名】羊奶。

【基原】为牛科动物羊的乳汁。

【性味归经】甘，温。归胃、心、肾经。

【功效】温润补虚。

【用量用法】煮沸饮，250~500 mL。

【成分】含蛋白质、脂肪、碳水化合物、灰分、钙、磷、铁，还含有维生素 B_1、维生素 B_2、维生素 B_3、维生素 C、维生素 A 等。

【药理作用】乳蛋白含量高，蛋白质结构与母乳相似，有助于被人体吸收利用。免疫球蛋白含量很高，含有与母乳相近的丰富的矿物质以及与母乳相同的上皮细胞生长因子，对人体鼻腔、血管、咽喉等黏膜有良好修复作用，提高人体免疫力。

【使用注意】有痰湿积饮者慎服。

应用

用于肺胃阴虚所致的反胃、干呕、口渴、胃脘嘈杂、吞酸、腹胀。

❶ 胃炎：羊乳 500 mL，怀山药 30 g，将怀山药炒微黄，研为细末。羊乳煮沸后，加入山药末，调匀后食用，每日 1 剂（《食品的营养与食疗大全》）。

❷ 干呕：羊乳汁饮 1 杯（《备急千金要方》）。

❸ 小儿哕：羊乳 1 L，煎，减半，分五服（《备急千金要方》）。

牛乳《本草经集注》

【异名】牛奶。

【基原】为牛科动物黄牛、水牛的乳汁。

【性味归经】甘，平。归心、肺经。

【功效】补虚损，益肺胃，生津润肠。

【用量用法】煮饮，250~500 mL。

【成分】含蛋白质、脂肪、碳水化合物、灰分、钙、磷、铁，还含镁、钾、维生素 B_1、维生素 B_2、维生素 B_3、维生素 C、维生素 A、生物素、维生素 B_9、肌醇、乳清酸等。

【药理作用】能强健骨骼和牙齿，降低骨质疏松症的发生。牛奶中的钾可使动脉血管在高压时保持稳定，所含酪氨酸能促进血清素大量增长，富含铁、铜和卵磷脂能提高大脑的工作效率，镁能使心脏耐疲劳，锌能使伤口更快愈合。

【使用注意】脾胃虚寒泄泻、痰湿积饮者慎服。

应用

用于气血亏虚所致的劳损、反胃、哕、噎膈，还可用于消渴、下焦虚冷、小便多、渐羸瘦。

❶ 虚劳：牛乳1盅。先将白米作粥，煮半熟，去少汤。入牛乳，待煮熟盛碗，再加酥1匙服之（《调燮类编》）。

❷ 神经衰弱，营养不良：牛乳1杯，鹌鹑蛋5个，白糖适量。牛奶煮沸后打入鹌鹑蛋，加白糖适量（《滋补中药保健菜谱》）。

马乳《名医别录》

【异名】马奶。

【基原】为马科动物马的乳汁。

【性味归经】甘、凉。归心、脾经。

【功效】养血润燥，清热止渴。

【用量用法】煮沸125~250 g。

【成分】含蛋白质、脂肪、碳水化合物、灰分及溶菌酶。

【药理作用】酸马奶对高血压、冠心病、肺结核、慢性胃炎、肠炎、糖尿病等疾病有预防和治疗作用。

【使用注意】脾胃虚寒下利者忌用。

应用

用于阴血火旺所致的口干口渴、眼目干涩、胃中嘈杂、食欲大振。

❶ 酿酒：蒙古、哈萨克、柯尔克孜族用马奶酿酒。

❷ 止渴：饮马乳（《千金翼方》）。

鸡蛋《神农本草经》

【异名】鸡子，鸡卵。

【基原】为雉科动物鸡的卵。

【性味归经】甘，平。归心、肺、脾、胃、肾经。

【功效】养心安神，补血润燥，滋阴安胎。

【用量用法】煮、蒸、炒熟食。

【成分】含有丰富的蛋白质、脂肪、碳水化合物、钙、磷、铁及维生素等。

【药理作用】鸡蛋蛋白质对肝脏组织损伤有修复作用。富含 DHA 和卵磷脂、卵黄素，能健脑益智，改善记忆力。

【使用注意】蛋黄中胆固醇含量较高，高血脂症患者宜少服。

应用

用于冲任亏虚，阴血不足所致的妊娠胎不安、失眠多梦。

妊娠胎不安：鸡子 1 枚，川杜仲 15 g，川续断 15 g。鸡蛋洗净，连壳旺火煮熟，去壳，杜仲、续断洗净置瓦罐中旺火煮沸，加去壳鸡蛋，改文火煨 60 分钟，每日 2 次，每次吃 1 个鸡蛋，喝汤（《中华养生药膳大全》）。

鸭卵《本草经集注》

【异名】鸭子，鸭蛋。

【基原】为鸭科动物家鸭的卵。

【性味归经】甘，凉。归肺、脾经。

【功效】养肺滋阴。

【用量用法】煮食或腌制。

【成分】含蛋白质、脂肪、碳水化合物、维生素 A、钙、磷、铁、镁、钾、钠、氯，并含有维生素 B_2、维生素 B_3 等。

【药理作用】鸭蛋含有人体必需氨基酸，还含有一定量的单不饱和脂肪酸和多不饱和脂肪酸，对心、脑血管有保护作用。铁、钙含量极为丰富，能预防贫血，促进骨骼发育。

【使用注意】脾阳虚、寒湿泻痢者忌食。本品不宜与鳖、李子同食。

应用

用于阴虚所致的大便日久溏泄、口目干涩、皮肤干燥、胃中嘈杂、不思饮食。

肠炎，腹泻：鸭蛋 1~2 个，酸醋 250 g，共煮熟，吃蛋喝醋（《广西药用动物》）。

鹅卵《食疗本草》

【异名】鹅蛋。

【基原】为鸭科动物鹅的卵。

【性味归经】甘，温。

【功效】安五脏，益中气。

【用量用法】煮熟，炒或腌制。

【成分】含蛋白质、脂肪、碳水化合物、钙、磷、铁等。

【药理作用】所含卵磷脂有助于脑及神经组织的发育。富含各种氨基酸以及维生素 B_2 和维生素 B_3，易于人体消化吸收。

【使用注意】胃肠胀气者慎服。

应用

用于中气不足所致的面色少华、身体消瘦、食欲不振、肢体疲乏。

虚劳，消瘦：鹅蛋 1 只，黄芪、党参、怀山药各 30 g，同煮熟，食蛋喝汤，每天 1 次（《中华养生药膳大全》）。

鸽卵《本草纲目》

【异名】鸽蛋。

【基原】为鸠鸽科动物鸽的卵。

【性味归经】甘、咸，平。归肾、脾、胃经。

【功效】益气补肾，解疮痘毒。

【用量用法】煮食。

【成分】含蛋白质、磷脂、铁、钙、维生素 A、维生素 B_1、维生素 D 等营养成分。

【药理作用】有改善皮肤细胞活性，改善血液循环，增加血色素的作用。

【使用注意】不宜久服。

应用

用于肾气亏虚所致的腰膝酸软、形寒肢冷、小便不利、遗精。

腰膝酸软：鸽蛋 2 个，龙眼肉、枸杞子各 25 g，五味子 1 g，加冰糖蒸后冲开水服（《中国食疗学》）。

鹌鹑蛋《山东药用动物》

【异名】鹌鹑卵，鹑鸟蛋。

【基原】为雉科动物鹌鹑的卵。

【性味归经】甘、淡，平。归脾、胃经。

【功效】补气养血，健脑壮骨。

【用量用法】煮食，适量。

【成分】含蛋白质、脑磷脂、卵磷脂、铁、维生素等都比鸡蛋高，而胆固醇比鸡蛋低1/3，素有“动物人参”之称。

【药理作用】富含卵磷脂和脑磷脂，具有健脑的作用。蛋白质丰富，可强筋健骨。

【使用注意】高脂血症者不宜多食。

应用

用于气阴两虚所致的胃脘隐痛、饭后加重，胸腹胀满，呃逆泛酸，食少纳呆。

❶ 慢性胃炎：鹌鹑蛋1枚，牛奶250 mL，煮沸，每天早晨食用，连用半年（《家庭食疗手册》）。

❷ 肾虚腰痛：鹌鹑蛋12枚，枸杞子15 g，海参2只，食盐5 g，绍兴酒30 mL，胡椒面3 g，味精1 g，酱油15 g，猪油100 g，花生油500 g，鸡汤，普通汤，生姜、葱、淀粉适量。鹌鹑蛋煮熟剥皮。炒锅放花生油温热，将鹌鹑蛋滚干淀粉，入油炸呈黄色。炒锅入猪油，八成热时下葱姜炒，随后放入鸡汤，煮2~3分钟，捞出葱姜，再加入酱油、绍兴酒、胡椒面和海参，烧沸移至文火上煨40分钟，加入鹌鹑蛋、枸杞子，再煨10分钟，取出海参放盘，鹌鹑蛋、枸杞子放周围，勾芡浇汁而成（《成都惠安堂滋补方》）。

九、水产类

水产品类分为动物和植物，包括鱼、虾、蟹、蛙等动物以及海带、紫菜等植物。淡水鱼，分为有鳞鱼和无鳞鱼，有鳞鱼，性平偏温，体质偏寒之人适宜服用，而热病期间及病后患者不适宜食用；无鳞鱼性平偏凉，适于体质偏热者食用，而体质偏寒，或患有慢性病患者慎用。海产品普遍含碘较高，对于缺碘性疾病有较好治疗作用，高碘人群慎用。龟鳖属于滋补佳品，适于阴虚火旺者食用。海带、紫菜有软坚散结作用，可用于瘿瘤、瘰疬。皮肤病患者及有过敏性疾病史者应慎用水产品；结核病人在服用异烟肼期间也应忌食；鱼虾中富含嘌呤类物质，痛风患者忌食。

对虾《本草纲目》

【异名】明虾，大虾。

【基原】为对虾科动物对虾的全体或肉。

【性味归经】甘，温。归肝、肾经。

【功效】温补肾阳。

【用量用法】炒食，煮汤，浸酒或做虾酱。

【成分】含有蛋白质、脂肪，海虾含量高于河虾，而河虾脂肪含量高于海虾，还有碳水化合物、多种维生素，以及钙、磷、铁、镉、铜、铅、镍、铬、锌、铬、锰等多种微量元素。

【药理作用】虾有明显增强机体免疫功能，对平滑肌产生收缩作用，虾皮含钙丰富可以作为补钙食品。

【使用注意】阴虚火旺、疮疥、湿疹、癣症等皮肤病患者，以及有过敏性疾病史者忌食。

应用

用于肾阳亏虚所致的腰部冷痛、四肢不温、腰膝酸楚、形寒肢冷、体倦乏力、小便频数、阳痿。

❶ 腰痛、阳痿：虾肉 30 g，粳米 100 g，将虾用温水泡 30 分钟，粳米淘洗干净，一并放入砂锅中，加清水，先用武火煮沸，再用文火煎熬，以米煮烂汤稠为度，每日早晚 1 次，温热顿服（《中华养生药膳大全》）。

❷ 产后乳少：鲜虾肉 250 g，黄酒 60 mL，鲜虾洗净去皮捣烂，纱布包拧去汁，加水煮沸，对酒服（《中华养生药膳大全》）。

蟹《神农本草经》

【异名】螃蟹，河蟹，毛蟹，稻蟹，大闸蟹，清水蟹。

【基原】为方蟹科动物中华绒螯蟹和日本绒螯蟹的肉和内脏。

【性味归经】咸，寒。归肝、胃经。

【功效】清热，散血，接骨，消肿。

【用量用法】酒浸、油炸、清蒸、煎汤食用。

【成分】含有蛋白质、脂肪、碳水化合物、维生素 A、维生素 B_1、维生素 B_2、维生素 B_3、胆固醇、多种氨基酸及钙、磷、铁等微量元素，还含三磷腺苷酶、α-皮黄质、叶黄素、虾黄质等。氨基酸中谷氨酸、甘氨酸、脯氨酸、组氨酸、精氨酸的含量较多。

【药理作用】可治疗漆疮、疥癣、烫伤、跌打损伤、体质虚弱、食欲不振等。

【使用注意】外邪未清、脾胃虚寒及风疾严重者慎服。蟹容易变质，宜新鲜服用。

应用

用于热毒壅滞所致的咽喉肿痛，声音嘶哑、甚者失音，吞咽困难，小便短赤，大便秘结，还可用于疥癣、骨折。

❶急性咽喉炎：螃蟹1只，生地30 g，加水适量煎煮，去渣饮汤，每日1次，连服3天（《中华养生药膳大全》）。

❷漆疮、湿癣：捣烂生蟹涂之（《肘后备急方》）。

❸骨折：新鲜河蟹2只，粳米50 g，取蟹肉、蟹黄与淘净粳米文火同煮，后放入生姜、醋、酱油适量（《药粥治病养生777方》）。

带鱼《本草从新》

【异名】鞭鱼，带柳，裙带鱼，海刀鱼。

【基原】为带鱼科动物带鱼的肉。

【性味归经】甘、平。归脾、胃经。

【功效】补虚，和中，开胃，泽肤。

【用量用法】炖服，或蒸食，或烧存性研末。

【成分】含丰富的优质蛋白质、脂肪、维生素 B_1、维生素 B_2、维生素 B_3，以及钙、磷、铁、碘、镁等微量元素。带鱼的脂肪含量高于一般鱼类，多为不饱和脂肪酸。

【药理作用】具有降低胆固醇的作用，镁元素有利于预防高血压、心肌梗死等心血管疾病，所含6-硫代鸟嘌呤有益于辅助治疗白血病、胃癌、淋巴肿瘤等。

【使用注意】属发物，患皮肤病或过敏体质者忌食。

应用

用于脾胃虚弱、胃失和降所致的腹胀纳呆、呃逆连连、四肢倦怠，还可以用于治疗产妇乳汁不足。

❶产妇乳汁不足：鲜带鱼200 g，木瓜250 g，煎汤服（《常见药用动物》）。

❷呃逆：带鱼火烧存性，研末，冲服，每天用量2~5 g（《常见药用动物》）。

海参《食物本草》

【异名】海鼠，海瓜。

【基原】为刺参科动物刺参、绿刺参、花刺参的全体。

【性味归经】甘、咸，温。归心、肾、脾、肺经。

【功效】补肾益精，养血润燥。

【用量用法】煎汤，煮食。

【成分】含23-乙酰氧基-17-去氧-7，8-二氧海参苷元，绿刺参苷A_1、B_1、C_1、D_1及A_2、B_2、C_2，刺参苷A、B、D、E，羊毛甾烷型皂苷和海参素A、B、C等。海参含碘很高，并含有大量黏蛋白，其中包括软骨素硫酸。

【药理作用】具有抗肿瘤、抗凝血、抗真菌、抗放射性损伤、促进造血功能、降血脂和镇痛作用，还可以延缓衰老。

【使用注意】脾虚溏泄、痰多者忌服。

应用

用于肝肾亏虚、肝阳上亢所致的头昏目眩、眼目干涩、血压不稳、夜寐不安、心悸短气、夜尿多。

高血压、动脉硬化：水发海参50 g，冰糖适量，大枣5枚，煮烂，每日早晨空腹服1次（《百病食疗大全》）。

乌贼鱼《名医别录》

【异名】墨鱼，乌鲗。

【基原】为乌贼科动物无针乌贼或金乌贼的肉。

【性味归经】咸，平。归肝、肾经。

【功效】养血滋阴。

【用量用法】煮、烤、爆炒食。

【成分】含蛋白质、脂肪、维生素B_1、维生素B_2和维生素B_3、钙、磷、铁等。

【药理作用】乌贼鱼肉是一种高蛋白、低脂肪、低热量的肉类，乌贼墨有促凝血及一定的抑癌作用，乌贼鱼骨具有止血作用，可以治疗消化性溃疡和月经过多等。

【使用注意】属动风发物，过敏体质者忌食。

应用

用于阴血不足所致的面色萎黄或苍白、头晕心悸、体倦乏力、月经量少或经闭。

❶ 贫血，经闭：乌贼肉60 g，鹌鹑蛋2只，煮食（《曲池妇科》）。

❷ 血虚乳少：乌贼鱼1个（去皮、去骨），洗净，母鸡1只（去毛及内脏），洗净，共炖熟食用（《中华养生药膳大全》）。

❸ 胃溃疡吞酸：乌贼骨 12 g，陈皮 6 g，瘦猪肉 100 g，合白米，将上几味共煮粥（《中华养生药膳大全》）。

海蜇《食物本草会纂》

【异名】石镜，水母。

【基原】为海蜇科动物海蜇的口腕部。

【性味归经】咸，平。归肝、肾经。

【功效】清热化痰，消积润肠。

【用量用法】煎汤、蒸食、煮食或生吃（凉拌）。

【成分】含有蛋白质、脂肪、碳水化合物、维生素 B_1、维生素 B_2、维生素 B_3，以及碘、钙、磷、铁等成分。

【药理作用】有类似乙酰胆碱作用，能扩张血管、降低血压，所含甘露多糖胶质对防止动脉粥样硬化有一定功效，还具有通便作用。

【使用注意】脾胃虚寒者忌服。

应用

用于肺阴不足、虚热内蕴所致的干咳无痰、口渴欲饮、心烦不寐、不思饮食、小便短赤、大便秘结，阴虚阳亢所致的头昏目眩、眼目干涩、血压不稳、夜寐不安等。

高血压，肺热咳嗽：鲜海蜇皮 50 g，荸荠 100 g，海蜇皮洗净，荸荠削皮切片，两者同煮汤，吃海蜇、荸荠，饮汤，每日 2 次（《新中医》）。

石首鱼《食性本草》

【异名】黄花鱼，石头鱼，江鱼，黄鱼。

【基原】为石首鱼科动物大黄鱼或小黄鱼的肉。

【性味归经】甘，平。归脾、胃、肝、肾经。

【功效】补脾益气，补肾，明目，止痢。

【用量用法】蒸、煮、炖食。

【成分】含蛋白质、脂肪、灰分、钙、磷、铁、碘、维生素 B_1、维生素 B_2 和维生素 B_3 等。

【药理作用】鱼肉富含微量元素硒，能清除人体代谢产生的自由基，能延缓衰老，并对各种癌症有防治功效。

【使用注意】患风疾、痰疾及疮疡者忌服。

应用

用于脾肾亏虚、痰浊上扰所致的头胀痛、眩晕、耳鸣、不思饮食、短气乏力、大便溏泄。

❶ 头痛：小黄鱼 1 条（去内脏洗净），茶叶 3 g，杏仁 3 g，煮熟食用（《常见药物动物》）。

❷ 胃痛：小黄鱼 1 条（去内脏洗净），生葱 4 根，生姜 4 片，共炖熟食用（《常见药物动物》）。

文蛤肉《全国中草药汇编》

【异名】海蛤肉，蛤蜊肉。

【基原】为帘蛤科动物文蛤等的肉。

【性味归经】咸，寒。归胃经。

【功效】滋阴利尿，软坚消肿。

【用量用法】煮或炒食。

【成分】含有丰富的蛋白质、脂肪，多种维生素，以及碘、钙、磷、铁等微量元素。

【药理作用】有抗炎抑菌作用，尤其对葡萄球菌有抑制作用，具有抗肿瘤作用，对肉瘤和腹水瘤都有抑制和缓解作用，可降低血清胆固醇水平。

【使用注意】阳虚体质、脾胃虚寒腹痛或泄泻者忌用。

应用

用于肺胃阴虚所致的口舌干燥、渴欲饮水、干咳少痰、视物模糊、消谷善饥、腰膝酸软、小便频数、阳痿早泄。

❶ 消渴：蛤蜊肉，炖熟食用，每日 3 次（《中国药膳学》）。

❷ 吐后渴欲饮水而贪饮：蛤蜊 15 g，麻黄、生姜、甘草各 9 g，石膏 15 g，杏仁 12 g，大枣 12 枚，以水 1.2 L，煎煮温服 200 mL，汗出即愈（《金匮要略》）。

泥鳅《滇南本草》

【异名】鳅，鳅鱼。

【基原】为鳅科动物泥鳅、花鳅、大鳞泥鳅的肉或全体。

【性味归经】甘，平。归脾、肝、肾经。

【功效】补中益气，祛湿退黄，利水杀虫。

【用量用法】煮、煎食，或烧存性，入丸、散。

【成分】泥鳅卵含凝集素和细胞毒素，泥鳅肉含天冬氨酸转氨酶、蛋白质、脂肪、糖类、钾、钙、磷、铁及多种酶。

【药理作用】含有丰富的优质蛋白，营养价值高，有利于缓解血管动脉硬化，能明显降低转氨酶，改善肝功能，祛湿退黄，还可治疗小儿盗汗。

【使用注意】高血压病并发肾功能不全者不可多食，皮肤溃疡者慎用。

应用

用于肝胆湿热、脾失健运所致的目黄、身体皮肤黄、小便黄、发热、恶心呕吐、心中懊恼、胸胁胀满、四肢苦烦，脾肾亏虚所致的腰膝酸软、头昏耳鸣、阳痿遗精、夜尿频数。

❶ 病毒性肝炎：泥鳅 500 g，豆腐 250 g，把泥鳅去内脏洗净，入锅加盐，清水适量，置武火炖五成熟，加入豆腐，再炖至泥鳅熟烂即可（《中华养生药膳大全》）。

❷ 黄疸：泥鳅 200 g，水发木耳 10 g，水发竹笋片 50 g，料酒、精盐、葱姜适量，把泥鳅去内脏洗净，入锅稍煎，另锅注入适量清水，放入泥鳅、木耳、笋片，煮熟即成（《药膳汤菜》）。

❸ 阳痿：山楂 30 g，韭菜子 20 g，泥鳅 2 条，水煎，加适量食盐，每日 1 剂，饮汤并食泥鳅，早晚各 1 次（《中华养生药膳大全》）。

鳝鱼《雷公炮炙论》

【异名】黄鳝，蛇鱼。

【基原】为鳝科动物黄鳝的肉或全体。

【性味归经】甘，温。归肝、脾、肾经。

【功效】补气养血，温补脾肾，强筋骨，祛风湿，通脉络。

【用量用法】煮、炒食，或捣肉为丸，或研末。

【成分】含蛋白质、脂肪、钙、磷、铁，特别是维生素 A 含量丰富，脂肪中 DHA 和卵磷脂也非常丰富。

【药理作用】富含 DHA 和卵磷脂，是脑细胞不可缺少的营养物质，可促进小儿智力，还可调节血糖，提高视力，促进皮肤新陈代谢。

【使用注意】虚热及外感病患者慎服。鳝鱼血液有毒，误食会对人体口腔、消化道黏膜产生刺激作用，严重者损害神经系统，使人四肢麻木，呼吸和循环功能衰竭而死。

应用

用于肺肾不足、肝肾阴虚所致的久咳、喘息、白痰、腰痛、肢冷。

❶ 虚劳咳嗽：黄鳝 2~3 条，芦根 30 g，桑寄生 60 g，鳝鱼除内脏，洗净，放入芦根、桑寄生，加水适量煲汤，可用少许油、盐调味（《百病食疗大全》）。

❷ 虚劳腰痛：黄鳝 250 g（切碎），芹菜、洋葱、水发竹笋片各 15 g，酱油 2 g，黄酒 4 g，白糖 2 g，味精 1 g，湿淀粉 12 g，香菜 6 g，高汤、猪油、花生油各 30 g，胡椒面 0.5 g，鳝鱼除内脏洗净切丝，芹菜、洋葱、竹笋片也均切丝，将花生油烧热放入鳝鱼丝，煸炒半分钟，放入芹菜、洋葱和竹笋片丝，炒约 10 分钟，迅速捞出，倒出余油，之后将炒锅加猪油放入捞出的原料，炒匀，放入酱油、黄酒、白糖、味精、盐、胡椒面、高汤、湿淀粉，再连续炒几下，即可装盘，后将香菜放入盘子边缘（《常见药用动物》）。

鳜鱼《开宝本草》

【异名】石桂鱼，桂鱼，锦鳞鱼。

【基原】为鮨科动物鳜鱼的肉。

【性味归经】甘，平。归脾、胃经。

【功效】健脾益胃，补养气血。

【用量用法】蒸食，腌制，或烧存性，研末，酒调服。

【成分】为高蛋白低脂肪的食物，含有维生素 B_1、维生素 B_2、维生素 B_3，以及钙、磷、铁等微量元素。

【药理作用】富含抗氧化成分，可以预防动脉粥样硬化，还可以托毒外出，透发斑疹。

【使用注意】寒湿内盛者慎服。

应用

用于脾胃不足、气血亏虚所致的斑痘隐隐，时出时隐，透发不利，缠绵不愈，神疲倦怠。

小儿斑痘透发不畅：腊八日收鳜。鱼烧存性，研细，用酒调服（《调燮类编》）。

鳢鱼《神农本草经》

【异名】黑鱼，乌鱼，黑鳢鱼。

【基原】为鳢科动物乌鳢的肉或全体。

【性味归经】甘，凉。归脾、胃、肺、肾经。

【功效】补脾益肾，利水消肿。

【用量用法】煮、炖或烤熟食。

【成分】含蛋白质、脂肪、钙、磷、铁、维生素 B_1、维生素 B_2 和维生素 B_3、组氨酸、3- 甲基组氨酸。

【药理作用】具有利水消肿的作用，减少肾小管对水的重吸收，其鱼肉肌纤维很短，容易被人体吸收。

【使用注意】脾胃虚寒者食用时宜热调料温服反佐。

应用

用于脾肾亏虚、阳虚水泛所致的面部浮肿，四肢肿、以下肢为甚，腹胀纳呆，腰膝酸软，小便少。

❶ 肾源性或心源性水肿：鳢鱼 2 条，去肠留鳞，洗净，冬瓜带皮 200 g，再加少许葱白、大蒜同煮，不加盐，喝汤吃鱼，每日 1 剂，连吃 3~7 天（《食物中药与便方》）。

❷ 胸腹胀满：鳢鱼 1000 g，去内脏，洗净，焙干，研末，睡前黄酒送服。每次 10~15 g（《水产品营养与药用手册》）。

鲤鱼《神农本草经》

【异名】赤鲤鱼，鲤拐子，鲤子。

【基原】为鲤科动物鲤鱼的肉或全体。

【性味归经】甘，平。归脾、肾、胃、胆经。

【功效】健脾和胃，利水下气，通乳安胎。

【用量用法】煮汤或炖食。

【成分】含丰富的氨基酸，如谷氨酸、甘氨酸、组氨酸等，以及蛋白质、脂肪、维生素 A、维生素 B_1、维生素 B_2、维生素 B_3，以及钙、磷、铁等微量元素。

【药理作用】有降血压、抗血栓、降低血液黏度、对抗 ADP 诱导的血小板聚集作用。

【使用注意】外感风热者慎服。

应用

用于脾肾亏虚、阳虚水泛之面部浮肿，四肢肿、以下肢为甚，头眩短气，腹胀纳呆，腰膝酸软，小便少。

❶ 水肿：鲤鱼 1000 g，辣椒 15 g，生姜、芫荽、黄酒、荜茇、葱、味精、

醋少许，鲤鱼去鳞、鳃及内脏，洗净后切成 1 寸见方小块。葱姜洗净拍碎，与鲤鱼、荜茇同放锅中，加清水适量，武火烧沸，转文火 40 分钟，再加芫荽、黄酒、味精、醋即成（《饮膳正要》）。

❷ 黄疸型肝炎利水退黄：赤小豆 15 g，冬瓜 30 g，鲤鱼 1 条，三味同烧煮汤（《中华养生药膳大全》）。

鲫鱼《新修本草》

【异名】鲋。

【基原】为鲤科动物鲫鱼的肉或全体。

【性味归经】甘，温。归脾、胃、大肠经。

【功效】健脾和胃，利尿消肿。

【用量用法】煮食或煅研入丸、散，适量。

【成分】含蛋白质、脂肪、钙、磷、铁、维生素 A、维生素 B_1、维生素 B_2 及维生素 B_3 等。

【药理作用】所含的蛋白质质优、齐全、易于消化吸收，是肝肾及心脑血管疾病患者良好的蛋白质来源，常食可增强抗病能力。

【使用注意】不宜与麦冬、沙参同用，不宜与芥菜同食。

应用

用于脾虚湿盛所致的纳呆食少、虚弱无力、体倦懒言、大便久泻、小便少。

❶ 慢性腹泻：鲫鱼 1000 g，荜茇 10 g，砂仁 10 g，陈皮 10 g，大蒜头 2 个，胡椒 10 g，葱、食盐、酱油、泡辣椒、菜油适量，鲫鱼去鳞、鳃、内脏，洗净，在鱼腹中放入荜茇、陈皮、砂仁、大蒜、胡椒、泡辣椒，葱、食盐、酱油，锅内放菜油烧开，将鲫鱼放入锅中煎熟，再加入水适量，炖煮成羹即成（《饮膳正要》）。

❷ 妊娠呕吐：鲫鱼 1 条，去鳞、鳃、内脏洗净，用盐油适量搅拌砂仁末，将砂仁末装入鱼腹中，用线缝合刀口，置碟上，隔水蒸熟，每日 1 次，服 4~5 天（《百病食疗大全》）。

❸ 水肿：鲫鱼 2 条，赤小豆 30 g，冬瓜 200 g，将赤小豆放入锅中加水先煮，至七成熟时，放入冬瓜和洗净的鲫鱼，加水适量，煮至豆酥鱼熟（《中华养生药膳大全》）。

龟《名医别录》

【异名】金龟，乌龟。

【基原】为龟科动物乌龟的肉和内脏。

【性味归经】甘、咸，平。归肺，肝，肾经。

【功效】滋阴补血。

【用量用法】煮、蒸食，或入丸、散。

【成分】富含蛋白质，以及脂肪、糖类、维生素 B_1、维生素 B_2、维生素 B_3 等。

【药理作用】提高细胞免疫及体液免疫功能，龟蛋白具有抗癌作用，具有抗血栓形成和抗动脉粥样硬化作用，可降低胆固醇，消除机体自由基，延缓细胞衰老，抗应激和增强耐力。

【使用注意】不宜与猪肉、瓜、苋菜同用，不宜与芥菜同食。

应用

用于真阴亏虚所致的面色少华、体倦乏力、骨蒸盗汗、五心烦热、鼻衄、肌衄、咯血、便血等。

❶ 肺结核咳血：乌龟 1 只，生姜 3 g，葱白 5 g，生粉 10 g，食盐适量，取龟肉切成碎末，放入锅中加水适量，煨至熟烂，加入生姜末、葱末，共煮 5 分钟。最后加入生粉、盐，煮 3~5 分钟即可食用（《百病食疗大全》）。

❷ 中风后遗症半身不遂、肢体麻木：活乌龟 3 只取血，加水及冰糖适量，放炖盅内，置锅中隔水炖熟服食（《中华养生药膳大全》）。

鳖《名医别录》

【异名】甲鱼，水鱼，团鱼，元鱼。

【基原】为鳖科动物鳖的全体。

【性味归经】甘，平。归肝经。

【功效】滋阴凉血，补虚疗损。

【用量用法】煮食或炖汤食，或入丸剂。

【成分】富含蛋白质，含 17 种氨基酸及钙、钠、铝、钾、锰、铜、锌、磷、镁等 10 多种微量元素。

【药理作用】能提高人体免疫功能，促进新陈代谢，调节人体的内分泌功能，还具有降压和改善慢性肝炎患者肝功能的作用，抗应激和增强耐力。

【使用注意】脾胃阳虚及孕妇慎服。

应用

用于真阴亏虚所致的眼目干涩、久虚干咳、口干无味、胃中嘈杂、渴欲饮水、心烦不寐、骨蒸盗汗、腰膝酸软、小便少、大便干。

❶ 骨蒸痨热：甲鱼 1 只，去肠及内脏洗净，地骨皮 25 g，生地黄 15 g，牡丹皮 15 g，共炖汤，分数次服食，连食数剂（《中国食疗大全》）。

❷ 慢性肝炎、肝硬化：淮山药 25 g，桂圆肉 15 g，甲鱼 1 只，料酒、精盐、葱、姜、鸡汤各适量（《药膳汤菜》）。

紫菜《本草经集注》

【异名】子菜，紫英，乌菜。

【基原】为红毛菜科植物甘紫菜和条斑紫菜的叶状体。

【性味归经】甘、咸，寒。归肺经。

【功效】化痰软坚，清热利尿。

【用量用法】煎汤或生食。

【成分】含有蛋白质、磷脂、甘油三酯、二十四碳四烯酸，以及碳水化合物、粗纤维、钙、磷、铁、碘、胡萝卜素、B 族维生素、维生素 C、维生素 U 和多种自由氨基酸等。

【药理作用】碘含量很高，可以治疗缺碘性甲状腺肿大，食用过多易诱发甲亢，可降低血浆胆固醇，治疗贫血，促进骨骼、牙齿生长，也可作为治疗水肿的辅助食品，所含多糖有明显增强细胞免疫和体液免疫功能，促进淋巴细胞转化，提高机体免疫力，还可以增强记忆力，维生素 U 具有预防和治疗胃溃疡的作用。

【使用注意】脾胃虚寒、腹痛便溏及甲亢者忌食。

应用

用于痰阻气逆所致的颈部有散在结节，推动可移，表面光华，界限清晰，伴见胸闷憋气、咽喉部有异物感、情绪低落、不思饮食、两胁胀满、忧思不寐。

❶ 瘿瘤，瘰疬：紫菜 20 g，鸡蛋 3 个，贝粉 3 g，牡蛎粉 3 g，鲜橘皮 5 g，猪肉馅 100 g，姜、葱、盐、味精适量，鸡蛋摊成蛋皮，肉馅、贝粉、牡蛎粉搅拌均匀，加入橘皮末、姜末、葱末、盐、味精和成馅，将蛋皮铺开铺上一层紫菜，放上馅，卷成卷，装盘，上笼屉 20 分钟蒸熟即可（《中华养生药膳大全》）。

❷ 水肿：紫菜 30 g，益母草 15 g，玉米须 15 g，煎服（《中国药用孢子植物》）。

海带《吴普本草》

【异名】昆布。

【基原】为海带科植物昆布及翅藻科植物黑昆布裙带菜的叶状体。

【性味归经】咸，寒。归肝、胃、肾经。

【功效】软坚化痰，清热利水。

【用量用法】煎汤：5~15 g，或研末入丸、散。

【成分】含碘量最高，还含多糖化合物、脂多糖和水溶性含砷糖，含有多种氨基酸、甘露醇、牛磺酸、二十碳五烯酸、棕榈酸、油酸、亚油酸、γ-亚麻酸、十八碳四稀酸、花生四烯酸、岩藻甾醇等，另含挥发油、胡萝卜素、多种维生素和多种微量元素。

【药理作用】具有补充碘，治疗缺碘性甲状腺肿大，降血脂、降血糖、抗凝血、通便、增强免疫及抗放射作用。

【使用注意】海带性寒，脾胃虚寒者、孕妇及哺乳期妇女慎食。

应用

用于气郁痰阻所致的颈多个淋巴结肿大，推动可移，表面光滑，界限清晰，伴见胸闷憋气、激动易怒、口苦纳呆、夜寐不安等。

❶ 甲状腺肿：海带、红糖适量，海带洗净煮烂后切丝，盛入碗中，以红糖腌拌 2 日（《中华养生药膳大全》）。

❷ 水肿：海带 50 g，粳米 100 g，海带洗净浸泡半天，切细丝，与洗净粳米入锅，加水 1000 mL，先以旺火烧开，再转入文火熬煮成稀粥，加油盐适量调味（《药粥治病养生 777 方》）。

❸ 解暑：海带、冬瓜、绿豆各适量，煮汤服（《中华养生药膳大全》）。

十、调味品及其他佐料

调料品是指在加工烹调主、辅食品的过程中使用量较少，但对食品的色、香、味、质等起到重要调配作用的一类添加品。常用的调味品有大蒜、桂皮、糖、盐、醋、酒、酱油等。

大蒜《木草经集注》

【异名】葫，胡蒜，独头蒜，独蒜。

【基原】为百合科植物大蒜的鳞茎。

【性味归经】辛，温。归脾、胃、肺经。

【功效】行滞气，暖脾胃，消积，解毒，杀虫。

【用量用法】生食，捣泥，绞汁，或捣汁外敷，或切片灸穴位。

【成分】含挥发油（其中有多种含硫挥发性化合物）、硫代亚磺酸酯类、S-烷（烯）-L-半胱氨酸衍生物、γ-L-谷氨酸多肽、苷类、多糖、脂类及酶等。

【药理作用】大蒜素有抗菌、抗病毒及抗原虫作用。对肺结核患者或化疗后曲霉菌感染患者，有治疗作用。还可以降血脂与预防动脉粥样硬化，抑制血小板聚集及溶栓。

【使用注意】阴虚火旺及目口舌有疾者忌用。胃溃疡及十二指肠溃疡或慢性胃炎者忌食。

应用

用于饮食积滞所致的胃脘胀满、腹痛隐隐、食少纳呆、体倦乏力、大便稀溏。

❶ 肺结核或曲霉菌性肺炎：蒜头1个，蒸熟，每日1~2次。(《杨文华辨治血液病经验荟萃》)。

❷ 小儿白秃疮：凡头上团团然白色，以蒜揩白处（《普济方》）。

桂皮《本草经集注》

【异名】牡桂，紫桂，玉桂，肉桂。

【基原】为樟科植物天竺桂和川桂等的树皮。

【性味归经】辛、甘，热。归脾、肾、膀胱经。

【功效】补元气，温脾胃，除积冷，通血脉。

【用量用法】煎汤，或烹饪佐料，一般与温性肉类炖煮。

【成分】天竺桂树皮含有挥发油，包括含水芹烯、丁香油酚、甲基丁香油酚等。川桂树皮含挥发油，包括丁香油酚、1，8-桉叶素、桂皮醛等。

【药理作用】能增加机体血流量，促进局部组织血运的改善，缓解平滑肌痉挛。

【使用注意】阴虚火旺者及孕妇忌用。

应用

用于脾肾阳虚所致的胃脘胀满、腹痛剧烈，或产后小腹冷痛、纳呆食少、四肢厥冷、体倦乏力。

胃痛、腹痛、产后小腹冷痛：桂皮6 g，干姜6 g，当归9 g，羊肉500 g（《中华养生药膳大全》）。

白砂糖《本草纲目》

【异名】白糖，蔗糖。

【基原】为禾本科植物甘蔗的茎叶，经提取炼制而成的乳白色结晶体。

【性味归经】甘，平。归脾、肺经。

【功效】和中缓急，生津润燥。

【用量用法】入汤和化。

【成分】含糖类、蛋白质、维生素 B_2 及钙、铁等。

【药理作用】补充热量和机体所需能量，适量服用能提高机体对钙的吸收，过多则妨碍钙的吸收。

【使用注意】糖尿病病人或龋齿者忌食。

应用

用于气阴两虚所致的干咳无痰、胃中隐痛、四肢乏力。

润肺止咳，健脾和胃：白砂糖全枣肉末丸，每食后含一二丸（《食疗本草》）。

赤砂糖《随息居饮食谱》

【异名】红糖，紫砂糖，黄糖。

【基原】为禾本科植物甘蔗的茎叶，经提取炼制而成的赤色结晶体。

【性味归经】甘，温。归肝、脾、胃经。

【功效】补脾缓肝，温通气血。

【用量用法】开水、酒或药汁冲服。

【成分】含有碳水化合物、钙、铁等，还含有胡萝卜素、维生素 B_2、维生素 B_3 等。

【药理作用】赤砂糖能刺激机体的造血功能，扩充血容量，抵抗自由基，有效调节各种色素代谢过程，减少局部色素的异常堆积。

【使用注意】肥胖症，糖尿病病人或龋齿者忌食。

应用

用于脾阳不足、气血郁滞所致的腹痛腹胀、吐逆频繁、少腹冷痛、大便溏泄，脾肾阳虚，气滞血瘀证所致的月经前或月经初期少腹疼痛不止，遇寒加重，四肢不温。

腹痛，痛经：赤砂糖 1 勺、生姜丝少许，煎 10 分钟，温服（《中华养生药膳大全》）。

花生油《本草纲目拾遗》

【异名】落花生油，果油。

【基原】为豆科植物落花生的种子榨出的脂肪油。

【性味归经】甘，平。归肺、脾、大肠经。

【功效】补脾润肺，润肠祛积。

【用量用法】烹饪佐料或灌肠。

【成分】含有多种脂肪酸的甘油酯，还含有吡嗪类化合物等芳香成分及维生素 E。

【药理作用】可使人体内胆固醇分解为胆汁酸并排出体外，从而降低血浆中胆固醇的含量；其中的胆碱，还可改善人脑的记忆力，延缓脑功能衰退。

【使用注意】细菌性痢疾、急性胃肠炎、腹泻患者，由于胃肠功能紊乱不宜多食。

应用

用于津亏肠燥证所致的大便秘结，几日一行，腹部胀满，不思饮食。

蛔虫性肠梗阻：花生油 60 mL，葱头 50 g，炖服（《中华养生药膳大全》）。

芸薹子油《本草拾遗》

【异名】菜子油。

【基原】为十字花科植物芸薹种子榨出的油。

【性味归经】辛、甘，平。归肺、胃经。

【功效】解毒消肿，润肠通便。

【用量用法】烹饪佐料。

【成分】含有棕榈油酸、硬脂酸、油酸、亚油酸、亚麻酸、花生酸、芥酸，并含菜子甾醇及 22- 去氢菜油甾醇等。

【药理作用】可降低胆固醇，软化血管。

【使用注意】便溏者慎服。

应用

用于风毒壅滞所致的风疮局部红肿热痛，迁延不愈。

风疮不愈：陈菜子油，同穿山甲末熬成膏，涂之即愈（《摄生众妙方》）。

胡麻油《本草经集注》

【异名】麻油，乌麻油，脂麻油。

【基原】为胡麻科植物芝麻的种子榨出的脂肪油。

【性味归经】甘，凉。归大肠经。

【功效】润肠通便，解毒生肌。

【用量用法】烹饪佐料。

【成分】主要含油酸、亚油酸、硬脂酸、棕榈酸、木蜡酸、维生素 E、卵磷酸、固醇、蛋白质、维生素 B_3、维生素 B_9 等。

【药理作用】促进胆固醇的代谢，降低胆固醇作用。减轻烟对牙齿、牙龈、口腔黏膜的直接刺激和损伤以及肺部烟斑的形成，尤其对吸烟者为宜。

【使用注意】脾虚便溏者忌用。

应用

用于津亏肠燥所致的大便秘结，几日一行，腹部胀满，不思饮食。

❶ 痈疽发背：麻油 500 mL，煎二十沸，和醇醋二碗，分 5 次，一日服尽（《仁斋直指方》）。

❷ 急喉痹：生麻油 200 mL，急灌之（《圣济总录》）。

橄榄油《国外医药·植物药分册》

【基原】为木犀科植物油橄榄的果实榨出的油。

【性味归经】甘、酸、微涩，性平。归肺、胃经。

【功效】降脂防癌，护肤抗衰。

【用量用法】作为食用油烹饪食物，与花生油等植物油使用方法无异。每天约 40 g。

【成分】ω-6 脂肪酸，ω-3 脂肪酸，维生素 A、D、E、F、K 和胡萝卜素，角鲨烯，多酚和脂多糖。

【药理作用】促进血液循环，预防动脉粥样硬化；改善消化系统功能，刺激胆汁分泌，激化胰酶的活力；保护皮肤，消除面部皱纹，延缓肌肤衰老；提高内分泌系统功能，增加胰岛素的敏感性；有助于人体对矿物质如钙、磷、锌等吸收，促进骨骼生长；能抑制肿瘤细胞生长，增加放疗及化疗的功效。

【使用注意】细菌性痢疾患者、急性肠胃炎患者、腹泻者以及胃肠功能紊乱者不宜多食。

应用

中焦虚弱、痰湿内停所致的口淡无味、纳呆食少、恶心嗳气、胸腹胀满、大便黏稠不爽。

❶ 预防动脉粥样硬化，尤其是预防和延缓糖尿病并发症。（《国外医药·植

物药分册》)

❷ 促进胃肠道蠕动，预防胆石症。(《国外医药·植物药分册》)

❸ 保护皮肤，延缓衰老。(《国外医药·植物药分册》)

酱油《名医别录》

【异名】豉油，酱汁，豆酱汁。

【基原】为面粉或豆类经发酵加盐、水后制成酱的上层液体状物质。

【性味归经】咸，寒。归脾、胃、肾经。

【功效】清热，解毒，除烦。

【用量用法】烹饪佐料。

【成分】含有蛋白质、多肽及多种氨基酸，如酪氨酸、胱氨酸、丙氨酸、亮氨酸、脯氨酸、天冬氨酸、赖氨酸、精氨酸、组氨酸、谷氨酸等。酱油中的有机酸决定了酱油的香气。此外还有食盐及硫酸盐、磷酸盐、钙、镁、钾、铁等。

【药理作用】降低胆固醇，从而降低心血管疾病的发病率，并能减少自由基对人体的损害。

【使用注意】咽痛、久咳者慎服。

应用

用于热毒壅滞证。外感风热或风毒所致小儿头无发、目赤面红。

小儿头无发：烧鲫鱼作末，酱汁和敷之(《备急千金要方》)。

酒《名医别录》

【异名】烧酒，白酒，黄酒，葡萄酒。

【基原】为用高粱、大麦、米、甘薯、玉米、葡萄等为原料酿制而成的饮料。

【性味归经】甘、苦、辛，温，有毒。归心、肝、肺、胃经。

【功效】通血脉，御寒气，醒脾温中，行药势。

【用量用法】温饮，适量；或和药同煎；或浸药；或和药外敷。

【成分】因原料、酿造、加工、贮藏条件不同，酒的种类极多，成分也差异很大。在制法上，酒可分为蒸馏酒和非蒸馏酒两大类。酒主要含乙醇。蒸馏酒除乙醇的含量高于非蒸馏酒外，尚含高级醇类、脂肪酸类、酯类、醛类等；又含少量挥发酸和不挥发酸。非蒸馏酒的成分除水、乙醇之外还含有葡萄糖、糊精、甘油等物质。

【药理作用】适量饮酒增加唾液、胃液分泌，促进胃肠消化和吸收。酒可促进血液循环、扩张皮肤血管，有助于高密度脂蛋白升高。红葡萄酒中槲皮酮对冠心病有预防作用。

【使用注意】阴虚、失血及温热病者忌服。

应用

用于心阳不振、寒饮上逆所致的心痛彻背、喘息咳唾、短气、四肢厥冷，风寒外袭、气血亏虚所致的四肢关节疼痛，甚者不可屈伸，触之即剧，畏寒肢冷。

❶ 胸痹：栝楼1枚（捣），薤白半升，白酒七升，煎服（《金匮要略》）。

❷ 寒湿泄泻：头烧酒饮之（《本草纲目》）。

❸ 风寒痹证：乌梢蛇1500 g，大白花蛇200 g，脆蛇100 g，生地黄500 g，冰糖5000 g，白酒100 kg（《中华养生药膳大全》）。

醋《名医别录》

【异名】苦酒，淳酢，醯，米醋。

【基原】为用高粱、大麦、米、小米、玉米等或低度白酒为原料酿制而成的含有乙酸的液体。

【性味归经】酸、苦，温。归肝、胃经。

【功效】化瘀，止血，解毒，杀虫。

【用量用法】沸汤溶化服，10~30 mL；或浸渍；或烹调佐料。

【成分】主要成分是醋酸，还含有高级醇类、3-羟基丁酮、二羟基丙酮、酪醇、乙醛、甲醛、乙缩醛、琥珀酸、草酸及山梨糖等。

【药理作用】具有调节血液酸碱平衡作用，可防腐杀菌，还可以降压、软化血管、减少胆固醇的堆积。

【使用注意】脾胃湿盛、痿痹、筋脉拘挛及外感初期者忌服。

应用

用于外伤所致的血瘀，痈疮、蚊虫叮咬等所致局部肿痛，皮肤红肿或青紫，疼痛明显，痛有定处。

❶ 牙疼：陈醋30 mL，花椒5 g。水煎，去椒含嗽（《全国中草药医疗法展览会资料选编》）。

❷ 乳痈坚硬：以罐盛醋，烧石令热纳中，沸止，更烧如前，少热纳乳渍之，冷更烧石纳渍（《备急千金要方》）。

盐《名医别录》

【异名】食盐。

【基原】为海水、井水或盐湖水经蒸发过滤等制得的固体。

【性味归经】咸，寒。归胃、肾、大肠、小肠经。

【功效】涌吐消痰，凉血清火，软坚解毒。

【用量用法】沸汤溶化，0.9~3 g，催吐时宜炒黄后水溶 9~18 g。调味适量，建议每天在 3 g 以内。

【成分】纯净食盐含氯 60.6%，含钠 39.34%，碘盐中每千克盐加入 0.1~0.2 g 碘。

【药理作用】盐是胃液盐酸主要成分，能激活胃蛋白酶原分解食物中的蛋白质。纯净盐水有杀菌、保鲜防腐作用，用于清洗伤口预防感染，洒在食物上可以短期保鲜，用来腌制食物还能防止变质。

【使用注意】咽痛、口渴慎服，水肿者忌服。

应用

用于食停上脘所致的心腹胀痛、嗳气连连、胸中痰癖、二便不通。

❶ 暑天或高温大汗脱水：以绿茶 6 g，酸角 15 g，加水适量，煎汤取汁，加盐 5 g，白糖适量，煎溶，待冷服用（《食物的药理与疗效》）。

❷ 阳虚腰腿痛：粗盐炒热，装布袋中，熨敷患处（《中华养生药膳大全》）。

第二节　中药类原料

几千年来，中医药学一直十分重视饮食调养与防病、治病的辩证关系，药物与食物在中医学也经常重叠，本章所提到的药物类原料既属于中药学的范畴，也有部分包括在我们的日常食物之中。“药食同源”理论是中医药学在长期的医疗实践，日常生活中积累的宝贵治病疗疾与食疗保健的经验，并且形成了独特的理论体系与实践技术，药物类原料的内容既要求符合中医药学的理论特征，又要符合饮食生活的特征，对于促进现代卫生保健具有重要的意义。

药物类原料随着中医药理论与饮食习惯的发展在秦汉时期开始逐渐形成与发展。东汉末年成书的《神农本草经》集前人的研究载药 365 种，其中大枣、人参、枸杞、五味子、地黄、薏苡仁、茯苓、沙参、生姜、葱白、当归、贝母、杏仁、乌梅、鹿茸、核桃、莲子、蜂蜜、龙眼、百合、附子等，都是具有药性的食物，常作为配制药膳的原料。汉代名医张仲景的《伤寒杂病论》进一步发展了中医理论，在治疗上除了用药还采用了大量的饮食调养方法来配合，如白虎汤、桃花汤、竹叶石膏汤、瓜蒂散等。汉代作为我国药膳食疗学的理论奠基时期，就已经有了较丰富的药膳知识，但仍不系统。本章将分类详细介绍药物类原料的相关情况，系统地了解中医药理论与中医药膳的基本性知识。

一、解表类

凡以发散表邪、治疗表证为主的药物，称解表药，又叫发表药。

本类药物大多性味辛散轻扬，主入肺、膀胱经，偏行肌表，能促进机体发汗，使表邪由汗出而解，从而达到治愈表证、防止疾病传变的目的。即《黄帝内经》所谓："其在皮者，汗而发之。"此外，部分解表药因其发散的特性，也能用于水肿、咳喘、麻疹、疼痛、外科疮疡等疾病的治疗。根据解表药的药性及功效主治差异，可分为发散风寒药及发散风热药两类。有时又称辛温解表药与辛凉解表药。发散风寒类与发散风热类解表药分别针对外感风寒、风热表邪的不同。感受风寒与风热邪气，所发生的风寒、风热病证就是应用发散风寒与风热的区分关键。

另外，"阳加于阴，谓之汗"使用发汗力较强的解表药时，用量不宜过大，以免发汗太过，耗伤阳气，损及津液，严重可造成"亡阳"与"伤阴"。此外，汗为津液，血汗同源，故表虚自汗、阴虚盗汗以及疮疡日久、淋证、失血患者，虽有表证，也应慎用解表药。同时，使用解表药还应注意因时因地而异，如春夏腠理疏松，容易出汗，解表药用量宜轻；冬季腠理致密，不易汗出，解表药用量宜重；北方严寒地区用药宜重；南方炎热地区用药宜轻。且解表药多为辛散轻扬之品，入汤剂不宜久煎，以免有效成分挥发而降低药效。

现代药理研究发现，解表药具有解热、抗菌、抗病毒作用，部分药物还具有降血糖、改善心肌供血、健胃、利尿等作用。

（一）发散风寒

发散风寒药性味多辛温，故以发散风寒为其主要作用，适用于外感风寒所致的恶寒、发热、无汗、头痛、身痛、舌苔薄白、脉浮紧等风寒表证。发散风寒药因其发散的特征，还兼有平喘、化痰、透疹、行气、止呕、利水、祛风除湿等功效。

紫苏《名医别录》

【异名】苏，苏叶，紫菜。

【基原】为唇形科植物紫苏的叶或带叶小软枝。

【性味归经】辛，温。归肺、脾、胃经。

【功效】散寒解表，宣肺化痰，行气和中，安胎，解鱼蟹毒。

【用量用法】内服：煎汤，5~15 g。

【成分】本品含挥发油、紫苏醛、左旋柠檬烯及少量的 α-蒎烯等。

【药理作用】苏叶煎剂有缓和的解热作用，刺激汗腺分泌；有健胃，促进消化，促进消化液分泌，增进胃肠蠕动的作用；还可以止咳平喘祛痰，能减少支气管分泌，缓解支气管痉挛。本品水煎剂具有抗菌作用，能抑制大肠杆菌、痢疾杆菌、葡萄球菌、伤寒杆菌、变形杆菌等。紫苏能止血与抗凝血，缩短血凝时间、血浆复钙时间和凝血活酶时间。紫苏油可使血糖上升。

【使用注意】阴虚、气虚及温病患者慎服。

应用

风寒表证见咳嗽痰多、胸脘胀满、恶心呕吐、腹痛吐泻、胎动不安、妊娠恶阻、食鱼蟹中毒。

❶ 风寒感冒见恶寒发热，咳嗽，气喘，胸闷腹胀等症：紫苏嫩叶 300 g 洗净，入沸水锅焯透，捞出洗净，挤干水分，切段放盘内，加入精盐、味精、酱油、麻油，拌匀作菜食用（《中国保健中药》）。

❷ 鱼蟹中毒引起的吐泻、腹痛等症：紫苏、生姜各 30 g，煎汤服（《中国药膳学》）。

❸ 孕后 2~3 个月，妊娠恶阻，脘腹胀闷，呕恶不食等症：苏梗 9 g，生姜 6 g，大枣 10 枚，陈皮 6 g，红糖 15 g，共煎取汁，代茶饮（《百病饮食自疗》）。

生姜《名医别录》

【异名】姜，鲜姜。

【基原】为多年生草本植物姜的新鲜根茎。

【性味归经】辛，温。归肺、脾、胃经。

【功效】散寒解表，温中止呕，温肺止咳。

【用量用法】煎汤、绞汁，3~10 g。

【成分】本品含挥发油，油中主要为姜醇、姜烯、水芹烯、莰烯、柠檬醛、芳樟醇等；尚含辣味成分姜辣素，分解后变成姜酮及多种氨基酸等。

【药理作用】生姜健胃，助消化，止呕作用强烈。姜辣素能促进消化液分泌，保护胃黏膜。另外，生姜油抗炎、解热作用明显，保肝利胆，生姜油、姜辣醇等能抗肝损伤，丙酮提取物能促进胆汁分泌。其醇提物能兴奋血管运动中枢、呼吸中枢、心脏。正常人咀嚼生姜，可升高血压。生姜水浸液有抗菌作用，并有防止血吸虫卵孵化及杀灭血吸虫作用。

【使用注意】阴虚内热及实热证忌服。

应用

风寒感冒，恶寒发热，头痛鼻塞，呕吐，痰饮喘咳，胀满，泄泻等。

❶ 风寒感冒、恶寒、发热、呕恶、头痛：生姜 6 g，紫苏叶 30 g，水煎顿服（《本草汇言》）。

❷ 冷痰嗽、咳嗽痰多、痰质清稀：生姜 60 g，饴糖 30 g，水煎，温和徐徐饮之（《本草汇言》）。

❸ 顽固性呕吐，晕车晕船的眩晕：生姜 30 g（切丁），醋浆 140 g，共煮，空腹和滓食之（《食医心镜》）。

❹ 妇女月经不调，功能性子宫出血，产后血晕：生姜汁 2 g，鲜益母草汁 10 g，鲜生地黄汁 40 g，鲜藕汁 40 g，蜂蜜 10 g，粳米 100 g。先以粳米煮粥。待米熟时，加入上述诸药汁及蜂蜜，煮成稀粥即成，温服（《太平圣惠方》）。

香薷《名医别录》

【异名】香茹，香草，香薷叶。

【基原】为唇形科植物石香薷或江香薷的干燥地上部分。

【性味归经】辛，微温。归肺、脾、胃经。

【功效】发汗解表，化湿和中，利水消肿。

【用量用法】煎服，3~9 g。本品用于发表，量不宜过大，且不宜久煎；用于利水消肿，量宜稍大，宜用丸服。

【成分】本品含挥发油，油中主要有香荆芥酚、百里香酚等成分，另含甾醇、黄酮苷等。

【药理作用】挥发油有发汗解热作用；还能刺激消化腺分泌，抑制肠管的收缩，促进胃肠蠕动。另外，挥发油有抗菌、抗病毒的广普抗抑作用。香薷酊剂利尿，能刺激肾血管而使肾小球充血，滤过性增大。

【使用注意】本品辛温发汗之力较强，表虚有汗及暑热证当忌用。

应用

风寒感冒引起的恶寒、发热、头痛、身重、无汗、脘满纳差、苔腻，或恶心呕吐、腹泻；暑湿、阴暑的上吐下泻等。

❶ 风寒感冒：香薷 10 g，厚朴 15 g，扁豆 10 g。煎汤，温服（《太平惠民和剂局方》）。

❷ 暑湿、阴暑的心烦尿赤，口干口苦者：香薷、薄荷、淡竹叶各 5 g，车前草 10 g，水煎代茶饮（《中国药膳学》）。

白芷《神农本草经》

【异名】川白芷，芳香，香白芷。

【基原】为伞形科植物白芷或杭白芷的干燥根。

【性味归经】辛，温。归肺、脾、胃经。

【功效】解表散寒，祛风止痛，通鼻窍，燥湿止带，消肿排脓。

【用量用法】煎服，3~9 g。外用适量，研末敷。

【成分】白芷与杭白芷的化学成分相似，主要含挥发油，并含白芷毒素、花椒毒素、甾醇、硬脂酸、白当归素等；杭白芷另含 6 种呋喃香豆精和两种白色结晶物。

【药理作用】白芷煎剂有明显解热作用。小剂量白芷毒素有兴奋中枢神经如运动中枢、呼吸中枢、迷走神经，使血压升高、脉搏变慢、呼吸加深，并能引起流涎呕吐；大量能引起强直性痉挛，继以全身麻痹。白芷水煎剂对大肠杆菌、痢疾杆菌、伤寒杆菌、铜绿假单胞菌、变形杆菌有一定抑制作用。呋喃香豆素类化合物为“光活性物质”，可以治疗白癜风及银屑病。

【使用注意】本品辛香温燥，阴虚血热者忌服。痈疽溃后宜减去。

应用

风寒感冒。用于发热、恶寒、鼻塞、头痛等。

❶ 风寒感冒：川芎 15 g，白芷 10 g。加适量水，中火煎煮 15 分钟，用洁净纱布过滤，取汁即成。代茶，频频饮用（《中华药膳》）。

❷ 头痛，牙痛，痹痛等多种疼痛证：白芷 75 g，川芎、甘草、川乌各 30 g。研末，每次 3 g，以茶叶薄荷汤调下（《谈野翁试效方》）。

❸ 风寒流涕的鼻渊：白芷 30 g，荆芥穗 3 g。研末，每次 6 g，以茶冲服（《百一选方》）。

芫荽《食疗本草》

【异名】香菜，胡菜，胡荽，满天星。

【基原】为伞形科植物芫荽的全草。

【性味归经】辛，温。归肺、胃经。

【功效】发表透疹，开胃消食。

【用量用法】煎服，3~6 g。外用适量，局部熏洗。

【成分】本品含挥发油、维生素 C、苹果酸钾、芫荽异香豆精、芳樟醇等。

【药理作用】芫荽有促进外周血液循环的作用。胡荽子能增进胃肠腺体分泌和胆汁分泌。挥发油有抗真菌作用。

【使用注意】本品芳香辛温，胃热者忌服，汗出多者慎用。

应用

用于风寒感冒，麻疹、痘疹透发不畅，食积，脘腹胀痛，呕恶，脱肛，丹毒，疮肿初起，蛇伤。

❶ 风寒感冒，头痛鼻塞：苏叶 6 g，生姜 6 g，芫荽 9 g。水煎服（《甘肃中草药手册》）。

❷ 小儿疹痘，欲令速出，或者出而不畅：芫荽 120 g，细切。以酒两大盏，煎令沸，沃胡荽，不令气出。候冷去滓，喷洒从颈项以下，后背、两脚胸腹，勿喷于面（《太平圣惠方》）。

❸ 小儿消化不良，腹胀：鲜芫荽 30 g，水煎服（《中医药膳学》）。

（二）发散风热

发散风热药性味多辛凉，发散作用较辛温解表药缓和，以发散风热为其主要作用，适用于外感风热所致的发热、微恶风寒、咽干口渴、舌苔薄黄、脉浮数等症。发散风热药在应用于温病初起时，要配伍适当的清热解毒药。

薄荷《新修本草》

【异名】南薄荷，夜息花，升阳菜。

【基原】为唇形科植物薄荷的全草或叶。

【性味归经】辛，凉。归肺、肝经。

【功效】散风热，清头目，利咽喉，透疹，解郁。

【用量用法】内服：煎汤，2~10 g，不宜久煎，入煎剂宜后下；或入丸、散。

【成分】本品含挥发油，油中主要成分为薄荷醇、薄荷酮、异薄荷酮、柠檬烯、桉叶素等。

【药理作用】薄荷的挥发油涂擦于皮肤，先出现凉感，继而有微灼感。薄荷油内服小剂量通过兴奋中枢神经系统，使皮肤毛细血管扩张，促进汗腺分泌，增加散热，故有发汗解热作用。薄荷油能抑制胃肠平滑肌收缩，能对抗乙酰胆碱而呈现解痉作用。薄荷注射液有明显的利胆作用。

【使用注意】本品芳香辛散，表虚汗多者忌服。阴虚血燥者不宜服。

应用

用于风热表证所致的头痛目赤、咽喉肿痛；麻疹不透，瘾疹瘙痒；肝郁胁痛。

❶ 外感风热见头痛发热，目赤，咽喉肿痛，麻疹初起透发不畅：鲜薄荷 30 g（干薄荷 10 g），粳米 30 g，冰糖少许。将薄荷煎取浓汁；另取粳米加井水共煮稀粥，兑入薄荷汁一半量，再煮一沸，加入冰糖令溶。早晚各1次，温热食。忌用糯米（《常见病食疗食补大全》）。

❷ 外感风热见头痛目赤，咽喉红肿疼痛：薄荷、砂糖适量。沸水浸泡饮（《中国药膳学》）。

❸ 气郁的食欲不振、纳呆：鸡胸脯肉 150 g，薄荷 150 g，鸡肉切成细丝，加蛋清、淀粉、盐拌匀待用，薄荷洗净，将拌好的鸡丝过油。另起锅，加油，下葱姜蒜，加料酒、薄荷、盐、味精略炒，淋上油即可适量食用（《中国养生食谱》）。

桑叶《新修本草》

【异名】铁扇子，蚕叶，冬桑叶，霜桑叶。

【基原】为桑科植物桑树的叶。

【性味归经】苦、甘，寒。归肺、肝经。

【功效】疏散风热，清肺润燥，清肝明目。

【用量用法】内服：煎汤，5~9 g；或入丸、散；外用：适量，煎水洗眼或捣敷。

【成分】本品含脱皮固酮、挥发油、牛膝固酮、芸香苷、东莨菪素、胆碱、维生素 B_9、绿原酸等。

【药理作用】鲜桑叶煎剂具有广谱抗菌作用，对金黄色葡萄球菌、乙型溶血性链球菌、白喉杆菌等多种致病菌有抑制作用。桑叶的脱皮固酮有降血糖作用，脱皮激素还能降低血脂。蜕皮激素能促进细胞生长，刺激真皮细胞分裂。

【使用注意】表虚汗多者忌服。

应用

用于风热感冒，风温初起，发热头痛，咳嗽胸痛，汗出恶风；或肺燥干咳无痰，咽干口渴；风热及肝阳上扰，目赤肿痛。

❶ 外感风热，头痛发热，咽红肿痛，口干微渴：桑叶、菊花、薄荷、甘草各 10 g，开水冲泡，代茶饮（《常见病的饮食疗法》）。

❷ 燥热伤肺，干咳无痰：桑叶 10 g，杏仁、沙参各 5 g，象贝 3 g，梨皮 15 g，煎汁，调入冰糖 10 g，搅匀，代茶饮（《常见病的饮食疗法》）。

❸ 肝阳上亢，眩晕证：桑叶、菊花、枸杞子各 10 g，决明子 6 g，水煎取汁，代茶饮（《山东中草药手册》）。

菊花《神农本草经》

【异名】节华，金精，真菊，金蕊，药菊。

【基原】为菊科植物菊的干燥头状花序。

【性味归经】辛、甘、苦，微寒。归肺、肝经。

【功效】疏散风热，平抑肝阳，清肝明目，清热解毒。

【用量用法】煎服，5~15 g。外感风热宜用黄菊花，清肝明目、平肝宜用白菊花。

【成分】本品含有菊苷、黄酮、挥发油、胆碱、香豆精类化合物及生物碱等。

【药理作用】菊花有扩张冠状动脉，增加冠脉血流量，从而减轻心肌耗氧量的作用；并具有降压、抑制局部毛细血管通透性，还有解热、抗炎、镇静作用。菊花水浸剂或煎剂，对金黄色葡萄球菌、乙型溶血性链球菌、多种致病性杆菌及皮肤真菌均有一定抑制作用。

【使用注意】脾胃虚寒、食少泄泻者慎服。

应用

用于外感风热或风温初起见发热头痛、眩晕、目赤肿痛；疔疮肿毒。

❶ 热毒风上攻所致目赤头眩、眼花面肿：菊花（焙）、排风子（焙）、甘草（炮）各 50 g。上三味捣罗为散，夜卧时温水调下 15 g（《圣济总录》）。

❷ 风热初起及肝阳上亢的头痛、眩晕：白菊花 15 g，沸水冲泡，当茶饮（《实用药膳学》）。

❸ 疔疮，肿毒，或风热、肝热上攻之头痛、眩晕、目赤、心胸烦热：菊花

10 g，粳米 50 g。先煎菊花，去渣取汁，后入米煮粥。空腹食（《慈山粥谱》）。

❹ 风热外感，咽痛：金银花、菊花、山楂各 500 g，精制蜜 5000 g。将金银花、菊花择选干净，用水淘洗后放在洁净的锅内，山楂择选后洗净，一同放在锅里，注入清水（约 30 g），用文火烧沸约半小时，即可起锅，滤出煎液待用。将所需蜂蜜倒入干净的锅内，用文火加热保持微沸，炼至色微黄，粘手成丝即成。将炼制过的蜂蜜缓缓倒入熬成的汁内，搅拌均匀，待蜂蜜全部溶化后，用纱布二层过滤去渣，冷却后即成。代茶饮（《名医药膳大全》）。

葛根《神农本草经》

【异名】葛条，甘葛，葛藤，粉葛。

【基原】为豆科植物野葛或甘葛藤的干燥根。

【性味归经】甘、辛，凉。归脾、胃经。

【功效】解肌退热，透疹，生津止渴，升阳止泻。

【用量用法】煎服：10~30 g。解肌退热、透疹、生津宜生用，止泻宜煨用。

【成分】本品主要含黄酮类物质，包括黄豆苷、黄豆苷元、葛根素等。

【药理作用】葛根粉灌胃、葛根煎剂腹腔注射均有解热作用。葛根煎剂、醇浸剂、总黄酮、黄豆苷、葛根素均能对急性心肌缺血产生治疗作用。葛根总黄酮能扩张脑血管和冠脉血管，增加脑血流量和冠脉血流量，降低心肌耗氧量。葛根能直接扩张血管，使外周阻力下降，而有明显降压作用，能较好缓解高血压病人的“项紧”症状。葛根素能改善微循环，提高局部微血流量，抑制血小板凝集。葛根浸膏有广泛的 β 受体阻滞作用。对实验动物离体肠管有明显解痉作用，能对抗乙酰胆碱所致的肠管痉挛。葛根还有轻微降血糖作用。

【使用注意】本品治疗腹泻用量应大，胃寒者当慎用。

应用

用于外感表证、麻疹、消渴、腹泻等。

❶ 表证发热，项背强痛：葛根、薏苡仁、粳米各 50 g，刺五加 15 g。所有原料洗净，葛根切碎，刺五加先煎取汁，与余料同放锅中，加水适量。武火煮沸，文火熬粥，加冰糖适量（《滋补药材家用手册》）。

❷ 麻疹透发不畅：葛根 30 g，升麻 10 g，芍药 15 g，甘草 10 g，煎汤温服（《阎氏小儿方论》）。

❸ 热病口渴，消渴证：葛根粉 30 g，冬瓜块 500 g，粳米 100 g，共煮成粥，分 2~3 次食之（《中华药膳》）。

淡豆豉《神农本草经》

【异名】香豉，淡豉。

【基原】为豆科植物大豆的成熟种子发酵加工品。

【性味归经】苦、辛，凉。归肺、胃经。

【功效】解表，除烦。

【用量用法】煎服，6~15 g。

【成分】本品含脂肪、蛋白质和酶类等成分。

【药理作用】淡豆豉有微弱的发汗作用，并有健胃、助消化作用。

【使用注意】脾胃虚寒、便溏慎用。用麻黄、紫苏等同制的，药性偏于辛温，适用于外感风寒之证。用桑叶、青蒿等同制的，药性偏于寒凉，适用于外感风热或温病初起之证。

应用

用于外感表证与热证之心烦、失眠等。

❶ 外感表证的风寒感冒初起，恶寒发热、无汗、头痛、鼻塞：豆豉 15 g，葱白 3 根，生姜 3 片，苏叶 10 g，水煎服，卧床盖被（《肘后方》）。

❷ 热病烦闷者：淡豆豉 50 g，苦瓜 400 g，红辣椒 1 个，芝麻油、花生油、食盐、味精各适量，清炒（《名医珍藏食物本草》）。

牛蒡子（牛蒡根）《名医别录》

【异名】恶实，鼠粘子，黍粘子，大力子，毛然然子，黑风子，毛锥子。

【基原】为菊科植物牛蒡的干燥成熟果实。

【性味归经】辛、苦，寒。归肺、胃经。

【功效】疏散风热，宣肺祛痰，利咽透疹，解毒消肿。

【用量用法】煎服，3~12 g。炒用可使其苦寒及滑肠之性略减。

【成分】本品含牛蒡子苷、生物碱、脂肪油、拉帕酚、维生素等。

【药理作用】牛蒡子煎剂对金黄色葡萄球菌及肺炎双球菌有显著抑制作用。水浸剂对多种致病性皮肤真菌有不同程度的抑制作用。牛蒡子尚有解热、泻下、利尿、抗肾病、降低血糖、抗肿瘤作用。

【使用注意】本品性寒，滑肠通便，气虚便溏者慎用。

应用

用于风热外感，温病初起；麻疹不透；外科疔疮，丹毒等。

❶ 风热感冒，温病初起：黑豆 200 g 洗净浸泡软，与牛蒡子加 4 碗水煎煮，大火沸后转小火煮约 30 分钟，滤渣即可喝汁（《中药滋补与养生药膳》）。

❷ 麻疹不透，风疹瘙痒：牛蒡子、浮萍等分，以薄荷汤调下 10 g，日 2 服（《养生必用方》）。

❸ 痈肿疮毒，丹毒，痄腮喉痹者：牛蒡子 15 g，马钱子 1 g。上二味，捣为散，每空腹以暖水服 2 g，日服 2 次（《广济方》）。

二、清热类

清热药是指以清泄里热为主要作用，主治里热证的药物。属于《黄帝内经》"热者寒之"的治则、治法中的"清法"。本类药物性质寒凉，沉降入里，通过清热泻火、凉血、解毒及清虚热等不同作用，使里热得以清解。

清热药主要用治温热病的高热烦渴、诸脏腑火热证、湿热泻痢、温毒发斑、痈肿疮毒、肠痈、肺痈及阴虚发热、骨蒸痨热等里热证。

由于发病原因不一，病情变化不同，患者体质有异，故里热证有热在气分、血分之分，也有实热、虚热之别。清热药根据情况选择应用。本章主要分为，清热泻火、清热解毒、清热凉血三类。另外，清热药一般要明确与泻下药物的使用区别。

本类药物性多寒凉，易伤脾胃阳气，故脾胃虚弱、食少便溏者慎用；苦寒药物易化燥伤阴，热证伤阴或阴虚患者慎用；清热药禁用于阴盛格阳或真寒假热之证。

现代药理研究证明，清热药一般具有抗病原微生物、抗肿瘤、解热、抗炎作用；部分药物有增强机体特异性或非特异性功能、抗变态反应、镇静、降血压等作用。

（一）清热泻火

本类药物多为甘寒或苦寒。以清肺、胃气分实热为主，有些尚能清心热、暑热或清肝明目。适用于壮热口渴、烦躁或谵语发狂，舌苔黄燥，脉洪大有力，或肝热目疾等实热证。清热泻火药性寒凉，易伤中影响脾胃运化，凡脾胃虚寒、食少便溏者当忌用，或配以和中之品。

鲜芦根《神农本草经》

【异名】苇茎，鲜芦根，苇根，鲜苇根。

【基原】为禾本科植物芦苇的新鲜或干燥根茎。

【性味归经】甘，寒。归肺、胃经。

【功效】清热泻火，生津止渴，除烦止呕。

【用量用法】煎服，干品 10~30 g；鲜品加倍，或捣汁用。

【成分】本品所含多聚醇、甜菜碱、薏苡素、天冬酰胺及黄酮类化合物等。

【药理作用】本品有解热、镇静、镇痛、降血压等作用。芦根多糖有保肝及免疫促进作用。本品还有降血糖、抗氧化及雌激素样作用，对 β-溶血性链球菌有抑制作用。本品所含薏苡素对骨骼肌有抑制作用。

【使用注意】脾胃虚寒者慎服。

应用

用于热病伤津所致烦热口渴，舌燥少津，肺热肺痈，咳吐脓痰，痰中带血；胃热呕吐，反胃，呃逆。

❶高热引起的口渴心烦，胃热呕吐呃逆及肺热咳嗽，肺痈：芦根 100~150 g，竹茹 15~20 g，粳米 60 g，生姜 2 片。先将芦根、竹茹同煎取汁，去渣，入粳米煮粥，粥欲熟时加入生姜，稍煮即可（《食医心鉴》）。

❷温热病热伤津液，口中燥渴，咳唾白沫，黏滞不爽：芦根 100 g，麦门冬 100 g，荸荠 500 g，梨 1000 g，藕 500 g。梨去皮核，荸荠去皮，藕去节，与芦根、麦门冬切碎，以洁净纱布绞取汁和匀凉饮，亦可隔水炖，温服（《温病条辨》）。

淡竹叶《神农本草经》

【异名】竹叶，碎骨子，山鸡米，金鸡米，迷身草，竹叶卷心。

【基原】为禾本科植物淡竹叶的干燥茎叶。

【性味归经】甘、淡，寒。归心、胃、小肠经。

【功效】清热泻火，除烦，利尿。

【用量用法】煎服，6~15 g，或入丸散。

【成分】本品中含有大量的黄酮类化合物和生物活性多糖及其他有效成分，如酚酸类化合物、蒽醌类化合物、萜类内酯、特种氨基酸和活性肽以及锰、锌、硒等微量元素。竹叶中所含的功能因子主要是黄酮糖苷和香豆素类内酯。

【药理作用】竹叶提取物具有优良的抗自由基、抗氧化、抗衰老、降血脂和血胆固醇的作用。水煎剂对金黄色葡萄球菌、溶血性链球菌有抑制作用。此外，还有升高血糖作用。

【使用注意】脾胃虚寒、便溏食少者忌用。

应用

用于温热病证，心烦、口渴、小便黄赤、尿血等。

❶ 热病烦渴：淡竹叶、白茅根各 50 g，西瓜 1 大片，甘草适量，蜂蜜少许。将淡竹叶、白茅根洗净，甘草、西瓜连皮一起放入 1000 mL 的水中，煮 30 分钟后，去滓取汁，待凉，再加入少许蜂蜜（《本草纲目方药精选》）。

❷ 口疮尿赤、热淋涩痛：先将淡竹叶 10 g、通草 5 g、甘草 1.5 g 剁碎装入纱布袋；锅中加水，将纱布袋与绿豆、粳米一起泡 30 分钟；最后，文火煮粥即成（《中华药膳》）。

栀子《神农本草经》

【异名】越桃，山栀。

【基原】为茜草科植物栀子的干燥成熟果实。

【性味归经】苦，寒。归心、肺、三焦经。

【功效】泻火除烦，清热利湿，凉血解毒。

【用量用法】煎服，3~10 g。外用生品适量，研末调敷，或鲜品捣敷。

【成分】本品含栀子素、栀子酮苷、栀子苷、去羟栀子苷、绿原酸、京尼平苷酸、黄酮类栀子素、藏红花素、藏红花酸、熊果酸等。

【药理作用】栀子醇提取物给小鼠腹腔注射，有镇静作用。栀子提取物有利胆作用，其提取物及藏红花苷、藏红花酸、格尼泊素等均可使胆汁分泌量增加；栀子的提取物还有利胰及降胰酶作用；栀子能明显抑制细菌性炎症。栀子煎剂及醇提取物有降压作用，减少动脉硬化发生率；本品对金黄色葡萄球菌、脑膜炎双球菌、卡他球菌及多种皮肤真菌有抑制作用。

【使用注意】本品苦寒伤胃，脾虚便溏者不宜用。

应用

用于热病烦闷、湿热黄疸、血热吐衄、疮疡肿毒、跌打损伤等。

❶ 黄疸，淋证，心烦不眠，目赤肿痛：栀子 3~5 g，粳米 30~60 g，将栀子碾成细末，煎粳米为稀粥，待粥将成时，放入栀子稍煮即成。每日分 2 次食用（《养生食鉴》）。

❷ 肺热或肺部燥热，咳嗽或咯血：鲜栀子 15 g，蜂蜜少许。加水煎汤，饮用（《食疗本草学》）。

决明子《神农本草经》

【异名】草决明，还瞳子，马蹄决明。

【基原】为豆科植物决明或小决明的干燥成熟种子。

【性味归经】甘、苦、咸，微寒。归肝、大肠经。

【功效】清热明目，润肠通便。

【用量用法】煎服，10~15 g，打碎煎服；用于润肠通便，不宜久煎。

【成分】本品主含游离及结合成苷的大黄酸、大黄素、芦荟大黄素、决明子素、橙黄决明子素、决明素等，此外尚有粘液、蛋白质、脂肪油、胡萝卜素等。

【药理作用】本品的水浸出液、醇水浸出液及乙醇浸出液都有降压及利尿作用；动物实验及临床应用均证明，有降低血浆总胆固醇和甘油三脂的作用；决明子对细胞免疫功能有抑制作用，对体液免疫功能无明显影响，对吞噬细胞吞噬功能有增强作用；其所含蒽醌类物质有缓和的泻下作用；其醇浸出液除去醇后，对多种细菌有抑制作用。

【使用注意】本品性寒降泄，故气虚便溏或低血压者不宜用。

应用

用于目赤、目暗及肠燥便秘等。另外，本品对高血压病及高脂血症有效。

❶ 火热证的大便秘结：菊花 10 g，山楂 15 g，决明子 15 g，白糖 30 g。取菊花及山楂除去杂质，草决明子除去杂质捣碎。将以上三味加水适量，煎煮 40 分钟，去渣取汁，兑入白糖，晾温。代茶饮用（《民间验方》）。

❷ 高血压，高脂血症：决明子 10~15 g，粳米 50 g，冰糖适量。先把决明子放入锅内炒至微有香气，待冷后煎汁，去渣取汁。放入粳米煮粥，粥熟后加入冰糖，再煮一二沸即可。分顿食用（《慈山粥谱》）。

（二）清热解毒

本类药物长于清热解毒而适用于各种热毒病证，“毒”的含义颇广，不过清热药所治的毒，则以热毒、疫毒、疮毒等为主，适用于温病、泄痢、外疡内痈、烧烫伤、咽红肿痛等。

金银花《新修本草》

【异名】银花，忍冬花，鹭鸶花，二宝花。

【基原】为忍冬科植物忍冬、红腺忍冬、山银花或毛花柱忍冬的干燥花蕾或带初开的花。

【性味归经】甘，寒。归肺、心、胃经。

【功效】清热解毒，疏散风热。

【用量用法】煎服，10~20 g。疏散风热、清泄里热以生品为佳；露剂多用于暑热烦渴。解表轻用，解毒宜重用。

【成分】本品含有绿原酸、异绿原酸、忍冬苷、挥发油、木犀草素、黄酮类、肌醇、皂苷、鞣质等。

【药理作用】本品具有广谱抗菌作用，对金黄色葡萄球菌、溶血性链球菌、变形链球菌、伤寒杆菌、痢疾杆菌等致病菌有较强的抑制作用，对钩端螺旋体、腺病毒、流感病毒及致病霉菌等多种病原微生物亦有抑制作用；金银花煎剂能解热及促进白细胞的吞噬作用。本品提取物口服对大鼠实验性胃溃疡有轻度预防效果，所含的绿原酸有一定降低胆固醇作用。

【使用注意】脾胃虚寒及气虚疮疡脓清者忌用。

应用

用于温病发热、热毒血痢、痈肿疔疮喉痹及多种感染性疾病。

❶ 热证的疮肿，肺痈，肠痈：金银花 50 g，甘草 10 g。用水 2 碗，煎取半碗，再入酒半碗，略煎分 3 份。早、午、晚各服 1 份，重者 1 天 2 剂（《医方集解》）。

❷ 火毒的咽痛：金银花、白糖各 18 g，开水浸泡，凉后当茶饮（《家庭饮食疗法》）。

❸ 温病初起见发热恶寒，咳嗽，咽喉肿痛等：金银花 30 g，水煎去渣取汁，再加粳米 50 g，清水适量，共煮为稀薄粥食用（《实用药膳学》）。

蒲公英《新修本草》

【异名】华花郎，蒲公草，食用蒲公英，尿床草，西洋蒲公英，婆婆丁。

【基原】为菊科植物蒲公英、碱地蒲公英或同属数种植物的干燥全草。

【性味归经】苦、甘，寒。归肝、胃经。

【功效】清热解毒，消肿散结，利湿通淋。

【用量用法】煎服，10~20 g。外用鲜品适量捣敷或煎汤熏洗患处。

【成分】本品含蒲公英固醇、蒲公英素、蒲公英苦素，还含有胆碱、肌醇、莴苣醇、蒲公英赛醇、咖啡酸及树脂等。

【药理作用】本品煎剂或浸剂抗病原体作用较强，对金黄色葡萄球菌、溶血性链球菌及奈瑟卡他球菌有较强的抑制作用，对肺炎双球菌、脑膜炎双球菌、白喉杆菌、福氏痢疾杆菌、铜绿假单胞菌及钩端螺旋体等也有一定的抑制作用。蒲公英对消化道系统的影响，包括利胆、保肝、抗内毒素的作用。蒲公英还有抗肿瘤、抗氧化、利尿、通乳等作用。

【使用注意】用量过大，可致腹泻。

应用

用于热证的痈肿疔毒、黄疸、淋证等。

❶ 痈肿疔毒，乳痈内痈：蒲公英 30 g，忍冬藤 60 g，捣烂，加水 2 碗，煎至 1 碗，饭前服用（《积德堂方》）。

❷ 热证咽痛、胃痛，热淋涩痛：黄瓜 50 g 洗净，切片，蒲公英 30 g，大米 50 g，加水 1000 mL，煮成粥后加入黄瓜、蒲公英，再煮片刻，即可食用（《食疗秘方》）。

土茯苓《本草纲目》

【异名】冷饭团，硬饭头，红土苓。

【基原】为百合科植物光叶菝葜的干燥块茎。

【性味归经】甘、淡，平。归肝、胃经。

【功效】解毒，除湿，通利关节。

【用量用法】煎服，15~60 g。外用适量。

【成分】本品含皂苷、鞣质、β-谷甾醇、黄酮、树脂，还含有挥发油、多糖、淀粉等。

【药理作用】本品有明显的利尿、镇痛、护肝、抗心律失常作用；本品抗菌作用明显，对金黄色葡萄球菌、溶血性链球菌、大肠杆菌、铜绿假单胞菌、伤寒杆菌等均有抑制作用；本品还能缓解汞中毒；本品可通过影响 T 淋巴细胞释放淋巴因子的炎症过程而选择性地抑制细胞免疫反应；明显拮抗棉酚毒性。

【使用注意】服药期间忌饮茶，否则可导致脱发。

应用

湿热疫毒证。用于痛风、梅毒、淋证、风湿性关节炎、外科痈肿、妇科带下等。

❶ 杨梅毒疮，肢体拘挛的风湿骨痛，疮疡肿毒：鲜土茯苓、猪肉各 500 g。将土茯苓、猪肉洗净切片，锅热放入肉片煸炒至水干，投入土茯苓，点入味精（《药食两用中草药》）。

❷ 淋浊带下，湿疹瘙痒：绿豆、土茯苓、赤小豆各 50 g，红糖适量，加水

煲，水开后，再煮，即可食用（《中华药膳》）。

鱼腥草《名医别录》

【异名】狗心草，折耳根，狗点耳，蕺菜。

【基原】为三白草科植物蕺菜的干燥地上部分。

【性味归经】辛，微寒。归肺经。

【功效】清热解毒，消痈排脓，利尿通淋。

【用量用法】煎服，15~30 g，不宜久煎。鲜品用量加倍，水煎或捣汁服。外用适量，捣敷或煎汤熏洗患处。

【成分】本品含鱼腥草素、挥发油（癸酰乙醛）、蕺菜碱、异槲皮苷、氯化钾等。

【药理作用】鱼腥草素对金黄色葡萄球菌、溶血性链球菌、肺炎双球菌、奈瑟卡他球菌、甲型链球菌、流感杆菌、伤寒杆菌以及结核杆菌等，均有不同程度的抑制作用；其用乙醚提取的非挥发物，还有抗病毒作用。本品能增强白细胞吞噬能力，提高机体免疫力。本品具有较强的利尿作用，所含槲皮素及钾盐能扩张肾动脉，增加肾动脉血流量。此外，还有镇痛、止血、促进组织再生、促进伤口愈合以及镇咳等作用。

【使用注意】本品含挥发油，不宜久煎。虚寒证忌服。

应用

用于肺痈吐脓、痰热喘咳、喉蛾、热痢、痈肿疮毒、热淋。

❶ 肺痈吐脓、吐血：鱼腥草 30 g，天花粉 15 g，侧柏叶 10 g，煎汤服之（《滇南本草》）。

❷ 肺热咳嗽，痰血脓臭，痔疮疼痛等：鲜鱼腥草 60 g（干鱼腥草 20 g），猪肺 200 g。将猪肺洗净切块，除泡沫，与鱼腥草同煮汤，加精盐少许调味，饮汤食猪肺（《饮食疗法》）。

青果《日华子本草》

【异名】青榄，橄榄，青子，黄榄，甘榄等。

【基原】为橄榄科植物橄榄的成熟果实。

【性味归经】甘、酸，平。归肺、胃经。

【功效】清热解毒，利咽生津。

【用量用法】煎服，6~15 g；鲜品尤佳，可用至 30~50 g。

【成分】本品果实含挥发油（樟烯、蒎烯、桉叶素）以及香树脂醇；另含蛋白质、脂肪、碳水化合物、钙、磷、铁、维生素 C 等。

【药理作用】本品能兴奋唾液腺，使唾液分泌增加，故有助消化作用。青果在动物实验中，提取物对半乳糖胺引起的肝细胞中毒有保护作用；亦能缓解四氯化碳对肝脏的损害。

【使用注意】脾胃虚弱、腹胀便溏者慎用。

应用

用于咽喉肿痛、肺热咳嗽、河豚鱼中毒、饮酒过度、鱼骨梗咽喉、消化不良等。

❶ 风火喉痛，喉间红肿：鲜青果 10 个，鲜莱菔子 10 g，水煎服（《王氏医案》）。

❷ 酒伤昏闷：橄榄肉 10 个，煎汤饮（《本草汇言》）。

❸ 酒毒、河豚鱼鳖诸毒，诸鱼骨梗喉：橄榄捣汁或煎浓汁饮服（《随息居饮食谱》）。

马齿苋《本草经集注》

【异名】马苋，五行草，长命菜，五方草，瓜子菜，麻绳菜，马齿菜，蚂蚱菜。

【基原】为马齿苋科植物马齿苋的干燥地上部分。

【性味归经】酸，寒。归肝、大肠经。

【功效】清热解毒，凉血止血，止痢。

【用量用法】煎服，9~15 g，鲜品 30~60 g。外用适量，捣敷患处。

【成分】本品鲜草含去甲肾上腺素、多量钾盐、多巴胺、生物碱、黄酮类、氨基酸、有机酸、硝酸钾、硫酸钾，还有钙、磷、铁、硒等微量元素，以及维生素 B_1、维生素 B_2。

【药理作用】本品提取液具有较明显的抗病原体、利尿、降血糖、降血脂、抗氧化、延缓衰老和润肤美容的功效。其注射液对子宫平滑肌有明显的收缩作用。本品能升高血钾浓度，有效成分主要存在于茎中。

【使用注意】脾胃虚寒、肠滑作泄者忌服。

应用

用于痢疾、二便不通、蛇虫蜇伤、疮毒。

❶ 热性的血痢、泄泻、痢疾：马齿苋两大握（切），粳米 60 mL。以上水和

马齿苋煮粥，不着盐醋，空腹淡食（《太平圣惠方》）。

❷ 热性淋证、小便不利、小便疼痛、尿道炎：马齿苋 60 g，生甘草 6 g，水煎服。每日 3 剂，连续服用（《家庭食疗手册》）。

余甘子《唐本草》

【异名】油甘子，庵摩勒，滇橄榄，园酸角，油柑，望果，牛甘子。

【基原】为大戟科油柑属植物余甘子的干燥成熟果实。

【性味归经】甘、微涩，凉。归肺、胃经。

【功效】清热利咽，润肺止咳。

【用量用法】3~9 g，多入丸、散服。

【成分】含有黄酮类化合物、维生素 C、维生素 B_1、维生素 B_2、维生素 B_3、胡萝卜素、维生素 A 等。

【药理作用】余甘子提取物具有抗肿瘤、抗乙肝病毒、抗菌和防治慢性支气管炎合并肺气肿的药理作用。

【使用注意】脾胃虚寒者慎服。

应用

用于血热血瘀、消化不良、腹胀、咳嗽、喉痛、口干及维生素 C 缺乏症。

❶ 白喉：余甘子 500 g，玄参、甘草各 50 g。冷开水泡至起霜花，取霜用棉纸铺开晒干后，加马尾龙胆粉 10 g，冰片 5 g，炒白果仁粉 10 g，吹喉用（《昆明民间常用草药》）。

❷ 感冒发热，咳嗽，咽喉痛，口干烦渴，维生素 C 缺乏症：鲜余甘子果 10 至 30 个。水煎服（广州部队《常用中草药手册》）。

❸ 河豚鱼中毒：余甘子生吃吞汁，并可治鱼骨梗喉（《昆明民间常用草药》）。

菊苣《新疆中草药手册》

【异名】苦苣，苦菜，卡斯尼，皱叶苦苣，明目菜，咖啡萝卜，咖啡草。

【基原】为藏、维吾尔族习用药材。菊科植物毛菊苣及菊苣的地上部分。

【性味归经】微苦、咸，凉。归脾、肺、胆经。

【功效】清肝利胆，健胃消食，利尿消肿。

【用量用法】煎服，9~18 g。

【成分】含马栗树皮素、马栗树皮苷、野莴苣苷、山莴苣素和山莴苣苦素；叶含单咖啡酰酒石酸、二咖啡酰酒石酸。

【药理作用】野生菊苣花的浸剂对动物注射，可以兴奋中枢神经系统并增强心脏活动；煎剂有抗菌、收敛作用。根可提高食欲，改善消化功能。高浓度的浸剂可增强胃液的分泌，但不增进平滑肌张力。其乙醇或乙醚提取物有抗菌作用，有效成分可能为一种倍半萜。有轻泻作用。种子有非特异性植物血球凝集素。

【使用注意】脾胃虚弱、腹胀便溏者慎用。

应用

用于湿热黄疸、胃痛食少、水肿尿少。

黄疸型肝炎：菊苣 15 g，水煎服（《新疆中草药手册》）。

（三）清热凉血

清热凉血药，性味多苦甘或咸寒，具清热凉血作用。用于热入营分或血分证，如温热病热入营血，舌绛，烦躁，神昏谵语，以及血热妄行而发生的各种热证出血，血热而发斑疹等。

生地《神农本草经》

【异名】干地黄，怀生地。

【基原】为玄参科植物地黄的新鲜或干燥块根。

【性味归经】甘、苦，寒。归心、肝、肾经。

【功效】清热凉血，养阴生津。

【用量用法】煎服，10~30 g。鲜品用量加倍，或以鲜品捣汁入药。

【成分】本品含 β- 谷甾醇、甘露醇、梓醇、地黄素、维生素 A 类物质等。鲜地黄含 20 多种氨基酸，其中精氨酸含量最高。干地黄中含有 15 种氨基酸，其中丙氨酸含量最高。

【药理作用】本品水提液有抗炎、降血糖、强心、保肝、降压、镇静、抗炎、抗过敏作用；其乙醇提取物有缩短凝血时间的止血作用；生地对糖皮质激素的影响，有对抗连续服用地塞米松后血浆皮质酮浓度的下降，并能防止肾上腺皮质萎缩的作用。

【使用注意】脾虚湿滞、腹满便溏者不宜使用。

应用

用于热入营血所致口干舌绛、壮热神昏、血热妄行、斑疹吐衄、便血崩漏及津伤口渴、内热消渴等。

❶ 夏日伤暑之身热、口渴，尿赤及夹湿之吐泻，食少：鲜生地 6 g，鲜藿香

10 g，鲜佩兰 6 g，鲜荷叶 6 g，鲜首乌 5 g，鲜建兰叶 6 g，鲜梨汁 10 g（《降夷撮要》）。

❷ 妇女月经不调，功能性子宫出血：鲜生地黄汁 40 g，鲜益母草汁 10 g，鲜藕汁 40 g，生姜汁 2 g，蜂蜜 10 g，粳米 100 g。先以粳米煮粥。待米熟时，加入上述诸药汁及蜂蜜，煮成稀粥即成，温服（《太平圣惠方》）。

三、泻下类

凡能引起腹泻，或润滑大肠、促进排便的药物，称为泻下药。《素问·阴阳应象大论》："其下者引而竭之，中满者泻之于内。"意即肠道有实邪而中满者，可用泻下法以疏利之。本类药为沉降之品，主归大肠经。主要具有泻下通便作用，以排除胃肠积滞和燥屎等，正如《素问·灵兰秘典论》所云："大肠者，传导之官，变化出焉。"

泻下药主要适用于大便秘结、胃肠积滞、实热内结及水肿停饮等里实证。部分药还可用于疮痈肿毒及瘀血证。

使用泻下药应根据里实证的兼证及病人的体质，进行适当配伍。泻下药常配伍行气药，因为积滞阻滞气机，行气有助于导滞，可提高泻下攻积效果。此外，还应根据寒热虚实的不同，进行配伍：如热结便秘者配清热泻火药，寒积便秘者配温里药，里实便秘而正气不足，阴虚者配补阴药，气虚者配益气药。

泻下药作用峻猛，或具有毒性，易伤正气及脾胃，故年老体虚、脾胃虚弱者当慎用；妇女胎前产后及月经期应当忌用。应用作用较强的泻下药时，当奏效即止，切勿过剂，以免损伤胃气。本章所述泻下药多属润下之品，泻下之力相对轻微，也当谨慎使用。

现代药理研究证明，泻下药主要通过不同的作用机制刺激肠道黏膜使蠕动增加而致泻。另外大多药物具有利胆、抗炎、抗菌、抗肿瘤作用及增强机体免疫功能。

火麻仁《神农本草经》

【异名】麻子，麻子仁，大麻子，大麻仁，白麻子，冬麻子。

【基原】为桑科植物大麻的干燥成熟果实。

【性味归经】甘，平。归脾、胃、大肠经。

【功效】润肠通便。

【用量用法】煎服，10~15 g，或捣取汁煮粥。

【成分】本品主要含脂肪油约 30%，油中含有大麻酚、植酸钙镁。

【药理作用】本品有润滑肠道的作用，同时在肠中遇碱性肠液后产生脂肪酸，刺激肠壁，使蠕动增强，从而达到通便作用。本品还能降低血压以及阻止血脂上升。

【使用注意】脾虚湿滞、腹满便溏者不宜使用。

应用

用于血虚津亏，肠燥便秘。

❶ 热性或腑气不通的呕逆：火麻仁 20 g，熬，捣，以水研取汁，放少许盐服（《近医世效方》）。

❷ 大便不通：研火麻仁 15 g，以米煮粥食之（《肘后备急方》）。

❸ 产后血不去：火麻仁 50 g，捣，以酒 1000 mL，渍泡一宿，温服 20 mL，饭前服（《备急千金要方》）。

郁李仁《神农本草经》

【异名】山梅子，小李仁，郁子，郁里仁，李仁肉。

【基原】为蔷薇科植物欧李、郁李或长柄扁桃的干燥成熟种子。

【性味归经】辛、苦、甘，平。归脾、大肠、小肠经。

【功效】润肠通便，利水消肿。

【用量用法】煎服，6~12 g。

【成分】本品含苦杏仁苷、脂肪油、挥发性有机酸、皂苷、植物甾醇等。

【药理作用】本品具润滑性缓泻作用，并对实验动物有显著降压作用。

【使用注意】阴虚液亏及孕妇慎服。

应用

用于病后体虚及胎前产后的肠燥便秘、水肿等。

❶ 风热气秘：郁李仁、陈橘皮、京三棱各 50 g。上三味，捣为散。每服 15 g，空腹煎熟水调下（《圣济总录》）。

❷ 产后肠胃燥热，大便秘涩：郁李仁（研如膏）、朴硝（研）各 50 g，当归、生干地黄各 100 g。上四味，将二味粗捣筛，与别研者二味和匀。每服 15 g，水一盏，煎至七分，去滓温服，未通更服（《圣济总录》）。

❸ 水气，四肢浮肿，上气喘急，大小便不通：用郁李仁、杏仁、薏苡仁各 50 g。为末，米糊丸，如桐子大。每服 40 丸，不拘时，米饮下（《卫生易简方》）。

芦荟《药性论》

【异名】卢会，讷会，象胆，奴会，劳伟。

【基原】为百合科植物库拉索芦荟及好望角芦荟的液质经浓缩的干燥物。

【性味归经】苦，寒。归肝、胃、大肠经。

【功效】泻下通便，清肝，杀虫。

【用量用法】入丸、散服，每次 1~2 g。外用适量，敷患处。

【成分】本品含芦荟大黄素苷、香豆酸、少量 α- 葡萄糖、多种氨基酸等，并含微量挥发油。

【药理作用】本品所含蒽醌衍生物具有刺激性泻下作用，刺激大肠产生泻下作用。在所有大黄苷类泻药中，芦荟的刺激性最强，伴有显著腹痛和盆腔充血，严重时可引起肾炎。芦荟还有抗肿瘤的作用。芦荟水浸剂对真菌有较强的抑制作用。

【使用注意】脾胃虚弱、食少便溏及孕妇忌用。

应用

用于目赤、便秘、白浊、尿血、小儿惊痫、疳积、烧烫伤、痔疮、疥疮、痈疖肿毒、跌打损伤。

❶ 热结便秘：将芦荟 15 g 洗净，切成 2 cm 见方的块；粳米淘净，放入锅内，加水 500 mL，置大火上烧沸，再用小火煮 35 分钟。在粳米粥中入白糖（《本草纲目》）。

❷ 咳嗽痰血：芦荟鲜叶 100 g。去外皮，水泡去黏汁，水煎服（《广东中草药》）。

❸ 轻度水火烫伤：鲜芦荟叶适量，以冷开水洗净，挤汁遍涂伤部，日敷二至三次（《福建民间草药》）。

四、祛风湿类

凡以祛除风寒湿邪、解除痹痛为主要作用的药物，称为祛风湿药。本类药物味多辛、苦，性或温或凉，能祛除留著于肌肉、经络、筋骨、关节间的风寒湿邪，其中有些还具有止痛、舒筋、通络或补肝肾、强筋骨等作用。祛风湿药主要用于风湿痹证之肢体疼痛，关节不利、肿大，筋脉拘挛等症。部分药物还适用于腰膝酸软、下肢痿弱等病证。

应用祛风湿类药物时，应根据痹证的类型、邪犯的部位、病程的新久等，选择药物并作适当的配伍。如风邪偏盛的行痹，应选择善能祛风的祛风湿药，佐以活血养营之品。另外，痹证多属慢性疾病，为服用方便，可制成酒或丸散剂。酒还能增强祛风湿药的功效；也可制成外敷剂型，直接用于患处。

本类药物有些辛温香燥，容易伤阴耗血，阴血亏虚者应慎用。

现代研究证明，祛风湿药一般具有不同程度的抗炎、镇痛及镇静等作用。常用于风湿性关节炎、类风湿性关节炎、强直性脊柱炎、坐骨神经痛、跌打损伤、肩周炎、腰肌劳损、骨质增生、神经痛及某些皮肤病等。

乌梢蛇《药性论》

【异名】乌蛇，乌风蛇，剑脊蛇，黑风蛇，黄风蛇，剑脊乌梢蛇，南蛇。

【基原】为游蛇科动物乌梢蛇除去内脏的干燥体。

【性味归经】甘，平。归肝经。

【功效】祛风，通络，止痉。

【用量用法】煎服，9~12 g；研末，每次 2~3 g；或入丸剂、酒浸服。

【成分】本品含蛋白质、多种氨基酸、脂肪等。

【药理作用】乌梢蛇水煎液和醇提取液有抗炎、镇静、镇痛、抗惊厥、抗蛇毒等作用。

【使用注意】血虚生风者慎服。

应用

用于风湿顽痹、麻木拘挛、中风口眼㖞斜、半身不遂、抽搐痉挛、破伤风、麻风疥癣、瘰疬恶疮。

❶ 风湿顽痹，中风半身不遂：乌梢蛇 1 条，洗净切段，武火烧沸，加入料酒、精盐、姜片、葱片、葱段、香菇、笋片后，再改用文火炖至熟透，加入味精即可食用（《中国保健中药》）。

❷ 小儿惊风，破伤风，风湿性关节炎的关节疼痛：将乌梢蛇 1 条放入干净的瓶中，倒入酒 1500 mL，浸泡 3~4 日，药酒则成（《本草纲目》）。

蝮蛇《雷公炮炙论》

【异名】蕲蛇，五步蛇，大白花蛇，棋盘蛇，百步蛇。

【基原】为蝰科动物五步蛇除去内脏的干燥体。

【性味归经】甘、咸，温。有毒。归肝经。

【功效】祛风，通络，止痉。

【用量用法】煎汤，3~9 g；研末吞服，一次 1~1.5 g，一日 2~3 次。或酒浸，熬膏，入丸、散服。

【成分】本品含 3 种毒蛋白：AaT- Ⅰ、AaT- Ⅱ、AaT- Ⅲ，并含透明质酸酶、出血毒素等。

【药理作用】蝮蛇有抗溃疡、降压、镇静、增强免疫、抗肿瘤、催眠及镇痛作用；水提物能激活纤溶系统。蛇毒的作用较复杂，主要为循环毒，最突出的是血液失凝及广泛出血。

【使用注意】阴虚血燥、血虚生风、内热者忌服。

应用

用于风湿顽痹、麻木拘挛、中风口眼㖞斜、半身不遂、抽搐痉挛、破伤风、麻风疥癣。

风湿顽痹，各种关节疼痛，半身不遂：干枫荷梨根 150 g、蕲蛇、乌梢蛇各 100 g、金钱白花蛇 3 条，酒 5 L，浸泡，每服 30 mL（《中华药膳》）。

木瓜《名医别录》

【异名】榠楂，木李，海棠，光皮木瓜。

【基原】为蔷薇科植物贴梗海棠的干燥近成熟果实。

【性味归经】酸，温。归肝、脾经。

【功效】舒筋活络，和胃化湿。

【用量用法】煎服，6~12 g。

【成分】本品含皂苷、苹果酸、枸橼酸、齐墩果酸、酒石酸等。

【药理作用】木瓜混悬液有保肝、降酶作用；新鲜木瓜汁和木瓜煎剂对金黄色葡萄球菌和肠道菌有明显的抑菌作用；木瓜分离的凝乳蛋白酶，能软化家兔软骨组织。

【使用注意】内有郁热、小便短赤者忌服。

应用

用于风湿痹证、吐泻、腰腿疼痛、水肿、饮食积滞等。

❶ 风湿痹证的关节酸痛、麻木：木瓜 10 g，防己 10 g，威灵仙 10 g，当归 10 g，水煎服，日 2 次（《普济本事方》）。

❷ 脚气水肿、小便不利：木瓜 10 g，西瓜翠衣、丝瓜各 15 g，姜皮 5 g，水煎服（《中华药膳》）。

❸ 吐泻转筋、小腿抽筋：木瓜 30 g，粳米 100 g，放入水中，熬至米烂粥熟，加红糖适量，稍煮溶化即食（《本草纲目》）。

五、化湿类

凡气味芳香，性偏温燥，能化湿运脾胃的药，称为化湿药，也称芳香化湿药。湿性黏滞，易阻滞气机，湿阻中焦，则脾为湿困，运化失常。本类药物辛香温燥，主入脾、胃经，功能行气化湿，健脾助运，主要用于湿阻中焦之证。此外，部分药还兼有解暑、辟秽、开窍、截疟等作用。

化湿类药物主要适用于湿浊内阻所致的脘腹痞满、食少体倦、呕吐泛酸、大便溏薄、口甘多涎、舌苔白腻等症。此外，湿温、暑湿等证，亦可选用。

湿有寒湿、湿热之分，使用化湿药时，应根据湿困的不同情况进行适当的配伍应用。行气有助于化湿；脾弱生湿应配补脾药；湿性趋下，可以配伍利湿药。

煎煮方面，化湿药物气味芳香，多含挥发油，入汤剂宜后下，不应久煎，以免其挥发性有效成分逸失而降低疗效；本类药物多属辛香温燥之品，易于耗气伤阴，故阴虚血燥者宜慎用。

现代药理研究表明，本类药大多能促进胃液分泌，兴奋肠管蠕动，刺激嗅觉、味觉及胃黏膜，还可以增强食欲，促进消化，排除肠道积气。另外，还具有抑制细菌的作用。

藿香《名医别录》

【异名】合香，苍告，山茴香。

【基原】为唇形科植物广藿香的地上部分。

【性味归经】辛，微温。归脾、胃、肺经。

【功效】化湿，止呕，解暑。

【用量用法】煎服，5~10 g。鲜品加倍，入汤剂或泡茶饮。

【成分】本品含挥发油约 1%，油中主要成分为桉叶醇、厚朴酚、广藿香醇，其它成分有苯甲醛、桂皮醛、丁香油酚等。另有一种水溶性生物碱，称厚朴碱，结构未定。

【药理作用】挥发油能防治溃疡、抑制中枢、降压、抗菌、促进胃液分泌、增强消化力，对胃肠有解痉作用。

【使用注意】阴虚血燥者不宜用。

应用

用于湿浊中阻、脘痞呕吐、暑湿表证、湿温初起、发热倦怠、胸闷不舒、寒湿闭暑、腹痛吐泻、鼻渊头痛。

❶ 夏季头晕，恶心：藿香、佩兰各 9 g，茶叶 6 g。冲泡，代茶饮（《中国药膳大辞典》）。

❷ 暑天外感而见恶寒发热、恶心呕吐、不思饮食者：鲜藿香、粳米各 30 g，先煮粳米粥，临熟，入鲜藿香，搅匀，煮出香味，空腹食用（《中国药膳大辞典》）。

砂仁《药性论》

【异名】小豆蔻，缩沙密，春砂仁。

【基原】为姜科植物阳春砂、绿壳砂或海南砂的干燥成熟果实。

【性味归经】辛，温。归脾、胃、肾经。

【功效】化湿行气，温中止泻，安胎。

【用量用法】煎服，3~6 g，入汤剂宜后下。

【成分】阳春砂含挥发油 1.7%~3%，油中主要成分为右旋樟脑、右旋龙脑、乙酸龙脑酯、芳香醇、柠檬烯、橙花叔醇，另含皂苷等。

【药理作用】本品煎剂可增强胃的功能，低浓度呈兴奋作用，而高浓度则为抑制作用；另外，可以促进消化液的分泌，排出消化管内的积气，从而行气消胀、解痉止痛。

【使用注意】阴虚血燥者不宜用。

应用

用于腹痛胀满、呕吐清水、宿食不化、肠鸣泄泻、舌苔厚腻、妊娠恶阻以及孕妇偶因跌扑，以致胎动不安而腹痛等症。

❶ 脾胃虚弱，饮食不振，胎动不安：砂仁末 1 g，猪肚 1000 g，胡椒粉、花椒、生姜、葱适量，猪油 100 g，料酒 50 g，水豆粉 30 g，味精 3 g，食盐 5 g。砂仁烘脆，打成细末。猪肚洗净，放入沸水锅内汆透捞出，刮去内膜。锅内入清汤，放入猪肚、姜、葱、花椒，置火上煮熟，打去浮沫，捞起猪肚，待冷后切成手指大小的条块。锅内放原汤 500 g。置火上烧沸，下入肚条、砂仁末、胡椒粉、料酒、猪油，调好味，加入味精，用水豆粉勾芡炒匀，起锅装盘即成。分顿食用（成都同仁堂滋补餐厅）。

❷ 气滞腹胀，胃脘痞满，泄泻：鸡内金 6 g，陈皮 3 g，砂仁 2 g，粳米 50 g。鸡内金、陈皮、砂仁研末，粳米煮粥，粥成后撒入药末即成（《成方食疗》）。

草果《饮膳正要》

【异名】草果仁，草果子，老蔻。

【基原】为姜科植物草果的干燥成熟果实。

【性味归经】辛，温。归脾、胃经。

【功效】燥湿温中，除痰截疟。

【用量用法】煎服，3~6 g。

【成分】本品含挥发油约 3%，油中含 α-蒎烯和 β-蒎烯、壬醛、芳香醇、1，8-桉油素、对-聚伞花素、樟脑等。此外含淀粉、油脂及多种微量元素。

【药理作用】本品所含成分有镇咳祛痰、兴奋肠管、解热、平喘、抗炎、抗真菌的作用。小剂量口服具有利尿的作用。

【使用注意】阴虚血燥者忌用。

应用

用于寒湿中阻之脘腹胀痛、呕吐泄泻、舌苔浊腻及疟疾等。

❶ 脾虚湿重，骨节疼痛，食少便溏：草果 10 个，薏苡仁 50 g，猪排骨 2500 g，生姜、葱各 50 g，花椒、料酒、冰糖屑、芝麻油、味精、食盐、卤汁等适量（成都同仁堂滋补餐厅）。

❷ 水肿，消渴：草果 10 g，羊肉 500 g，瓠子 5 个，生姜 5 g，葱 5 g。取羊肉洗净，切片。草果洗净，与羊肉一同入锅加水适量，煮至羊肉熟后除去草果，加已去皮、瓤的瓠子片，煮沸。再放姜末、葱丝及醋等佐料，出锅晾温。吃肉及瓠子并喝汤（《民间验方》）。

❸ 脾胃虚弱之纳呆食少，腹胀嗳气：草果 10 g，羊肉 100 g，大麦仁 50 g。取羊肉洗净，切成丁。草果除去杂质，加水适量，煎煮两次，去渣取汁。以草果汁加入羊肉及大麦仁同煮至羊肉熟透，放盐少许，出锅晾温，吃肉喝汤（《民间验方》）。

六、利水渗湿类

凡能通利水道、渗泄水湿的药物，称利水渗湿药。利水渗湿药能使尿量增多、小便通畅，故适用于小便不利、水肿、痰饮、淋证等。此外也用于黄疸、湿疮、带下、湿温等水湿所致的各种病证。

本类药物味多甘淡，主归膀胱、小肠经，作用趋向偏于下行。应用利水渗湿药，须视不同病证，选用有关药物。利水渗湿药大体可以分为两类，一类长于利水消肿，一类长于通淋浊。二者在本章中将一起讨论。

另外，利水渗湿药，易耗伤津液，对阴亏津少、肾虚者，宜慎用或忌用。有些药物有较强的通利作用，孕妇应慎用。

现代研究证明，利水渗湿药大多具有不同程度的利尿、抗菌、保肝利胆、降压、抗肿瘤等作用。部分药物还有调节免疫、降血糖、降血脂的作用。

茯苓《神农本草经》

【异名】茯菟，松腴，松薯，松木薯，松苓。

【基原】为多孔菌科真菌茯苓的干燥菌核。

【性味归经】甘、淡，平。归心、脾、肾经。

【功效】利水消肿，渗湿，健脾，宁心。

【用量用法】煎服，9~15 g。

【成分】本品菌核含 β-茯苓聚糖、茯苓酸、麦角固醇、脂肪、卵磷脂、钾盐、胆碱、组氨酸等。

【药理作用】茯苓煎剂具有利尿、增强免疫、镇静、抗肿瘤、抗菌、降血糖、增加心肌收缩力、保肝、抗胃溃疡的作用。

【使用注意】虚寒精滑者忌服。

应用

用于痰饮所致的咳逆，小便不利，水肿胀满，脾虚食少，呕吐，泄泻，心悸不安，失眠健忘，遗精白浊。

❶ 各种失眠：白茯苓（去黑皮取末）15 g，粳米 100 g。先以粳米煮粥，半熟即下茯苓末，熟后食用（《圣济总录》）。

❷ 水肿，神疲，心悸，食少，便溏等症：茯苓、米粉、白糖各等分，水调成糊，文火煎烙成薄饼。早晚作点心用，宜长服（《民间食谱》）。

薏苡仁《神农本草经》

【异名】苡仁，苡米，尿珠子，米仁，起实。

【基原】为禾本科植物薏苡的干燥成熟种仁。

【性味归经】甘、淡，凉。归脾、胃、肺经。

【功效】利水消肿，渗湿，健脾，除痹，清热排脓。

【用量用法】煎服，10~30 g。本品力缓，用量须大，并久服。清利湿热宜生用，健脾止泻宜炒用。

【成分】本品含脂肪油 4.65%。油中含薏苡仁酯、薏苡仁素、薏苡多糖。根含脂肪油、薏苡素、氨基酸、维生素 B_1 等。

【药理作用】薏苡仁煎剂对癌细胞有明显抑制作用，对骨骼肌影响明显，对肠管及子宫有先兴奋而后抑制的作用。另外，薏苡仁内酯有镇静、镇痛及解热作用。

【使用注意】津液不足者慎用。

应用

用于湿温病、水肿、泄泻、小便淋漓、带下、风湿痹痛、筋脉拘挛、肺痈、肠痈、扁平疣、脚气。

❶ 水肿喘急：薏苡仁 100 g。研，以水滤汁，煮薏苡仁饭，日 2 食之（《独行方》）。

❷ 孕中有痈脓：薏苡仁 500 g 煮汁，频频饮之（《妇人良方补遗》）。

❸ 风湿痹痛：薏苡仁粉，同曲米酿酒或袋盛煮酒饮之（《本草纲目》）。

❹ 脾虚泄泻：薏苡仁 100 g 为末。同粳米煮粥，日日食之。或薏苡仁、白扁豆各 30 g 同煎服（《本草纲目》）。

枳椇子《新修本草》

【异名】木珊瑚，鸡爪子，鸡橘子，结留子，曹公爪，棘枸。

【基原】为鼠李科植物枳椇的带有肉质果柄的果实或种子。

【性味归经】甘、酸，平。归脾经。

【功效】利水消肿，解酒毒。

【用量用法】煎服，10~15 g。

【成分】枳椇子含多量葡萄糖、硝酸钾、苹果酸钾、黑麦草碱、枳椇苷等。

【药理作用】枳椇子有显著的利尿作用。另外，还可以镇静、抗脂质过氧化、保肝。

【使用注意】脾胃虚弱、腹胀便溏者慎用。

应用

用于醉酒、烦渴、呕吐、二便不利。

❶ 水肿的小便不利：枳椇子、葛花、猪苓各 15 g，水煎服，每日 1 次（《本草纲目》）。

❷ 酒醉的呕吐，心胸烦闷，恶心：枳椇子 10 g，大米 100 g。将枳椇子洗净，放入锅中，加清水适量，浸泡 5~10 分钟后，水煎取汁，加大米煮为稀粥。每日 1 剂，连续 5~7 天（《药食两用话中药》）。

七、温里类

凡以温里祛寒，治疗里寒证为主的药物，称温里药。

本类药物均味辛而性温热，《内经》所谓“寒者热之”，故可温里祛寒，祛脏腑之寒邪，温经止痛，用于里寒证的治疗。里寒证，正气虚者居多，故应用时常与补益药配伍。若外寒已入里，表寒仍未解者，当与辛温解表药同用；寒凝经脉、气滞血瘀者，配以行气活血药等。

温里药辛热而燥，应用不当易助火伤阴，故热证、阴虚证忌用。另外，天气炎热时或素体火旺者当减少用量；热伏于里，热深厥深，真热假寒证禁用；部分药物孕妇慎用。

现代研究证明，温里药一般具有不同程度的镇静或麻醉的作用，部分药物还有强心、扩血管、松弛平滑肌、增强脂质代谢及升高血糖等作用。对于胃肠道有缓和的刺激作用，促进唾液及胃液分泌，增强消化功能也是温里药物的共有特性。

肉桂《神农本草经》

【异名】桂皮，山肉桂，土桂，山桂皮。

【基原】为樟科植物肉桂的干燥树皮。

【性味归经】辛、甘，大热。归肾、脾、心、肝经。

【功效】补火助阳，散寒止痛，温经通脉，引火归元。

【用量用法】煎服，2~5 g，宜后下，不宜久煎；研末冲服，每次 1~2 g。

【成分】本品含挥发油（桂皮油）1%~2%，油中主要成分为桂皮醛，占75%~90%，其他尚含有乙酸桂皮脂、乙酸苯丙脂、肉桂醇、肉桂醇醋酸酯、肉桂酸、香豆素、粘液、鞣质等。

【药理作用】肉桂有抑制中枢的作用，如镇静、镇痛、解热等。另外，对循环系统的作用，如扩张血管、增强冠脉及脑血流量、使血管阻力下降等。肉桂对革兰阳性球菌、黄曲霉素、真菌具有抑制作用。肉桂对消化系统的影响，体现在促进唾液分泌、解除内脏平滑肌、缓解肠道痉挛性疼痛。

【使用注意】阴虚火旺、里有实热、血热妄行出血及孕妇忌用。

应用

用于脘腹冷痛、呕吐泄泻、寒疝腹痛、寒湿痹痛、瘀滞痛经、腰膝酸冷、血痢、肠风、跌打肿痛等。

❶ 妇女产后血虚腹痛，或胃寒少食：肉桂 6~9 g，红糖适量。煎汤服（《食疗宝典》)。

❷ 小儿脾胃虚寒所致的腹泻：肉桂 5 g，丁香 6 g，共研细末，放入膏药中，贴患儿肚脐（《中国食疗大全》)。

❸ 胃寒恶心呕吐：肉桂、草豆蔻、藿香各等份。共研细末，每次 4.5 g，每日 2 次，开水送服（《安徽中草药》)。

❹ 心绞痛，痛经，心腹冷痛：肉桂，当归各 50 g，栀子 15 g，共捣为散。每次 5 g，用黄酒送服，每日 3 次（《本草纲目》)。

小茴香《神农本草经》

【异名】谷茴香，谷茴，蘹香。

【基原】为伞形科植物茴香的干燥成熟果实。

【性味归经】辛，温。归肝、肾、脾、胃经。

【功效】散寒止痛，理气和胃，温肾暖肝。

【用量用法】煎服，3~8 g。外用适量，入丸、散。

【成分】本品含挥发油（茴香油），主要成分为茴香醚、反式茴香脑、柠檬烯、葑酮、茴香醛、α-蒎烯、月桂烯、少量的香桧烯等。

【药理作用】茴香油能促进胃肠蠕动和分泌，在腹胀时排除气体、减轻疼痛，有时在兴奋后蠕动又降低，因此有助于缓解痉挛，减轻疼痛。

【使用注意】阴虚火旺者慎用。

应用

用于脘腹冷痛、寒疝腹痛、睾丸偏坠、食少吐泻、胁痛、肾虚腰痛、痛经。

❶ 疝气，小腹冷痛胀满：茴香 15 g，胡椒 10 g。研末，酒糊为丸，每次服 3~6 g，温酒送下（《三因极一病证方论》)。

❷ 肝胃气滞，脘腹胁下胀痛：茴香 30 g，枳壳 15 g。微炒研末，每次服 6 g，温开水送下（《袖珍方》)。

❸ 肾虚腰痛，转侧不能，嗜卧疲弱者：小茴香（炒，研末）。破开猪腰子，作薄片，不令断，层层掺药末，水纸裹，煨熟。细嚼，酒咽下（《证治要诀》)。

丁香《雷公炮炙论》

【异名】丁子香，支解香，雄丁香，宫丁。

【基原】为桃金娘科植物丁香的干燥花蕾。

【性味归经】辛，温。归脾、胃、肺、肾经。

【功效】温中降逆，散寒止痛，温肾助阳。

【用量用法】煎服，1~6 g。外用适量，可入丸、散。

【成分】本品含挥发油 16%~19%，油中主要成分是丁香酚、乙酰丁香油酚等，另含有 4 种黄酮衍生物。

【药理作用】本品内服通过刺激胃酸和胃蛋白酶的分泌，促进胃液分泌，增强消化力，减轻恶心呕吐，缓解腹部气胀；其水提物、醚提物均有抗菌镇痛抗炎作用；其煎剂对金黄色葡萄球菌、链球菌、大肠杆菌、痢疾杆菌、伤寒杆菌等均有抑制作用；另外，丁香油少量滴入龋齿，具有消毒作用。

【使用注意】热证及阴虚内热者忌用；畏郁金。

应用

用于胃寒所致呃逆、脘腹冷痛、食少吐泻；肾虚所致阳痿、腰膝酸软；阴疽。

❶ 久病的心痛不止：丁香 25 g，桂心 50 g，为末。每于食前以热酒调服 5 g（《太平圣惠方》）。

❷ 呃逆，呕吐，胃痛：白砂糖 50 g，生姜末 30 g，丁香粉 50 g，香油适量。先将白砂糖放入锅中，加少许水小火熬化。放入生姜末、丁香粉调匀，继续熬至挑起不粘手为度。另备一大搪瓷盆，涂以香油，将熬的糖倒入摊平，凉后趁软切成 50 块（《本草纲目》）。

❸ 婴儿吐乳，粪便色青等症：丁香 10 枚，陈皮 3 g，人乳 1 杯。温水浸泡透丁香、陈皮，武火煮开后转用文火煮至剩少许药汁，取药汁兑入人乳，再煮沸。日数次，缓缓少量喂饮（《中国药膳学》）。

高良姜《名医别录》

【异名】风姜，小良姜，膏凉姜。

【基原】为姜科植物高良姜的干燥根茎。

【性味归经】辛，热。归脾、胃经。

【功效】散寒止痛，温中止呕。

【用量用法】煎服，3~10 g。研末服，每次 3 g，可入丸散。

【成分】本品含挥发油 0.5%~1.5%，其中主要成分为 1，8- 桉叶素和桂皮酸甲酯，另外还有丁香油酚、蒎烯、荜澄茄烯等。

【药理作用】本品挥发油有芳香健胃的作用。本品水提取物具有镇痛抗炎作用，醚提物只有镇痛作用，二者均在动物实验中证实可以抗胃溃疡的形成及蓖麻油引起的腹泻，还有广泛的抗菌作用。

【使用注意】脾胃湿热者忌用。

应用

用于风寒所致的脘腹冷痛、胃寒呕吐、嗳气吞酸。

❶ 胃寒冷痛：干姜 3 g，高良姜 6 g，粳米 100 g，大枣 5 个。先煎干姜、高良姜，取汁去渣，再入粳米同煮为粥。早、晚服食（《中华药膳》）。

❷ 胃寒呕吐清水：高良姜、生姜各 6 g，粳米 100 g，煮粥（《药食两用》）。

干姜《神农本草经》

【异名】白姜，均姜，干生姜。

【基原】为姜科植物姜的干燥根茎。

【性味归经】辛，热。归脾、胃、肾、心、肺经。

【功效】温中散寒，回阳通脉，温肺化饮。

【用量用法】煎服，3~10 g。

【成分】本品含挥发油约 1.2%~2.8%，油中主要成分是姜烯、水芹烯、莰烯、姜烯酮、姜辣素、芳香醇、姜酮、龙脑、姜醇、柠檬醛等。姜辣素是姜中的主要辛辣成分。

【药理作用】本品对消化道有轻度刺激作用，可使肠张力、节律及蠕动增加。干姜甲醇或醚提取物有止呕、镇静、镇痛、抗炎及短暂升高血压的作用；干姜醇提取物及其所分解产物还有抗菌作用。

【使用注意】本品辛热燥烈，阴虚内热、血热妄行者忌用。

应用

用于寒邪所致的脘腹冷痛、呕吐泄泻、寒饮喘咳、肢冷脉微。

❶ 脾胃虚寒、脘腹冷痛：用干姜、高良姜等分，炮研末，糊丸 3 g 大。每食后，猪皮汤送服 3 丸（《太平惠民和剂局方》）。

❷ 脾胃虚寒、呕吐泄泻：干姜 30 g，木瓜 15 g，茯苓粉 50 g，粳米 60 g。用清水适量先煮干姜、木瓜半小时，去渣取汁，再煮粳米，米将烂加茯苓粉、红糖，小火熬粥。搅匀。早晚空腹餐食，连服数日（《食用本草纲目彩色图鉴》）。

黑胡椒《新修本草》

【异名】胡椒，浮椒，玉椒。

【基原】为胡椒科植物胡椒的干燥近成熟或成熟果实。秋末至次春果实呈暗绿色时采收，晒干，为黑胡椒。

【性味归经】辛，热。归胃、大肠经。

【功效】温中散寒，下气消痰。

【用量用法】煎服，2~3 g；研末服，每次 0.5~1 g。外用适量。

【成分】本品含挥发油，油中主要成分为二氢香芹醇、氧化石竹烯、胡椒醛、隐品酮、顺对烯醇等。胡椒果实含胡椒碱、胡椒新碱、胡椒油 A、胡椒油 B、胡椒油 C 等。

【药理作用】胡椒碱具有广普的抗癫痫作用。对大鼠有明显的镇静作用，能延长给戊巴比妥的大鼠睡眠时间。

【使用注意】热病及阴虚有火者禁服，孕妇慎服。

应用

用于寒邪所致的胃寒疼痛、呕吐、受寒泄泻、食欲不振及中鱼蟹毒。

❶ 胃寒，脘腹疼痛：胡椒粉 2 g，葱白 3 茎，生姜 6 g。先煮葱、姜，入胡椒粉，趁热饮下（《经验方》）。

❷ 呕吐：黑胡椒 3 g，生姜 15 g，以水 200 mL，煎取 100 mL，去滓，分温 3 服（《太平圣惠方》）。

花椒《神农本草经》

【异名】大椒，秦椒，蜀椒，川椒，汉椒，巴椒。

【基原】为芸香科植物青椒或花椒的干燥成熟果皮。

【性味归经】辛、温。归脾、胃、肾经。

【功效】温中止痛，杀虫止痒。

【用量用法】煎服，3~6 g。外用适量，煎汤熏洗。

【成分】果实中挥发油的主要成分为柠檬烯、枯醇、不饱和有机酸等。果皮含香柑内酯、苯甲酸、生物碱等。

【药理作用】本品具有止痛作用，可用于局部麻醉。对肠道平滑肌具有双向调节作用。另外，对多种细菌具有抑制作用。在动物实验中，具有抑制胃溃疡形成的作用。对皮肤真菌具有强烈抑制作用。

【使用注意】阴虚火旺者禁服，孕妇慎服。

应用

用于脾胃虚寒所致的脘腹冷痛、呕吐泄泻，蛔虫腹痛，肺寒咳喘，龋齿牙痛，湿疹皮肤瘙痒，阴痒带下。

❶ 脘腹寒痛呕吐：花椒 3~5 g，白面粉 150 g，生姜 3 片。先将花椒为末，与面糊和匀，入水煮粥，后加生姜稍煮即可（《中国药膳大观》）。

❷ 蛔虫性肠梗阻：用麻油 100~200 g，置锅中煎熬，投入花椒 15~20 g，呈微焦即捞出弃去，待花椒油微温时一次服完（《中国药膳学》）。

荜茇《新修本草》

【异名】荜拨，鼠尾，阿梨诃他，椹圣。

【基原】为胡椒科植物荜茇的干燥近成熟或成熟果穗。

【性味归经】辛，热。归胃、大肠经。

【功效】温中散寒，下气止痛。

【用量用法】煎服，1.5~5 g。外用适量，可入丸、散。

【成分】本品含胡椒碱、挥发油、棕榈酸、四氢胡椒酸等。油中主要成分为丁香烯及芝麻素等。

【药理作用】本品挥发油具有强烈的抗菌作用，对金黄色葡萄球菌、大肠杆菌、痢疾杆菌均有抑制作用。胡椒碱有抗惊厥作用。本品还可以对抗多种条件所致的缺氧及心肌缺血，纠正动物实验性心律失常。

【使用注意】阴虚有热者忌用。脾胃湿热慎用。

应用

用于风寒所致的脘腹冷痛、呕吐、泄泻；寒凝气滞之胸痹心痛、头痛、牙痛。

脾胃虚寒之腹痛冷泻、头痛：鱼头 1 个（约 90 g），川芎 15 g，荜茇 3 g。将鱼头洗净、去鳃，川芎、荜茇洗净，与鱼头一起放入，炖锅内。加适量水，并将炖锅加盖，以小火隔水炖 2 小时后，即可调味食用（《中药材食疗事典》）。

八角茴香《得配本草》

【异名】大茴香，八角。

【基原】为木兰科植物八角茴香的成熟果实。

【性味归经】辛、甘，温。归脾、肾经。

【功效】温阳，散寒，理气。

【用量用法】煎汤，3~15 g；或适量入丸、散。

【成分】主含黄酮类化合物，如槲皮素 -3-O- 鼠李糖苷等，又含挥发油，其中主成分是反式茴香脑。

【药理作用】本品水煎剂具有抑菌、刺激呼吸道与胃肠道、升白细胞、雌激素活性等作用。

【使用注意】阴虚火旺者慎服。

应用

用于寒疝腹痛、胃寒呕吐、脘腹疼痛、腰膝冷痛、寒湿脚气。

小肠气坠，疝气：八角茴香、小茴香各 10 g，乳香 2 g。水煎服，取汗（《仁斋直指方》）。

八、理气类

凡以疏理气机为主要作用，治疗气滞或气逆证的药物，称为理气药，又名行气药。

理气药性味多辛苦温而芳香，故有疏理气机即行气、降气、解郁、散结的作用，并可以通过畅达气机、消除气滞而达到止痛之效。

理气药主要用于治疗脾胃气滞所致脘腹胀痛、嗳气吞酸、恶心呕吐等；肝气郁滞所致胁肋胀痛、抑郁不乐、月经不调、疝气疼痛等；肺气壅滞所致胸闷胸痛、咳嗽气喘等。

陈皮《神农本草经》

【异名】新会皮，广陈皮，橘皮。

【基原】芸香科植物橘及其栽培变种的干燥成熟果皮。

【性味归经】辛、苦，温。归脾、肺经。

【功效】理气健脾，燥湿化痰。

【用量用法】煮、炖，3~10 g。

【成分】含川陈皮素、橙皮苷、新橙皮苷、橙皮素、对羟福林、黄酮化合物。

【药理作用】本品具有扩张气管、祛痰、清除氧自由基和抗脂质过氧化的作用。

【使用注意】气虚、阴虚燥咳、吐血及舌赤少津、内有实热者慎服。

应用

脾胃气滞湿痰证。用于脾胃气滞所致的脘腹胀满、纳呆呕逆等；湿痰所致之胸胁胀满、咳嗽多痰等。

❶ 两胁胀痛、胃脘疼痛、郁闷不舒：陈皮 20 g，香附 15 g，鸡肉 60 g，葱白 1 段，生姜 6 g。先煮陈皮、香附取汁，入鸡肉丁煮焖至药汁干，放入葱姜，酌加料酒、味精、酱油拌匀即成（《中国药膳宝典》）。

❷ 脘胀纳呆、恶心咳痰：陈皮 15~20 g，粳米 150 g，先煮陈皮取汁，入米煮粥食之（《中国药膳大观》）。

❸ 卒食噎：陈皮 30 g（汤浸去瓤），打碎为末，水煎热服（《食医心镜》）。

橘红《神农本草经》

【异名】化州橘红，芸红，光七爪，光五爪。

【基原】为芸香科植物橘及其栽培变种的外层果皮。

【性味归经】辛、苦，温。归肺、脾经。

【功效】理气宽中，燥湿化痰。

【用量用法】煎汤，3~10 g；或入丸、散。

【成分】果实含柚皮苷、柚皮苷元；果皮含枸橼醛、香叶醇、芳樟醇、磷氨基苯甲酸甲酯等。

【药理作用】现代研究证明，化橘红富含黄酮类成分具有明显的降血脂、抗氧化、抗衰老、抗炎、抗过敏、调节免疫、保护心脑血管、保肝、利胆等作用。化橘红成分中的挥发油具有显著的镇咳、祛痰、抗炎、抑菌的作用。

【使用注意】气虚阴亏及干咳少痰者慎用。

应用

用于痰湿所致之咳嗽痰多、食积腹胀、呕恶痞闷。

逢寒即发或寒痰所致的冷哮：橘红 30 g，白酒 500 g。将橘红研碎，浸入白酒中，密封 7 天即可饮用。每晚睡前服 15~30 mL（《中国药膳辨证治疗学》）。

佛手《滇南本草》

【异名】九爪木，五指柑，佛手柑，佛手香橼，蜜筩柑，蜜罗柑，福寿柑，手柑。

【基原】为芸香科植物佛手的干燥成熟果实。

【性味归经】辛、苦，温。归肝、脾、胃、肺经。

【功效】疏肝解郁，理气和中，燥湿化痰。

【用量用法】煎服，3~10 g；或泡茶饮。

【成分】佛手果皮含挥发油，其中主要为柠檬油素、柠檬烯、萜品油烯、β-

月桂烯，β-蒎烯，邻-散花烃等。果实含香豆精类化合物如佛手内酯、柠檬内酯，以及黄酮、多糖等。

【药理作用】佛手醇提取物对肠道平滑肌有明显的抑制作用；有扩张冠状血管、增加冠脉血流量的作用，且有一定的平喘、祛痰作用。

【使用注意】阴虚有火、干咳少痰者慎服。

应用

气滞证及久咳痰多证。用于肝郁气滞所致的胸胁胀痛；脾胃气滞所致的胃脘痞满、食少呕吐及咳嗽痰多。

❶ 肝气犯胃：佛手 15 g，白扁豆 60 g，粳米 60 g。先将佛手加水煎汤，去渣后再加入白扁豆，粳米煮成稀粥（《中国药膳辨证治疗学》）。

❷ 肝气郁结：佛手 5 g，制香附 5 g，梨 2 个。将佛手，香附研末备用，梨去皮，切开剜空，各放入一半药末，合住，上锅蒸 10 分钟。每日 1 个，分 2 次服用（《中国药膳辨证治疗学》）。

❸ 肝郁气滞：佛手 15 g，玫瑰花 6~10 g。佛手浸泡，代茶饮（《中国药膳辨证治疗学》）。

❹ 肝郁脾虚：佛手 15 g，茉莉花 10 g，鸡蛋 2 枚。先用清水煮鸡蛋一沸，捞出将其打破，再与佛手、茉莉花同煮 15 分钟即可。只吃鸡蛋不喝汤，每次 1~2 个（《闽南民间草药》）。

❺ 痰气咳嗽：陈佛手 6~9 g。水煎饮（《闽南民间草药》）。

香橼《图经本草》

【异名】枸橼，枸橼子。

【基原】为芸香科植物枸橼或香圆的干燥成熟果实。

【性味归经】辛、苦、酸，温。归肝、脾、肺经。

【功效】疏肝理气，宽中化痰。

【用量用法】煎汤，3~6 g；或入丸、散。

【成分】枸橼成熟果实含橙皮苷、枸橼酸、苹果酸、果胶、鞣质及维生素 C 等。果实含挥发油，挥发油的成分为 d-柠檬烯、柠檬醛、水芹烯和柠檬油素；幼果中含琥珀酸；种子含黄柏酮和黄柏内酯。

【药理作用】能促进肠胃蠕动和消化液分泌，排除肠内积气，并有健脾祛痰、抗炎作用、抗病毒作用。

【使用注意】阴虚血燥及孕妇气虚者慎服。

应用

用于肝胃气滞所致的胸胁胀痛、脘腹痞满、呕吐嗳气、痰多咳嗽。

❶ 鼓胀：陈香橼1枚（连瓤），大核桃肉2枚（连皮），缩砂仁6 g（去膜）。各煅存性为散，砂糖拌调。空腹顿服（《本经逢原》）。

❷ 咳嗽：香橼（去核）薄切作细片，以时酒同入砂瓶内，煮令熟烂，自昏至五更为度，用蜜拌匀。当睡中唤起，用匙挑服（《养病漫笔》）。

❸ 气逆不进饮食或呕哕：陈极香橼2个，真川贝150 g（去心），当归65 g（炒黑），白通草（烘燥）50 g，陈西瓜皮50 g，甜桔梗15 g。共研细末，用白檀香劈碎煎浓汁泛为丸，如桐子大。每服9 g，开水送下。大虚者酌用（《梅氏验方新编》）。

玫瑰花《食物本草》

【异名】徘徊花，笔头花，湖花，刺玫花，刺玫菊。

【基原】为蔷薇科植物玫瑰和重瓣玫瑰的花。

【性味归经】甘、微苦，温。归脾、肝经。

【功效】行气解郁，和血止痛。

【用量用法】煎服，3~6 g。

【成分】鲜花含玫瑰油，主要成分为香茅醇、牻牛儿醇、橙花醇、丁香油酚、苯乙醇等。此外，花尚含槲皮苷、苦味质、鞣质、脂肪油、有机酸（没食子酸）、红色素、黄色素、蜡质、β-胡萝卜素等。

【药理作用】具有促进胆汁分泌、抗病毒、抗肿瘤作用，对心肌缺血具有一定保护作用。

【使用注意】阴虚火旺者慎服。

应用

用于肝郁气滞、瘀血阻滞所致的脘腹胀满、食少呕吐、月经不调、经前乳房胀痛、跌仆损伤等。

❶ 月经失调：玫瑰花根6~9 g，水煎后冲入黄酒及红糖，每日早晚两次分服（《中国药膳》）。

❷ 肝胃气痛：玫瑰花阴干，冲汤代茶服（《本草纲目拾遗》）。

❸ 外伤瘀血：玫瑰花9 g，全当归6 g，红花3 g。加水煎汤取汁，用白酒少量兑服（《百草镜》）。

❹ 肿毒初起：玫瑰花去心蒂，焙为末3 g。好酒和服（《百草镜》）。

代代花《神农本草经》

【异名】酸橙，回青橙，玳玳，枳壳花，酸橙花。

【基原】为芸香科、柑橘属植物，芸香科木本植物玳玳花的花蕾。

【性味归经】甘、苦，微温。归肝、胃经。

【功效】行气宽中，消食化痰。

【用量用法】煎服，3~6 g。

【成分】花蕾含挥发油，油中主要含柠檬烯、芳樟醇、牻牛儿醇、香茅醇、缬草酸等。尚含新橙皮苷和柚皮苷。

【药理作用】具有强心、利尿、镇静及减慢心率的功能，能降低神经系统的兴奋性和脊髓反射机能亢进，用于急性和慢性心功能不全，主治充血性心力衰竭、心脏性水肿和心房纤维性颤动，与溴化银合用能加强对癫痫病的治疗作用。

应用

用于肝郁气滞、痰湿积滞所致的胸闷胀痛、食积不化、痰饮、脱肛、胸中痞闷、脘腹胀痛、呕吐、少食。

身重体胖，食积不化，脘腹痞满：代代花 5 g，绿茶 5 g。上味洗净，入杯中，用开水冲泡，分次饮用（《女人就喝花草茶》）。

薤白《神农本草经》

【异名】薤根，大头菜子，薤白头，小根蒜，野蒜。

【基原】为百合科植物薤的干燥鳞茎。

【性味归经】辛、苦，温。归肺、胃、大肠经。

【功效】通阳散结，行气导滞。

【用量用法】煎服，5~10 g。

【成分】本品含大蒜氨酸、甲基大蒜氨酸、大蒜糖等。

【药理作用】具有扩张血管、抗心肌缺血、抗血栓形成、降低血脂、抗动脉粥样硬化、消炎、抗炎等作用。

【使用注意】气虚者慎服。

应用

用于胸阳不振所致的胸痹心痛；胃寒气滞所致脘腹痞满胀痛；胃肠气滞所致泻痢后重等。

❶ 奔豚气痛：薤白捣汁饮之（《肘后备急方》）。

❷ 白赤痢下：薤白一握。切，煮作粥食之（《食医心镜》）。薤、黄柏，煮服之（《本草拾遗》）。

刀豆《滇南本草》

【异名】刀豆子，刀鞘豆，白凤豆，马刀豆，刀培豆，葛豆，刀豆角，刀板豆，挟剑豆。

【基原】为豆科植物刀豆、羊刀豆的种子。

【性味归经】甘，温。归脾、胃、肾经。

【功效】温中下气，益肾补元。

【用量用法】煎汤，9~15 g；或烧存性研末。

【成分】本品含尿素酶、血球凝集素、刀豆氨酸以及淀粉、蛋白质、脂肪等。

【药理作用】刀豆毒素腹腔注射可引起雌性大鼠血浆黄体生成素和尿促卵泡素水平的突然升高；刀豆血球凝集素有免疫调节的作用，洋刀豆血球凝集素有抗肿瘤作用。

【使用注意】胃热患者禁服。

应用

用于中焦虚寒所致的虚寒呃逆；肾阳虚所致的腰痛。

❶ 冷逆：刀豆子，炙存性，酒服钱许（《兰台轨范》）。

❷ 肾虚腰痛：大刀豆子一对，小茴香 6 g，吴茱萸 3 g，补骨脂 3 g，青盐 6 g，打成粉，蒸猪腰子吃（《重庆草药》）。

❸ 肾虚腰痛：刀豆子二粒，包于猪腰子内，外裹叶，烧熟食（《重庆草药》）。

❹ 气滞呃逆，膈闷不舒：刀豆取老而绽者，每服 6~9 g，开水下（《医级》）。

九、消食类

凡以消化食积为主要作用，主治饮食积滞的药物，称为消食药。

消食药多味甘性平，主归脾胃二经。具有消食化积、健脾开胃、和中之功。主治宿食停留、饮食不消所致的脘腹胀满、嗳气吞酸、恶心呕吐、不思饮食、大便失常以及脾胃虚弱、消化不良等。

山楂《神农本草经》

【异名】山里红，北山楂，东山楂，红果，胭脂果，山里红果。

【基原】为蔷薇科植物山里红或山楂的成熟干燥果实。

【性味归经】酸、甘，微温。归脾、胃、肝经。

【功效】消食健胃，行气消滞，活血止痛。

【用量用法】煎汤 9~12 g，或入丸、散剂。生用散瘀，炒用消食，炒炭用治泄痢，大剂量可用至 30 g。

【成分】山楂含黄酮类、三萜皂苷类（熊果酸、齐墩果酸、山楂酸等）、皂苷类鞣质、脂肪酸、绿原酸、咖啡酸、维生素 C、无机盐等。

【药理作用】本品能促进脂肪和蛋白质的消化和分解。其提取物能扩张冠状动脉，增加冠脉血流量，保护缺血缺氧的心肌，并可强心、降血压及抗心律失常，降血脂，抗动脉粥样硬化。

【使用注意】胃酸分泌过多者及孕妇慎用。

应用

用于食积所致的胃脘胀满、小儿疳积；气滞血瘀所致的经闭、痛经及产后瘀滞腹痛、恶露不尽、胸痹心痛、心悸怔忡等。

❶ 食积不化，纳呆食少：山楂 25 g，嫩藕 15 g，冰糖 50 g，鲜藕去皮切片，山楂洗净去籽切片，锅中加水、冰糖煮至融化，下入藕片、山楂，煮 25 分钟即可（《图解本草纲目养生经》）。

❷ 肥胖症：山楂 10 g，金银花 10 g，菊花 10 g，将山楂拍碎同金银花、菊花入紫砂杯中，以沸开水冲泡，代茶饮（《本草纲目》）。

❸ 高脂血症：山楂 15 g，决明子 15 g，荷叶半张，山楂切片，荷叶切丝，与决明子加水共煎，取汁代茶饮（《药食本草》）。

麦芽《名医别录》

【异名】大麦芽，大麦蘖，麦蘖，大麦毛。

【基原】为禾本科植物大麦的成熟果实经发芽干燥炮制而成。

【性味归经】甘，平。归脾、胃、肝经。

【功效】行气消食，健脾开胃，回乳消胀。

【用量用法】煎服，10~15 g；回乳炒用 60 g。

【成分】主要含 α - 淀粉酶、β - 淀粉酶、催化酶、麦芽糖及大麦芽碱、大麦芽胍碱，含腺嘌呤、胆碱、蛋白质、氨基酸、维生素 B、维生素 D、维生素 E、细胞色素 C 等。

【药理作用】麦芽煎剂能轻度促进胃酸及胃蛋白酶的分泌，水煎提取的胰淀粉酶可助消化；麦芽能抑制泌乳素分泌；麦芽浸剂口服和注射剂均可降低血糖。

【使用注意】哺乳期妇女不宜使用。

应用

用于饮食积滞所致的食积不消、脘腹胀痛、脾虚食少；乳汁郁积所致的乳房胀痛。生麦芽健脾和胃、疏肝行气，用于脾虚食少、乳汁郁积；炒麦芽行气消食回乳，用于食积不消、妇女断乳；焦麦芽消食化滞，用于食积不消、脘腹胀痛。

❶ 饮食不化，腹胀，完谷不化：生麦芽 15 g，白糖 15 g，小米 150 g。麦芽、小米洗净放入沸水中煮熟至黏稠加白糖调匀即可（《图解本草纲目养生经》）。

❷ 食积不化，腹胀腹痛：炒麦芽 150 g，山楂 50 g，冰糖 50 g。炒麦芽、山楂入锅中煎煮 25 分钟左右滤去渣，加冰糖至融化即可（《图解本草纲目养生经》）。

莱菔子《日华子本草》

【异名】萝卜子，萝白子，菜头子。

【基原】为十字花科植物萝卜的干燥成熟种子。

【性味归经】辛、甘，平。归肺、脾、胃经。

【功效】消食除胀，降气化痰。

【用量用法】煎服，5~12 g。

【成分】含挥发油和脂肪油，挥发油中含 α、β-已烯醛和 β-γ-已烯醇等；脂肪油中含多量芥酸、亚油酸、亚麻酸及芥酸甘油酯等；尚含莱菔素、莱菔苷。

【药理作用】增强离体兔回肠节律性收缩和抑制小鼠胃排空，还有祛痰、镇咳、平喘、改善排尿功能、降低胆固醇和防止动脉粥样硬化的作用。

【使用注意】气虚者慎用；不宜与人参同用。

应用

用于食积气滞所致的饮食停滞、脘腹胀痛、大便秘结、积滞泻痢、痰壅喘咳等。

❶ 气胀气臌：莱菔子，研，以水滤汁，浸缩砂 40 g，一夜，炒干，又浸又炒，凡七次，为末。每米饮服 4 g（《类编朱氏集验医方》）。

❷ 痢疾有积，后重不通：莱菔子 20 g，白芍药 12 g，大黄 4 g，木香 2 g。水煎服（《方脉正宗》）。

❸ 小儿盘肠气痛：萝卜子炒黄，研末。乳香汤服 2 g（《仁斋直指方》）。

❹ 积年上气咳嗽，多痰喘促，唾脓血：莱菔子 20 mL，研，煎汤，食上服之（《食医心镜》）。

鸡内金《神农本草经》

【异名】鸡肶胵里黄皮，鸡盹内黄皮，鸡盹皮，鸡中金。

【基原】为雉科动物家鸡的干燥沙囊内壁。

【性味归经】甘，平。归脾、胃、小肠、膀胱经。

【功效】健胃消食，涩精止遗，通淋化石。

【用量用法】煎服，3~10 g；研末服，每次 1.5~3 g。研末服效果优于煎剂。

【成分】含胃激素、角蛋白、微量胃蛋白酶、淀粉酶多种维生素与微量元素、氨基酸等。

【药理作用】口服可提高胃液分泌量、酸度和消化力，胃运动机能明显增强，胃排空速率加快；体外实验能增强胃蛋白酶、胰蛋白酶活性。

【使用注意】胃虚者慎用。

应用

用于食积不消的呕吐泻痢及小儿疳积；石淋之小便淋漓涩痛及胆石症之胁肋胀痛等。

❶ 肠伤寒康复期：鸡内金 10 g，鸡蛋 1 个，盐 3 g，味精 3 g，植物油 15 g，生姜 6 g。将鸡内金炒黄，打成细粉；鸡蛋打在碗内，用筷子搅散；生姜切片。将炒锅置武火上烧热，加入植物油，烧至六成热时，入生姜爆锅，加入清水适量，烧沸，再将鸡蛋、鸡内金粉徐徐倒入汤内，加入盐、味精，烧沸而成。

❷ 消谷善饥，大便干燥：鸡内金 10 g，菠菜带根 100 g，盐、醋、葱、大蒜、植物油适量。鸡内金烘干，研成细粉；菠菜洗净切好；蒜葱切碎。将炒锅置武火上烧热，下葱蒜，加入清水 500 mL，烧沸。投入菠菜撒入鸡内金粉，加醋盐，再煮 8 分钟即可。

十、止血类

凡以制止体内外出血，治疗各种出血病证为主的药物，称为止血药。

止血药药性有寒、温、散、敛的不同，归心、肝经。主要治疗咯血、咳血、衄血、吐血、便血、尿血、崩漏、紫癜以及外伤出血等各种出血证。

三七《本草纲目》

【异名】参三七，田七。

【基原】五加科植物三七的干燥根和根茎。

【性味归经】甘、微苦，温。归肝、胃经。

【功效】化瘀止血，活血定痛。

【用量用法】内服：研末冲服，3 g。外用：适量。浸泡、煮、蒸、熬，3~9 g。

【成分】本品含有三七皂苷、黄酮苷、槲皮素、β-谷甾醇、止血活性成分β-N-Z-二酸酰基-L-α、β-二氨基丙酸。

【药理作用】具有止血作用，有增加冠状动脉血流量，减慢心率，减少心肌氧消耗的作用，并能对抗因垂体后叶素所致的血压升高、冠状动脉收缩；对动物实验性“关节炎”有预防和治疗作用；能促进小白鼠肝糖原的积累。

【使用注意】孕妇慎用。

应用

用于各种出血、跌打损伤及瘀血所致的胸痹心痛等。

❶ 吐血：三七粉 3 g，藕汁 1 小杯，鸡蛋 1 个，陈酒半小杯。隔汤炖熟食之（《同寿录》）。

❷ 贫血，面色萎黄，久病体弱，产后血虚：三七 20 g，母鸡 1500 g，料酒、生姜、葱、味精、食盐适量。母鸡处理干净后，切成长方块，分成 10 份装入 10 只碗内，三七一半打粉，一半蒸熟后切成薄片，姜切成大片，葱切成大段备用。将鸡肉、三七、姜片、葱段各等分装入 10 只碗内，加入清水适量，料酒、盐适量，上笼蒸 2 小时。蒸好后，拣出葱姜，调入味精、三七粉即可。吃肉喝汤，分顿服用（《民间验方》）。

❸ 肿块瘿瘤：三七末 3 g，黑芝麻 50 g，糙米 50 g，红糖 10 g。煮成粥食之（《实用抗癌药膳》）。

槐花《本草拾遗》

【异名】槐蕊，家槐花，细叶槐花，金药树花，护房树花。

【基原】为豆科植物槐的干燥花及花蕾。

【性味归经】苦，微寒。归肝、大肠经。

【功效】凉血止血，清肝泻火。

【用量用法】煎服，5~10 g。止血多炒炭用，清热泻火宜生用。

【成分】主要含槲皮素、芸香苷及赤豆皂苷Ⅰ~Ⅴ，槐花皂苷Ⅰ、槐花皂苷Ⅱ、槐花皂苷Ⅲ等。

【药理作用】具有止血、抗炎、抗菌等作用。对红细胞有凝集作用，能缩短凝血时间。制炭后促进凝血作用更强。

【使用注意】脾胃虚寒及阴虚发热而无实火者慎用。

应用

用于血热妄行所致的便血、痔血、血痢、崩漏、吐血、衄血；肝火上炎所致的目赤、头痛眩晕等。

❶ 便血、痔疮出血：槐花 5 g，炒荆芥 5 g，水煎煮（《药食同源日常应用3000例》）。

❷ 肝热或风热目赤：槐花 6 g，菊花 15 g，嫩桑叶 10 g，沸水浸泡，代茶饮（《药食同源日常应用 3000 例》）。

❸ 牛皮癣抓破出血者：鲜槐花 100 g，土茯苓 30 g，大米 50 g，水煎取汤，用药汁煮大米至米烂，加白糖调味。每早空腹食用 1 次（《中国药膳辨证治疗学》）。

槐米《日华子本草》

【异名】白槐，槐花，槐花米，槐籽。

【基原】为豆科植物槐的干燥花及花蕾。

【性味归经】苦，微寒。归肝、大肠经。

【功效】凉血止血，清肝泻火。

【用量用法】煎服，5~19 g。外用适量。止血多炒炭用，清热泻火宜生用。

【成分】主要含槲皮素、芸香苷及赤豆皂苷Ⅰ～Ⅴ，槐花皂苷Ⅰ、槐花皂苷Ⅱ、槐花皂苷Ⅲ等。

【药理作用】本品具有止血、抗炎、抗菌等作用。对红细胞有凝集作用，能缩短凝血时间。

【使用注意】脾胃虚寒及阴虚发热而无实火者慎用。

应用

用于血热所致的便血、痔血、血痢、崩漏、吐血、衄血；肝火上炎所致的目赤、头痛眩晕等。

❶ 风热内扰引起的便血、目赤：陈槐花 10 g，粳米 30 g，红糖适量。先煮米取米汤，将槐花研面调入米汤中，加红糖适量调服（《仁术便览》）。

❷ 老年人心血管疾患及脾虚纳呆、体倦欲寐、形体肥胖等：槐花 100 g，白酒 750 mL，白糖适量。摘取即将开放的槐花蕾，装入纱布中，与白酒同装入容器内，加入适量白糖，密封 2 个月后即可饮用。每次饮用 30~50 mL，每日 1 次（《百病药酒疗法》）。

白茅根《神农本草经》

【异名】茅根，兰根，白茅草。

【基原】为禾本科植物白茅的干燥根茎。

【性味归经】甘，寒。归肺、胃、膀胱经。

【功效】凉血止血，清热利尿。

【用量用法】煎服，9~30 g，鲜品加倍。止血多炒炭用，清热利尿宜生用。

【成分】主要含白茅素、芦竹素、印白茅素及白头翁素，还含有有机酸、甾醇及糖类。

【药理作用】具有止血、利尿、抗炎等作用。其水煎剂能显著缩短出血和凝血时间；增加负荷小鼠的尿量；且能抑制醋酸所致的小鼠毛细血管通透性的增高，提高小鼠吞噬细胞的吞噬指数。

【使用注意】脾胃虚寒、溲多不渴者禁服。

应用

用于血热所致的吐血、衄血、尿血；肺胃热盛所致的烦渴、肺热咳嗽、胃热呕吐；湿热所致的黄疸、水肿尿少、热淋涩痛。

❶ 上消化道出血：鲜白茅根、鲜小蓟各 30~60 g，洗净，绞取汁。1 日内分 2 次饮服。可辅助治疗胃热或肝火所致的上消化道出血证（《中国药膳》）。

❷ 急性肾炎或慢性肾炎急性发作水肿明显者：鲜茅根 60 g，鲜芦根 60 g，竹叶 30 g。将三药混匀，取适量药，或水煎取汁，代茶频饮（《中华临床药膳食疗学》）。

❸ 血淋、热淋：鲜白茅根 100 g，青皮甘蔗 300 g。将白茅根剪短，甘蔗切碎，水煎代茶（《中华临床药膳食疗学》）。

❹ 湿热内蕴之赤浊：荠菜 100 g，鲜白茅根 100 g。二味水煎取汁，代茶频饮。连服 2~3 周（《中华临床药膳食疗学》）。

小蓟《名医别录》

【异名】刺角菜，小蓟姆，刺儿草。

【基原】为菊科植物刺儿菜的干燥部分。

【性味归经】甘、苦，凉。归心、肝经。

【功效】凉血止血，散瘀解毒，消痈。

【用量用法】煎服，5~12 g；或捣敷外用。

【成分】含芸香苷、蒙花苷、原儿茶酸、绿原酸、咖啡酸及蒲公英甾醇等。

【药理作用】具有止血、抗菌等作用。其水煎剂体外实验对白喉杆菌、肺炎球菌、金黄色葡萄球菌等均有不同程度的抑制作用。

【使用注意】脾胃虚寒者慎服。

应用

血热出血及热毒证。用于血热引起的衄血、吐血、尿血、血淋、便血、崩漏；热毒所致的痈肿疮毒等。

❶ 上消化道出血：鲜小蓟煮汤或生食皆可或鲜白茅根、鲜小蓟各 30~60 g，洗净，绞取汁。1 日内分 2 次饮服（《中国药膳》）。

❷ 心热吐血口干：生藕汁、生牛蒡汁、生地黄汁、小蓟根汁各 2 合，白蜜一匙。上药相合，搅令匀，不计时候，细细呷之（《圣惠方》）。

❸ 血小板减少性紫癜：小蓟 15 g，红糯米 50 g。先将小蓟洗净，放入锅中煎汤，去渣取汁，用药汁煮红糯米，粥熟加红糖调食（《中国药膳》）。

❹ 烦热口干，小便不利：鲜小蓟幼嫩全草（小蓟苗）150 g，切段捣汁服。亦可煮汤作菜食（《食疗本草》）。

十一、活血化瘀类

凡以通利血脉、促进血行、消散瘀血为主要功效，用于治疗瘀血病证的药物，称为活血化瘀药。

活血化瘀药味多辛、苦，性温，部分动物药味咸，主入心、肝二经。此类药物主治范围遍及内、外、妇、儿、伤等各科，如中风、疼痛、月经病、跌扑损伤等。

姜黄《新修本草》

【异名】宝鼎香，黄姜，广姜黄，川姜黄。

【基原】为姜科植物姜黄的干燥根茎。

【性味归经】辛、苦，温。归肝、脾经。

【功效】活血行气，通经止痛。

【用量用法】煎汤服，3~9 g；外用适量，研末调敷。

【成分】本品主要含挥发油，其主要成分为姜黄酮、姜烯、水芹烯、香桧烯、1，8- 桉叶素、龙脑等，尚含姜黄素等。

【药理作用】本品提取物对实验性高血脂有明显的降低作用，能增强心肌营养性血流量，增强纤溶酶活性，抑制血小板聚集。此外还有保肝及抗炎作用。

【使用注意】血虚而无气滞血瘀者和孕妇忌服。

应用

用于气滞血瘀引起的胃胀腹痛、胸闷胁痛、月经失调、跌打损伤、产后腹痛、关节疼痛等。

❶ 风湿肩背疼痛：姜黄 80 g，木瓜 160 g，羌活 80 g，黄酒 1000 mL，密封 7 天即成。每日 3 次，每次饮 10 mL（《养生必知的药膳食疗方大全》）。

❷ 经前或经期少腹疼痛，出血紫黑夹块，月经淋漓不断：姜黄 25 g，鸡蛋 2 个，米酒 300 mL。鸡蛋水煮后，去壳和姜黄同煮，取鸡蛋和米酒同服，每日 1 次，行经期连服 3 天（《国医堂养生百草》）。

西红花《本草纲目》

【异名】藏红花，番红花，撒法郎，洎夫蓝。

【基原】为鸢尾科植物番红花的柱头。

【性味归经】甘，平。归心、肝经。

【功效】活血通经，化瘀止痛，凉血解毒。

【用量用法】冲服，每次 1.5~3 g。

【成分】柱头部分含有挥发油、类胡萝卜素及其苷类物质、糖苷酯类和胡萝卜醇的代谢产物、氨基酸、三甲基环乙烯衍生物。

【药理作用】本品能兴奋心脏，降低冠脉阻力，改善心肌缺血，抗心律失常；红花黄色素对中枢神经系统具有镇痛、镇静和抗惊厥作用。

【使用注意】不宜入煎剂，孕妇忌服。

应用

血瘀证、热毒证。用于血瘀引起的经闭癥积、产后腹痛；热毒引起的温病发斑、忧郁痞闷、惊悸发狂等。

❶ 郁闷痞结：西红花每服 1 朵，冲汤下。忌食油荤、食盐，宜食淡粥（《本草纲目拾遗》）。

❷ 痛经：西红花 3 g，鸡脯肉（老母鸡）200 g，鸡蛋清 50 g，调料适量。先将西红花浸泡再蒸 10 分钟备用，将鸡肉洗净绞碎如泥，加入蛋清、调料和匀蒸熟。西红花连同汤汁浇在鸡汤里即成（《花养女人幸福一生》）。

❸ 温病热入营血，发斑，发疹：西红花 3 g，大青叶，板蓝根各 12 g，水煎冲服（《麻科活人书》）。

桃仁《神农本草经》

【异名】桃核仁。

【基原】为蔷薇科植物桃或山桃的干燥成熟种子。

【性味归经】苦、甘，平，有小毒。归心、肝、肺、大肠经。

【功效】活血祛瘀，润肠通便，止咳平喘。

【用量用法】捣碎，浸泡、煎、煮、熬，5~10 g。

【药理作用】桃仁提取物有抗凝血及较弱的溶血作用，降低血管阻力，改善血流动力学，可降低血压。

【成分】本品含苦杏仁苷、挥发油、脂肪油；油中主含油酸甘油酯和少量亚油酸甘油酯，另含苦杏仁酶等。

【使用注意】孕妇忌服。

应用

用于血瘀引起的经闭、癥积、热病蓄血、风痹、疟疾、跌打损伤、瘀血肿痛；肠燥便秘；咳嗽气喘等。

❶ 阴血不足，冲任失养，月经过少：桃仁 6 g，墨鱼 15 g，生姜、葱、食盐适量。墨鱼用火发泡，去骨、皮，洗净备用。桃仁去皮洗净。鱼与桃仁置于锅内，加生姜、葱、食盐、水适量。将锅置武火上烧沸，再改文火炖熬，至墨鱼熟透即可（《食物与食治》）。

❷ 中老年气血亏虚引起的习惯性便秘：芝麻、松子仁、胡桃仁、桃仁（去皮、尖，炒）、甜杏仁各 10 g，粳米 200 g，将五仁混合碾碎。入粳米共煮稀粥。食用时，加白糖适量。分顿食用（《经验方》）。

十二、化痰类

凡能祛痰或消痰，制止或减轻咳嗽和喘息，治疗外感、内伤各种咳嗽和痰证为主的药物，称为化痰止咳药。本类药物味或苦或甘，性或寒或平，主要归肺经。

桔梗《神农本草经》

【异名】梗草，苦梗，苦菜根。

【基原】为桔梗科植物桔梗的干燥根。

【性味归经】苦、辛，平。归肺经。

【功效】宣肺，祛痰，利咽，排脓。

【用量用法】浸泡、熬、煮、蒸、炖，3~6 g。

【成分】本品含桔梗皂苷、菊糖、植物甾醇等。

【药理作用】能够祛痰，增加呼吸道黏液分泌量；并且有降低血糖以及对絮状表皮癣菌有抑制的作用。

【使用注意】气机上逆者不宜用。用量过大易导致恶心呕吐。

应用

用于痰浊壅肺之咳嗽痰多、胸闷不畅、咽痛、喑哑、肺痈吐脓、疮疡脓成不溃等。

❶ 咳嗽痰多，咽喉肿痛：桔梗 10 g，麦门冬 12 g，甘草 8 g，玄参 12 g，冰糖 20 g。上五味加水 300 mL 共煎至沸，代茶饮（《中医药膳学》）。

❷ 风热咳嗽痰多，咽喉肿痛：桔梗 9 g，桑叶 15 g，菊花 12 g，杏仁 6 g，甘草 9 g。水煎，去渣，代茶饮（《中医药膳学》）。

胖大海《本草纲目拾遗》

【异名】安南子，大发。

【基原】梧桐科落叶乔木胖大海的干燥成熟种子。

【性味归经】甘，寒。归肺、大肠经。

【功效】清肺化痰，利咽开音，润肠通便。

【用量用法】熬汤或泡茶，2~4 枚。

【成分】本品含胖大海素、西黄花胶黏素、戊聚糖、收敛性物质。

【药理作用】本品对血管平滑肌有收缩作用，能改善黏膜炎症，缓解痉挛性疼痛。其水溶液具有缓泻作用；种仁溶液有降压作用。

【使用注意】脾胃虚寒泄泻者慎用；本品通便力不强，只宜于轻证。

应用

用于肺热所致之喉痛音哑、咳嗽咽痛；大肠燥热之大便秘结等。

❶ 喉痛喑哑，咳嗽：胖大海 10 g，枇杷叶 6 g，沸水冲服，代茶饮（《中医药膳学》）。

❷ 干咳：胖大海 5 枚，冰糖适量。将胖大海洗净，放入碗内加冰糖适量，倒沸水，加盖闷半个小时。慢饮，隔 4 个小时再泡一次，每天 2 次（《巧吃治百病》）。

昆布《名医别录》

【异名】海草，海带，海马蔺，海昆布。

【基原】为海带科植物海带或翅藻科植物昆布的干燥叶状体。

【性味归经】咸，寒。归肝、胃、肾经。

【功效】消痰软坚，利水消肿。

【用量用法】煎汤，5~15 g；或研末入丸、散。

【成分】含藻胶素、甘露醇、半乳聚糖、海带氨酸、海带聚糖、谷氨酸、天冬氨酸、脯氨酸、维生素 B_1、维生素 C、维生素 P 和碘、钾等。

【药理作用】具有降血脂、降血糖、抗凝血、增强免疫及抗放射作用。

【使用注意】脾胃虚寒者、孕妇及哺乳期妇女忌食。甲亢患者忌食。

应用

用于痰浊阻滞所致之瘿瘤、瘰疬、睾丸肿痛、痰饮水肿等。

❶ 甲状腺肿：昆布、海蜇、牡蛎各 30 g，夏枯草 15 g。煎服（《中国药用海洋生物》）。

❷ 瘿瘤：昆布 30 g，海藻 30 g，黄豆 100 g。洗净黄豆，放入瓦煲内，加清水适量，文火煮至半熟；再将洗净切碎的昆布、海藻与黄豆同煮，至黄豆熟烂，调入油、盐、味精后即可食用（《本草纲目》）。

芥子《中药志》

【异名】芥菜子，青菜子。

【基原】为十字花科植物白芥或芥的干燥成熟种子。

【性味归经】辛，温。归肺经。

【功效】温中散寒，利气豁痰，通经络，消肿毒。

【用量用法】煎汤，入丸、散，6~9 g；研末调敷外用，适量。

【成分】含黑芥子、芥子酶、芥子酸、芥子碱、脂肪油、蛋白质、粘液质。酶解后所得挥发油名芥子油，含有异硫氰酸甲酯、异丙酯、烯丙酯、丁酯、仲丁酯、丁烯 -3- 酯、戊烯 -4- 酯、苯酯、苄酯、苯乙酯和 3- 甲硫基丙酯。

【药理作用】本品所含的异硫氰酸苄脂具有广谱抗菌作用，对酵母菌、20 种真菌及数十种其它菌株均有抑制作用。此外，还具有刺激作用，白芥子苷湿水后产生挥发油，能使皮肤发红甚至引起水泡。

【使用注意】肺虚咳嗽及阻虚火旺者忌服。

应用

用于寒痰阻滞之胃寒吐食、心腹疼痛、肺寒咳嗽、痛痹、喉痹、阴疽等。

❶ 胃寒呕吐，脐下绞痛：黄芥子 50 g，研末蜜丸，寅时井花水服，如梧子 7 丸，每日 2 服；亦可作散，空腹服（《备急千金要方》）。

❷ 寒痰喘咳，咽喉闭塞不通：黄芥子 150 g，捣细罗为散，以水蜜调为膏，涂于外喉下熁之，干即易之（《太平圣惠方》）。

川贝母《神农本草经》

【异名】勤母，苦菜，苦花，药实，贝母，虻。

【基原】为百合科植物川贝母的干燥鳞茎。

【性味归经】苦、甘，微寒。归肺、心经。

【功效】清热化痰，润肺止咳，散结消肿。

【用量用法】煎服，3~9 g；研粉吞服，每次吞服 1~1.5 g。

【成分】本品含有多种生物碱，主要成份为异甾体类生物碱和生物碱。

【药理作用】能够祛痰镇咳，抗溃疡，降低血压，短时呼吸抑制，还有增强子宫收缩、抑制离体兔肠蠕动的作用。

【使用注意】不宜与乌头类药材同用；脾胃虚寒及寒痰、湿痰者慎服。

应用

用于肺热燥咳、干咳少痰、阴虚劳嗽、咯痰带血；痰火郁结所引起的瘰疬、乳痈、肺痈等。

❶ 阴虚咳嗽、口干舌燥：川贝母 15 g，燕窝 30 g，冰糖适量。将川贝母研成细粉；燕窝用温水泡发两小时，用镊子夹去燕毛，用手撕成条；冰糖打碎成屑；将川贝母、燕窝放入炖杯内，加清水适量，置武火烧沸，再用文火炖煮 35 分钟，加入冰糖屑即可（《中国药膳传说与制作》）。

❷ 阴虚咳嗽、肺结核、面色无华：川贝母 15 g，桔梗 20 g，冬虫夏草、燕窝各 10 g，冰糖 60 g。将川贝母、桔梗、冬虫夏草、燕窝、冰糖研成细粉；将川贝母、桔梗、冬虫夏草、燕窝、冰糖放入锅内，加清水适量，置武火上烧沸，再用文火熬成稠状即可（《中国药膳传说与制作》）。

浙贝母《神农本草经》

【异名】土贝母，象贝，浙贝，象贝母，大贝母。

【基原】为百合科植物浙贝母的鳞茎。

【性味归经】苦，寒。归肺、心经。

【功效】清热化痰，散结消痈。

【用量用法】煎汤，3~10 g；或入丸、散；外用研末撒，适量。

【成分】本品含浙贝母碱、去氢浙贝母碱、浙贝宁、浙贝酮、贝母醇、浙贝宁苷等。

【药理作用】浙贝母碱在低浓度下对支气管平滑肌有明显扩张作用。浙贝母碱及去氢浙贝母碱有明显镇咳作用，还有中枢抑制作用，能镇静、镇痛。此外，大剂量可使血压中等程度降低，呼吸抑制，小剂量可使血压微升。

【使用注意】不宜与乌头类药材同用。脾胃虚寒及有湿痰者不宜用。

应用

用于风热或痰热引起的咳嗽；痰郁引起的瘰疬、瘿瘤、疮痈肿毒、肺痈等。

❶ 咳嗽痰黄、喘息不利：诃子、炒五味子、知母、北洋参、款冬花、杏仁、浙贝母、葶苈子、紫菀、百合、甘草各 15 g，共挫碎，水煎去渣，取滤液，加白茅根 1500 g 绞汁，炼蜜 60 g 共熬收膏。每服 10 g，每日 2 次（《中国药膳辨证治疗学》）。

❷ 干咳少痰或无痰：天门冬 500 g，生地 1500 g，蜂蜜 300 g。将天冬、生地同捣取汁，入温开水再捣又取汁，如此反复多次，直至味近尽为止；合并药汁，加热浓缩，炼蜜收膏。每次 15~20 g，白开水冲服，每日 3 次（《中国药膳辨证治疗学》）。

平贝母《中药志》

【异名】坪贝，贝母，平贝。

【基原】为百合科植物平贝母的鳞茎。

【性味归经】苦、微甘，微寒。归肺、心经。

【功效】清热润肺，化痰止咳。

【用量用法】煎汤，3~9 g；研粉，每次 1~2 g。

【成分】鳞茎含西贝母碱 -3β-D- 葡萄糖苷、贝母辛碱、西贝母碱、平贝碱甲、平贝碱乙、平贝碱丙及平贝碱苷。茎、叶含贝母辛碱、平贝碱甲、平贝定苷等。花含贝母辛碱、去氢浙贝母碱及贝母属碱 A。全草含平贝七环碱、平贝七环酮碱、平贝七环碱甲醚、平贝七环酮碱甲醚、平贝酮、黑龙江贝宁。

【药理作用】抗溃疡作用；中枢抑制作用；祛痰和降血压作用。

【使用注意】不宜与乌头类药材同用。

应用

用于肺热燥咳、干咳少痰、阴虚劳嗽、咯痰带血等。

❶ 慢性支气管炎，百日咳：平贝母适量研末，蜜冲服（《中草药大典》）。

❷ 肺性咳嗽：梨 1 个（去皮挖核），贝母 3 g，冰糖适量，贝母、冰糖适量捣碎装入梨中，蒸 20 分钟，食梨饮汤汁（《新编家庭食疗手册》）。

十三、止咳平喘类

凡以制止或减轻咳嗽和喘息为主要作用的药物，称为止咳平喘药。本类药物性或温或寒，味或甘或苦或辛，主要入肺经。用于治疗内外伤各种咳嗽和喘息。

杏仁《神农本草经》

【异名】杏核仁，杏子，木落子，苦杏仁，杏梅仁，北杏仁。

【基原】为蔷薇科植物杏、野杏、山杏及东北杏的种子。

【性味归经】苦，微温，有小毒。归肺、大肠经。

【功效】止咳平喘，降气，润肠通便。

【用量用法】打碎、浸泡、煎、煮、熬，3~10 g。

【成分】本品含苦杏仁苷及脂肪油、蛋白质、各种游离氨基酸。尚含苦杏仁酶、苦杏仁苷酶、绿原酸、肌醇、苯甲酸、芳樟醇。

【药理作用】现代药理研究表明杏仁的止咳平喘作用是由于杏仁所含苦杏仁苷和苦杏仁酶，苦杏仁苷对呼吸中枢起镇静作用，从而达到镇咳平喘效应。

【使用注意】阴虚咳喘及大便溏泄者忌用。本品有小毒，用量不宜过大。婴儿慎用。

应用

用于痰浊壅肺所致的咳嗽气喘、肠燥便秘等。

❶ 急性气管炎、支气管炎：杏仁 6 g，苏叶 12 g，生姜 6 g，半夏 10 g，橘皮 10 g，红糖 20 g。先将诸药水煎 2 次，合并煎液约 300 mL，加入红糖熬化即成。当饮料饮用，每日 1 剂，分多次饮完（《中国药膳辨证治疗学》）。

❷ 咳嗽，咳喘：苦杏仁 20 g，猪肺 300 g，葱、料酒各 15 g，姜、盐各 5 g，鸡精、胡椒粉各 3 g。将杏仁去皮、尖，洗净；猪肺冲洗干净，切片；姜切片，

葱切段；将杏仁、猪肺、料酒、葱、姜放入锅内，加清水 1.8 L，置武火上烧沸，去浮沫，再用文火炖煮 35 分钟，加入盐、鸡精即成（《中国药膳传说与制作》）。

紫苏子《名医别录》

【异名】苏子，铁苏子。

【基原】为唇形科植物紫苏的干燥成熟果实。

【性味归经】辛，温。归肺、大肠经。

【功效】降气化痰，止咳平喘，润肠通便。

【用量用法】煎汤，10~15 g。

【成分】含脂肪油（紫苏醛）、维生素 B 及氨基酸类，此外尚含有 p- 谷街醇、糖类、鞣质类等。

【药理作用】苏子可增强学习记忆功能；有降血脂、降血压、防腐、抗氧化作用。

【使用注意】肺虚咳喘、脾虚滑泄者禁服。

应用

用于痰阻气滞之咳喘痰多、胸胁胀满、肠燥便秘等。

❶ 风寒感冒见恶寒发热、咳嗽、气喘、胸腹胀满等症：紫苏嫩叶 300 g 洗净，入沸水锅焯透，捞出洗净，挤干水分，切断放盘内，加入精盐、味精、酱油、麻油适量，拌匀作菜食用（《中国保健中药》）。

❷ 肠燥便秘证：紫苏麻仁粥：紫苏子 10 g，火麻仁 15 g，粳米 100 g（《普济本事方》）。

白果《日用本草》

【异名】银杏，灵眼，佛指柑，佛指甲，鸭脚子。

【基原】为银杏科植物银杏的种子。

【性味归经】甘、苦、涩，平，有小毒。归肺、肾经。

【功效】敛肺化痰定喘，止带缩尿。

【用量用法】煎服，5~10 g，捣碎。

【成分】种子含有有毒成分——银杏毒素，还含腰果酸和钾、磷、镁、钙、锌、铜等 25 种元素；种仁含有蛋白质、脂肪、碳水化合物、糖等。

【药理作用】具有祛痰、平喘、抗菌、抑制免疫、抗过敏、降血压、抗缺氧等作用。

【使用注意】有实邪者禁服。内服过量可致中毒。

应用

用于肺肾两虚之哮喘痰嗽及下焦不固引起的白带、白浊、遗精、小便频数等。

❶ 治梦遗：银杏3粒。酒煮食，连食四五日（《湖南药物志》）。

❷ 治赤白带下，下元虚惫：白果、莲肉、江米各25 g。胡椒5 g为末，用乌骨鸡1只，去肠盛药煮烂，空腹食之（《濒湖集简方》）。

❸ 治小便白浊：生白果仁10枚，擂水饮，日1服，取效止（《濒湖集简方》）。

❹ 治小便频数，遗尿：陈白果5粒，蜗牛3个（焙干），研末冲服（《陕甘宁青中草药选》）。

罗汉果《岭南采药录》

【异名】拉汉果，假苦瓜，光果木鳖。

【基原】为葫芦科多年生攀援草本植物罗汉果的果实。

【性味归经】甘，凉。归肺、大肠经。

【功效】清肺利咽，化痰止咳，滑肠通便。

【用量用法】水煎服，10~30 g；或单用加蜂蜜泡服；或做成年糕、糖果、饼干等。

【成分】本品含有非糖甜味成分，主要是三萜苷类——罗汉果苷；还含有大量葡萄糖、果糖。又含锰、铁、镍、锌等26种无机元素，蛋白质，甘草酸，各种维生素，尤以维生素C含量最高，种仁含油脂、油酸、棕榈酸、肉豆蔻酸等。

【药理作用】水提取物具有较明显的镇咳、祛痰作用，有降低血清谷丙转氨酶活性的作用，能提高机体免疫力。

【使用注意】脾胃虚寒者慎用。

应用

用于痰热壅肺之燥咳、咽痛失音、津伤口渴、肠燥便秘。

❶ 伤风感冒、咳嗽多痰、胃热便秘、慢性气管炎等：罗汉果20 g置瓷杯内，加开水300 g，盖严，闷约30分钟（《保健药膳》）。

❷ 百日咳：罗汉果1个，柿饼15 g，水煎服（《中药大辞典》）。

❸ 肺中燥热之慢性支气管炎，百日咳：罗汉果1个，猪肺250 g，调味品适量。将罗汉果洗净，打碎，猪肺洗净，入沸水中烫一下，置于锅内加清水适量，武火煮沸后，文火煮1~2小时，调味即可（《医疗保健汤茶谱》）。

十四、安神类

凡以安定神志，治疗心神不宁病证为主的药物，称为安神药。本类药大多为植物种子、种仁，味多甘酸，主入心、肝经。主要用于治疗心肝血虚不能滋养心神之心悸怔忡、失眠多梦等。

酸枣仁《神农本草经》

【异名】枣仁，酸枣核。

【基原】为鼠李科植物酸枣的干燥成熟种子。

【性味归经】甘、酸，平。归肝、心、胆经。

【功效】养心益肝，安神，敛汗，生津。

【用量用法】煎服，9~15 g。研末吞服，每次 1.5~2 g。

【成分】含皂苷，其组成为酸枣仁皂苷 A 及酸枣仁皂苷 B。并含三萜类化合物及黄酮类化合物。此外，含大量脂肪油和多种氨基酸、维生素 C、多糖及植物甾醇等。

【药理作用】酸枣仁皂苷、黄酮苷、水及醇提取物分别具有镇静、催眠及抗心律失常作用，并能协同巴比妥类药物的中枢抑制作用；其水煎液及醇提取液还有抗惊厥、镇痛、降体温、降压作用；此外，还具有降血脂、抗缺氧、抗肿瘤、抑制血小板聚集、增强免疫功能及兴奋子宫作用。

应用

用于心肝血虚引起的心悸、怔忡、失眠、多梦、眩晕等；体虚之自汗、盗汗等。

❶ 心肝血虚引起的心悸、失眠：猪心 1 个，茯神 15 g，酸枣仁 15 g，远志 6 g。将猪心剖开，洗净，置砂锅内，再将洗净打破的酸枣仁及洗净的茯神、远志一并放入锅内，加清水适量，先用武火煮沸，打去浮沫后，改用文火炖至猪心熟透即成，加食盐少许调味。食猪心及汤（《四川中药志》）。

❷ 心肝两虚，心烦不眠：酸枣仁 10 g，熟地黄 10 g，粳米 30~60 g，将酸枣仁微炒，捣碎，与熟地黄共煎取药汁再以药汁煮粥，每日 3 次（《太平圣惠方》）。

❸ 治睡中盗汗：酸枣仁、人参、茯苓各等分，为细末，米饮调下半盏（《普济方》）。

柏子仁《神农本草经》

【异名】柏实，柏子，侧柏子。

【基原】为柏科植物侧柏的种仁。

【性味归经】甘，平。归心、肾、大肠经。

【功效】养心安神，润肠通便。

【用量用法】浸泡、煎、煮、熬，10~20 g。

【成分】本品含脂肪油，并含少量挥发油及皂苷。

【药理作用】具有镇静、催眠的作用，且能镇痛、抗惊厥；可引起血压持续下降，心脏传导阻滞，且对子宫有兴奋作用。

【使用注意】便溏及多痰者慎用。

应用

用于心悸失眠及肠燥便秘等。

❶阴虚及老年津枯便秘：杏仁 10 g，松子仁 10 g，大麻仁 10 g，柏子仁 10 g。取杏仁、松子仁、大麻仁、柏子仁分别洗净，捣烂，用 500 g 沸水冲泡 10 分钟，取汁，温饮（《民间验方》）。

❷血虚心悸，失眠盗汗，亦可用于过食油腻之后以之消食：炒柏子仁 15 g。用开水冲泡，当茶饮（《中华食物疗法大全》）。

❸心悸，失眠，健忘，慢性便秘：柏子仁 10 g，粳米 60 g，蜂蜜适量。将柏子仁捣烂煮粥，食时调入蜂蜜（《食粥养生与治病》）。

十五、平肝息风类

凡以平肝潜阳或息风止痉为主，治疗肝阳上亢或肝风内动病证的药物，称平肝息风药。本类药物皆入肝经，多为介类、昆虫等动物药物及矿石类药物。

天麻《神农本草经》

【异名】赤箭，木浦，明天麻，定风草，独摇芝，离母，白龙皮，神草，合离草，鬼督邮，自动草。

【基原】为兰科植物天麻的干燥块茎。

【性味归经】甘，平。归肝经。

【功效】息风止痉，平抑肝阳，祛风通络。

【用量用法】浸泡、煮、焖、炖、蒸、熬，3~10 g。

【成分】主含香荚醇、天麻醚苷、天麻苷元、β - 甾谷醇、天麻素、枸橼酸、单甲脂、棕榈酸、琥珀酸、柠檬酸、对羟基苯甲醛等。尚含胡萝卜苷、天麻多糖、维生素 A、多种氨基酸、微量生物碱及多种生物元素。

【药理作用】具有抗惊厥、抗癫痫、抗抑郁、镇静催眠及镇痛作用。能改善学习记忆、改善微循环、扩血管、降血压、抗凝血、抗血栓、抗血小板聚集，且能抗炎、抗衰老、抗氧化、抗缺氧、抗辐射、兴奋肠管。天麻多糖还有增强机体非特异性免疫和细胞免疫的作用。

【使用注意】天麻不宜久煎。偶有过敏及中毒发生。

应用

用于肝风内动引起的头痛眩晕、肢体麻木、小儿惊风、癫痫抽搐等。

❶ 高血压，动脉硬化，梅尼埃病，神经衰弱，头晕眼花，脑血管意外所致的半身不遂：天麻15 g，猪脑1具，生姜、葱、食盐、味精等适量。天麻浸泡后，切薄片。猪脑洗净，放入搪瓷盆中，加入葱段、姜片、味精、食盐。锅内加水，将搪瓷盆放入锅中，隔水炖熟即成，分顿食用（《中国药膳学》）。

❷ 神经衰弱，眩晕，头痛，四肢肌肉痛：天麻 3 g，鸡肉（或猪肉）30 g，香菇 2 朵，小芋头 1 个，青豌豆 30 g，胡萝卜、竹笋、酒、酱油各适量。早晚服之（《中国药膳学》）。

❸ 头风头痛，肢体麻木，半身不遂，小儿惊痫动风等症：天麻 20 g，鹌鹑 2 只，草果 2 个，葱 10 g，料酒 10 mL，白糖，小茴香 3 g，盐 5 g，生姜 5 g，大茴香 2 粒，鸡精 2 g，桂皮 5 g，酱油 10 mL，味精 2 g。用川芎 10 g、茯苓 15 g，加二泔水（第二次淘米水）浸泡天麻 4 小时，将天麻放入米饭内蒸熟后，切薄片。鹌鹑宰杀后，去毛、内脏及爪，生姜拍松，葱切断，香料洗净，放入纱布袋内。将天麻、香料袋、酱油、生姜、葱、料酒、盐、鸡精、酱油同时放入锅内，加水约 800 mL，文火煎熬 40 分钟，下入鹌鹑卤制 25 分钟，加入味精即成（《中国药膳学》）。

石决明《神农本草经》

【异名】真珠母，鳆鱼甲，九孔螺，千里光，鲍鱼皮，金蛤蜊皮。

【基原】鲍科动物杂色鲍、皱纹盘鲍、羊鲍、澳洲鲍、耳鲍或白鲍的贝壳。

【性味归经】咸，寒。归肝经。

【功效】平肝潜阳，清肝明目。

【用量用法】煎服，6~20 g。平肝、清肝宜生用；外用点眼宜煅用、水飞。

【成分】主含碳酸钙、有机质等。尚含硅酸盐、磷酸盐、氯化物以及镁、铁、锌、锰、铬等微量元素和极微量的碘。

【药理作用】本品有镇静、解痉、降血压、止痛、止血、解热、消炎、抗菌、抗凝、保肝、降脂等作用。

【使用注意】脾胃虚寒者慎服，消化不良、胃酸缺乏者禁服。

应用

用于肝阳上亢引起的头痛眩晕、手足蠕动、筋脉拘急；肝火上炎引起的目赤翳障、视物昏花。

视物昏花：将决明子入锅炒至出香味时起锅。白菊花、石决明入砂锅煎汁，取汁去渣，番米淘洗干净，与药汁煮成稀粥加冰糖食用（《中国药膳》）。

牡蛎《神农本草经》

【异名】蛎蛤，左顾牡蛎，牡蛤，蛎房，蠔山，蠔莆，左壳，蠔壳，海蛎子壳，海蛎子皮。

【基原】为牡蛎科动物近江牡蛎、长牡蛎及大连湾牡蛎、密鳞牡蛎等的贝壳。

【性味归经】咸，微寒。归肝、胆、心、肾经。

【功效】平肝潜阳，重镇安神，软坚散结，收敛固涩。

【用量用法】煎汤，烧菜，油炸等，9~30 g。

【成分】本品含碳酸钙、磷酸钙及硫酸钙，并含镁、铝、硅及氧化铁等，牡蛎煅烧后碳酸盐分解，产生氧化钙等。牡蛎原动物含糖原、牛磺酸、10 种必需的氨基酸、谷胱甘肽，维生素 A、维生素 B_1、维生素 B_2、维生素 D，无机质如铜、锌、锰、钡、磷及钙等，其中所含的亮氨酸、精氨酸、瓜氨酸含量最丰富，是迄今为止人类所发现的含量最高的海洋物种之一。

【药理作用】牡蛎富含糖原，可改善心脏及血液循环功能，减轻胰脏负担；含有大量牛磺酸，有解热抗炎作用，可增强机体免疫功能；对老年人钙、磷代谢失衡有调整作用。

【使用注意】不宜多服久服，以免引起便秘和消化不良。

应用

心神不宁、肝阳上亢、痰火郁结和滑脱诸证。用于心神不宁之失眠多梦；肝阳上亢引发的眩晕耳鸣、烦躁不安、四肢抽动等；痰火郁结所致瘰疬瘿瘤、癥瘕痞块及自汗、盗汗、遗精、滑精、尿频、崩漏、带下等。

❶ 久病阴血虚亏，妇女崩漏失血，体虚少食，营养不良等：鲜牡蛎 250 g，猪瘦肉 100 g，切薄片。拌少许淀粉，放沸水中煮熟即成。略加食盐调味，吃肉、饮汤（《本草拾遗》）。

❷ 颈淋巴结结核：牡蛎肉捣烂外敷（《中国药用海洋生物》）。

钩藤《神农本草经》

【异名】钓藤，吊藤，钓钩藤，金钩藤，挂钩藤。

【基原】为茜草科植物钩藤、大叶钩藤、华钩藤的带钩茎枝。

【性味归经】甘、微苦，微寒。归肝、心包经。

【功效】息风止痉，清热平肝。

【用量用法】内服：煎汤，6~30 g，不宜久煎；或入敷剂。

【成分】本品含去氢钩藤碱、异钩藤碱、钩藤碱、柯楠因碱、金丝桃苷、三叶豆苷等。

【药理作用】具有镇静、降压、清热平肝、息风定惊的作用。

【使用注意】脾虚者慎服。

应用

用于小儿惊风、夜啼、热盛动风、子痫、肝阳眩晕、肝阳头胀痛等。

❶ 小儿惊骇夜啼，睡中时时惊惕不安，阵发性啼哭，但饮食二便正常等症：钩藤 6 g，水煎 15 分钟，取汁 30 mL，兑入煮沸的乳汁 100 mL。每服 20~30 mL（《百病饮食自疗》）。

❷ 早期高血压病：钩藤 500 g。每次 30 g，1 日 2 次，沸水冲泡，代茶徐饮（《中国药膳大辞典》）。

十六、补虚类

凡能补虚扶弱，纠正人体气血阴阳虚衰的病理偏向，以治疗虚证为主的药物，称为补虚药。本类药物能够扶助正气，补益精微，多为甘温或甘平。

根据补虚药的性能、功效及适应症的不同，分为补气药、补阳药、补血药、补阴药。

（一）补气

人参《神农本草经》

【异名】野山参，红参。

【基原】为五加科植物人参的干燥根和根茎。

【性味归经】甘、微苦，微温。归脾、肺、心经。

【功效】大补元气，补脾益肺，生津，安神益智。

【用量用法】泡、炖、蒸、焖、煨、煮、熬，1~10 g。

【成分】含多种人参皂苷、多糖、挥发油、氨基酸、有机酸、黄酮类、维生素类以及微量元素等多种成分。

【药理作用】人参皂苷及注射液具有抗休克作用。人参皂苷能增强消化、吸收功能，提高胃蛋白酶活性，保护胃肠细胞，改善脾虚症状；能促进组织对糖的利用，加速糖的氧化分解以供给能量；能促进大脑对能量物质的利用，增强学习记忆力；能促进造血功能；还能抗疲劳、抗衰老、抗心肌缺血、抗脑缺血、抗心律失常。此外，人参有调节中枢神经兴奋与抑制过程的平衡、增强免疫功能、抗肿瘤、抗辐射、抗应激、降血脂、降血糖和抗利尿等作用。

【使用注意】不宜与藜芦、五灵脂同用。

应用

用于元气虚脱引发的体虚欲脱、肢冷脉微；气虚导致的食少、喘咳、阳痿宫冷、久病虚羸、惊悸失眠；热病气虚津伤所致的神疲乏力、口干口渴及内热消渴等。

❶ 肺气虚咳嗽：人参 3 g，胡桃肉 3 个。人参、胡桃肉同时入锅，多加水煎煮 1 小时，煎汁约 150 mL，饮汤后将人参、胡桃肉嚼食（《中华临床药膳食疗学》）。

❷ 脘腹胀满纳呆食少：人参 5 g（或党参 15 g），粳米 100 g，冰糖适量。取人参末与粳米同煮成粥，加入冰糖令溶（《中国药膳辨证治疗学》）。

❸ 慢性肾功能不全兼贫血：人参或西洋参 6 g，红枣 6 枚，共煮内服（《中国药膳辨证治疗学》）。

❹ 暑热津伤之气短、乏力、口干口渴等：人参 10 g，沙参 15 g，生地 15 g，麦冬 15 g，乌梅 15 g，梨 2 枚。先煎人参去渣留汁备用。梨去皮，切小块备用。其他四味共煎，去渣后，入梨块稍煎，兑入人参汁即成。可顿饮或分饮。温凉为宜（《中华临床药膳食疗学》）。

西洋参《增订本草备要》

【异名】西洋人参，洋参，花旗参。

【基原】为五加科植物西洋参的干燥根。

【性味归经】甘、微苦，凉。归心、脾、肺、肾经。

【功效】补气养阴，清热生津。

【用量用法】浸泡、炖、蒸、煮，3~6 g。

【成分】主要成分为人参皂苷，已分离出的 5 种皂苷分别为：人参皂苷 R0、人参皂苷 Rb1、人参皂苷 Rg1、人参皂苷 Re 和假人参皂苷 F11，尚含精氨酸、天冬氨酸等 18 种氨基酸，又含挥发油、树脂等。

【药理作用】具有促进造血、增加免疫功能、抗肿瘤、降血脂作用，还具有兴奋中枢、抗休克、抗缺氧、抗心肌缺血、增加心肌收缩力、抗心律失常、抗应激反应、抗疲劳、镇静催眠、抗惊厥、抗病毒等作用。

【使用注意】不宜与藜芦同用；忌铁器及火炒。

应用

用于热病后气阴不足所致的口干、烦渴、气短、乏力、小儿羸弱、身体衰弱、食少便溏、神疲乏力；肺气虚、肺阴虚引起的短气喘促、咳嗽痰少或痰中带血。

❶ 小儿羸瘦，身体衰弱，食少便溏，神疲乏力：西洋参 3 g，红枣 30 枚，冰糖 15 g。将西洋参放置碗中于饭锅上蒸，趁热切薄片，加入红枣、冰糖同煮，至西洋参、红枣烂熟。空腹温热食之（《实用健儿药膳》）。

❷ 肿瘤患者咽干、恶心、消瘦、胃口不好、白细胞下降等不良反应：每天取西洋参 3~9 g，水煎服。在放疗前 2 周开始，直到放疗结束。方中西洋参益气养阴生津（《上海中医药杂志》）。

党参《增订本草备要》

【异名】台参，野台参，潞党参，西党参。

【基原】为桔梗科植物党参、素花党参、川党参、管花党参、球花党参、灰毛党参的根。

【性味归经】甘，平。归脾、肺经。

【功效】补益脾肺，补血生津。

【用量用法】浸泡、炖、蒸、煮、焖、熬，10~15 g。

【成分】本品含皂苷、糖类、蛋白质、维生素 B_1、维生素 B_2、淀粉及少量生物碱、多种人体必需无机元素和氨基酸等。

【药理作用】具有调节胃肠运动、抗溃疡、增强免疫功能；对兴奋和抑制两种神经过程都有影响；兴奋呼吸中枢；对动物有短暂的降压作用，但又能使晚期失血性休克家兔的血压回升；升高动物红细胞、血红蛋白、网织红细胞；延缓衰老，抗缺氧，抗辐射。

【使用注意】不能与藜芦同用。

应用

用于脾虚所致的体倦乏力、食少便溏；肺气亏虚所致的咳嗽气促、语声低微；气血不足所致的面色苍白或萎黄、乏力、头晕、心悸等；气津两伤所致的气短、口渴等。

❶ 气虚咳喘：党参 30 g，百合 20 g，粳米 100 g，冰糖少许。取党参浓煎取汁，百合、粳米同煮成粥，调入药汁及冰糖制成（《中医补益大成》）。

❷ 气血亏虚，面色萎黄，精神不振，产后失血：党参 15 g，母鸡 1 只（约 1000 g），葱、姜、黄酒、食盐适量。母鸡洗净去皮及内脏。党参、当归洗净，与葱段、姜丝同装鸡腹内，把鸡放入砂锅中，加水以小火煨炖，熟烂即可。分顿佐餐用（《乾坤生意》）。

❸ 倦怠嗜睡，头面虚肿，四肢浮肿，食少便溏：党参 3 g，黄芪 3 g，鸡脯肉 200 g，冬瓜 1000 g，盐、黄酒、味精等适量。党参、黄芪洗净，鸡肉切丝，冬瓜去皮、瓤，横切成块。冬瓜放在汤碗中，将鸡丝、党参、黄芪、盐、黄酒、味精同放在冬瓜上，加水适量。将冬瓜碗置于蒸锅中，蒸熟即可。经常佐餐食用（《中医营养学》）。

❹ 久病虚羸少气，或妇女血虚经闭：鸽 1 只，党参 25 g，当归 12 g，加水煨汤，适量食肉饮汤（《食疗本草学》）。

太子参《中国药用植物志》

【异名】孩儿参，童参。

【基原】为石竹科植物孩儿参的干燥块根。

【性味归经】甘、微苦，平。归脾、肺经。

【功效】补气健脾，生津润肺。

【用量用法】浸泡、炖、蒸、煮、焖、熬，10~30 g。

【成分】主要含氨基酸、多糖、皂苷、黄酮、鞣质、香豆素、甾醇及多种微量元素等多种成分。

【药理作用】能增强免疫功能；抗应激、抗疲劳；改善记忆，延长寿命；提高小肠吸收功能；降血糖、降血脂、止咳、祛痰、抗菌、抗病毒、抗炎等。

应用

用于脾肺虚弱、气阴不足所致的食少倦怠、口干舌燥、自汗口渴、干咳少痰等。

❶ 自汗盗汗、气短乏力及久病体弱者：太子参 5 g，浮小麦 20 g，或圆鱼 1

只（500~1000 g），瘦火腿 100 g，鸡蛋 1 个，生板油 25 g，葱节 20 g，生姜片 10 g，食盐 6 g，鸡汤 500 mL，绍酒 15 mL，味精适量。甲鱼剁去头颈，洗净，开水烫 3 分钟，取出去爪尾，收拾干净，用清水煮沸后改文火烧半小时，捞出去背壳、腹甲及四肢粗骨，切小块放入鸡汤里。浮小麦、太子参用纱布包后投入汤中，放火腿、调料。封口蒸烂，甲鱼扣入碗中，用原汤打入鸡蛋，略煮后，取出纱布包，将汤浇在甲鱼上（《中华临床药膳食疗学》）。

❷ 脾肺气虚，咳嗽少气：太子参 12 g，山药 12 g，百合 12 g，莲子 12 g，红枣 10 枚，白糖少许。诸药同煮取汁，加入白糖即可（《中华临床药膳食疗学》）。

❸ 阴亏血虚：猪肉 500 g，太子参 30 g，何首乌 15 g，龙眼肉 20 g，葱白、姜、料酒、盐、味精适量。猪肉切丁，三味药用纱布包好，放入调料在砂锅内慢炖，食肉喝汤（《中华临床药膳食疗学》）。

黄芪《神农本草经》

【异名】黄耆，王孙，绵黄芪。

【基原】为豆科植物蒙古黄芪或膜荚黄芪的干燥根。

【性味归经】甘，温。归肺、脾经。

【功效】补气升阳，利水消肿，益卫固表，托毒生肌。

【用量用法】浸泡、炖、蒸、焖、煮、熬，10~30 g。

【成分】主要含皂苷类、黄酮类、多糖类及氨基酸类，还含蔗糖、粘液质、苦味酸、胆碱、甜菜类、维生素 B_9 等。

【药理作用】本品有增强和调节免疫、增强病毒诱生干扰素、抗缺氧、抗应激、促进机体代谢、延缓衰老、抗辐射、改善心功能、保肝、调节血糖、利尿等作用。

【使用注意】表实邪盛、内有积滞者；阴虚阳亢者；疮疡阳证、实证患者不宜使用。

应用

用于脾气虚所致的倦怠乏力、食少便溏；肺气虚所致的咳喘日久、气短神疲；气虚自汗及痈肿疮毒等。

❶ 表虚自汗，痘疹不起，痈疽内溃，不能成浆，及一切虚阳下陷、子肠不收、脱肛等症：黄芪煮浓汁去渣，入米煮粥食（《中国饮食营养学》）。

❷ 体虚易患感冒，及一切气血虚弱之证：黄芪大枣汤：黄芪 15 g，大枣 5 枚煮汤食（《中国饮食营养学》）。

❸ 气虚水肿，小便不利等：黄芪 30 g，入纱布袋，与鲤鱼煮汤（《中国饮食营养学》）。

山药《神农本草经》

【异名】薯蓣，山芋，怀山药，薯药。

【基原】薯蓣科植物薯蓣的干燥根茎。

【性味归经】甘，平。归脾、肺、肾经。

【功效】补脾养肺，固肾益精。

【用量用法】内服：煎汤 15~30 g，大剂量 60~250 g；或入丸、散。外用：适量，捣敷。补阴，宜生用；健脾止泻，宜炒黄用。

【成分】主要含皂苷、黏液质、糖蛋白、甘露聚糖、尿囊素、山药素、胆碱、多巴胺、粗纤维、果胶、淀粉酶及微量元素等多种成分。

【药理作用】山药水煎液对脾虚动物模型有预防和治疗作用，能抑制胃排空运动及肠管推动运动，增强小肠吸收功能，帮助消化，保护胃黏膜损伤。山药多糖能提高免疫功能、抗氧化、抗衰老。山药中的尿囊素具有抗刺激、麻醉镇痛和消炎抑菌等作用。

【使用注意】湿盛中满或有实邪、积滞者禁服。

应用

用于脾虚所致的食少便溏、久泻不止；肺虚所致的咳喘短气；肾虚所致的腰膝酸软、遗精早泄、带下、尿频；气阴两虚所致的消渴等。

❶ 脾虚腹泻：怀山药 15 g，炒山楂 15 g，红糖适量，加水煎服（《药食同源日常应用 3000 例》）。

❷ 肾虚遗精：山药 25 g，芡实 12 g，莲子肉（去皮心）8 g，糯米 50 g。同煮粥（《药食同源日常应用 3000 例》）。

❸ 脾肺气虚之遗尿、小便不禁：山药 30 g，粳米 50 g，红糖 25 g。山药研细末，粳米煮至熟时掺入山药末、红糖，同熬成稀粥（《中华临床药膳食疗学》）。

❹ 阳痿：山药 250 g，白羊肉 250 g，大葱、生姜、虾米少许。羊肉去脂膜，切薄片，山药切成丁，共煮烧羹，加入大葱、生姜、虾米，待肉熟后食用（《中华临床药膳食疗学》）。

❺ 糖尿病：生山药 30 g，新鲜红薯 150 g，粳米 100 g。同煮为粥，加白糖调味（《药食同源日常应用 3000 例》）。

白扁豆《本草纲目》

【异名】蛾眉豆，南扁豆，沿篱豆，藊豆，白藊豆。

【基原】豆科植物扁豆的干燥成熟种子。

【性味归经】甘、淡，平。归脾、胃经。

【功效】健脾，化湿，消暑。

【用量用法】内服：煎汤，10~15 g；或入丸、散。外用：适量，生品捣研水绞汁敷。

【成分】本品含碳水化合物、蛋白质、脂肪、维生素、微量元素、酪氨酸酶、胰蛋白酶抑制物等。

【药理作用】具有抑制痢疾杆菌和抗病毒作用，尚有抗氧化、增强免疫作用。

【使用注意】不宜多食，以免壅气伤脾。健脾止泻宜炒用；消暑养胃解毒宜生用。

应用

用于脾虚引起的食欲不振、大便溏泻；暑湿引起的吐泻、胸闷腹胀等。

❶ 脾胃虚弱、气血亏虚之贫血：山药 100 g，茯苓 20 g，白扁豆 25 g，白术 15 g，猪肉 500 g，黑木耳 50 g，菠菜 500 g。白术煎取汁和面，茯苓粉、白扁豆粉一起和面发酵，揉入蒸熟的山药做皮，猪肉、木耳、菠菜做馅（《中华临床药膳食疗学》）。

❷ 痰湿阻滞、经水阻隔之经闭、月经后期、月经过少：薏苡仁 30 g，炒扁豆 15 g，山楂 15 g，红糖适量。三药放入砂锅内加水同煮粥，熟后放入红糖（《中华临床药膳食疗学》）。

❸ 夏伤暑湿、身热无汗、呕吐泄泻、脘腹胀痛：扁豆 30 g，香薷 15 g。加水煎汤（《中华临床药膳食疗学》）。

❹ 肝郁脾虚之泄泻：扁豆花 24 g，茉莉花 12 g，玫瑰花 12 g，防风 12 g，红糖适量。前四味水煎取液，加糖（《中华临床药膳食疗学》）。

沙棘《晶珠本草》

【异名】酸棘，醋柳，黑棘，达晋（藏名），吉汗（维吾尔名）。

【基原】为胡颓子科多年生灌木或小乔木沙棘的成熟果实和叶。

【性味归经】酸、涩、微甘，温。归肺、脾、胃、大肠、肝经。

【功效】健脾消食，止咳祛痰，活血祛瘀。

【用量用法】煎服，10~15 g；捣汁服，30~50 g 鲜品。外用适量。

【成分】含维生素类及黄酮类、萜类、蛋白质及多种氨基酸、脂肪及脂肪酸、糖类。

【药理作用】能增强免疫系统的功能；有抗肿瘤作用；沙棘浓缩果汁和沙棘籽油有抗心肌缺氧作用，对心肌缺血也有一定保护作用；治疗造血功能障碍，还可以降血脂；沙棘籽油口服对胶原或 ADP 诱导的血小板聚集有抑制作用；还具有保肝作用、抗溃疡作用、抗氧化作用、抗放射作用、抗炎、疗伤和抗过敏作用。

【使用注意】痼冷沉寒或内热实火者均应忌服。

应用

用于脾气虚所致的食少纳差、消化不良、脘腹胀痛、体倦乏力；咳嗽痰多；瘀血所致的胸痹心痛、跌打损伤、月经不调等。

❶ 食积停滞、消化不良：沙棘果 10 g，山楂 10 g，麦芽 15 g。水煎服（《药食两用话中药》）。

❷ 胃痛、消化不良、胃溃疡、皮下出血、月经不调、闭经：新鲜沙棘 50 g。将沙棘洗净，以杵捣烂如泥，加清水 500 mL，先以大火煮沸，后改文火续煎 30 分钟，滤去果渣，将果汁重新放回瓦罐中，以小火慢慢浓缩为膏。适量服用（《药食两用话中药》）。

❸ 咳嗽痰多：沙棘干、白葡萄干、甘草各 10 g。以上三味杵成泥，贮于罐中。每次服 3 g，每日 2 次（《药食两用话中药》）。

❹ 久咳虚喘：沙棘果、白果肉各 10 g。水煎服（《药食两用话中药》）。

❺ 月经不调、皮下出血、消化不良：沙棘干品 3~9 g，水煎服（《药食两用话中药》）。

甘草《神农本草经》

【异名】国老。

【基原】为豆科植物甘草、光果甘草、胀果甘草的根及根茎。

【性味归经】甘，平。归心、肺、脾、胃经。

【功效】补脾益气，祛痰止咳，缓急止痛，清热解毒，调和诸药。

【用量用法】浸酒、炖、蒸、煮，3~10 g。

【成分】含甘草酸及多种黄酮成分。

【药理作用】有解毒、抗炎、抗变态作用；能抗癌，祛痰镇咳，保护胃黏膜，抑制胃溃疡，降低胃酸浓度；且具有解除肠痉挛的作用；能降低血清谷丙转氨酶活性，抗肝损伤；增强肾上腺素的强心作用。

【使用注意】过量易引起浮肿。不宜与京大戟、芫花、甘遂、海藻同用。

应用

用于心气不足所致的心动惊悸、脉结代；脾虚气弱所致倦怠乏力、食少便溏；胃肠痉挛或四肢挛急作痛，及热毒疮痈等。

❶ 老人中风热毒、心闷气：甘草 30 g，乌豆 80 g，生姜 15 g。以水 400 mL，煎取 200 mL，去渣，徐徐服之（《中医药膳学》）。

❷ 胃癌疼痛：甘草 20 g，杭芍 30 g。水煎服（《中医药膳学》）。

❸ 小儿水痘：绿豆 10 g，赤小豆 10 g，黑豆 10 g，生甘草 3 g。加水浸泡 1 小时后，煮开，文火煨至烂熟。以上为 1 次量，每日服 1~3 次（《中医药膳学》）。

大枣《神农本草经》

【异名】壶，木蜜，干枣，美枣，凉枣。

【基原】为鼠李科植物枣的成熟果实。

【性味归经】甘，平。归脾、胃、心经。

【功效】补中益气，养血安神。

【用量用法】水煎服，9~15 g；或做丸用。

【成分】果实含光千金藤碱等生物碱，含白桦脂酮酸、齐墩果酸等三萜酸类化合物，大枣皂苷Ⅰ、大枣皂苷Ⅱ、大枣皂苷Ⅲ等皂苷类化合物。另含环磷腺苷（cAMP）和环磷酸鸟苷（cGMP）。果实的水溶性浸出物中含果糖、葡萄糖、蔗糖等。

【药理作用】大枣水煎液、大枣多糖能增强肌力，增加体重，增强耐力，抗疲劳；能促进骨髓造血，增强免疫，改善气血双虚模型大鼠的能量代谢，促进钙吸收，有效地减少肠道蠕动时间，改善肠道环境，减少肠道黏膜接触有毒物质和其他有害物质。黄酮类化合物有镇静、催眠作用。此外，大枣还有延缓衰老、抗氧化、保肝、抗突变、抗肿瘤、降血压、抗过敏、抗炎和降血脂等作用。

【使用注意】湿盛苔腻、脘腹作胀者忌用。

应用

用于脾虚所致体倦乏力、食少便溏、消瘦、面色萎黄；心失所养所致的妇女脏躁、心悸怔忡、虚劳、虚烦失眠等。

❶ 脾胃寒湿、饮食减少、长期泄泻、完谷不化：白术 120 g，干姜 60 g，鸡内金 60 g，熟枣肉 300 g。上四味药，白术、鸡内金皆用生者，每味各自轧细，焙熟，再将干姜轧细，共合枣肉，同捣如泥，做小饼，木炭火上炙干。空闲时，当点心，细嚼咽之（《中医药膳学》）。

❷ 气虚食少乏力：大枣 20 g，人参 6 g，粳米 50 g。先用水浸泡人参、大枣，再煎煮 30 分钟以上，取汁及药分贮备用，再将粳米蒸熟，扣入盘中，将人参、大枣摆在糯米饭上后将药汁加糖，煎成浓汁，倒在饭上即成（《醒园录》）。

蜜《神农本草经》

【异名】石蜜，石饴，食蜜，白蜜，蜂糖。

【基原】蜜蜂科昆虫中华蜜蜂或意大利蜂蜜所酿制的蜜。

【性味归经】甘，平。归脾、胃、肺、大肠经。

【功效】补中，润燥，止痛，解毒。

【用量用法】煎服或冲服，15~30 g，大剂量 30~60 g。外用适量，本品作栓剂肛内给药，通便效果较口服更捷。

【成分】本品含糖类、挥发油、蜡质、有机酸、花粉粒、泛酸、菸酸、乙酰胆碱、维生素、抑菌素、酶类、微量元素等多种成分。

【药理作用】蜂蜜所含单糖不经消化即可吸收，迅速补充体力；增强抵抗力；扩张冠状动脉，营养心肌，改善心肌功能；能促进肝细胞再生，对脂肪肝形成有一定的抑制作用；调节肠胃功能，促进肠胃蠕动；有杀菌作用。

【使用注意】痰湿内蕴、中满痞胀及大便不实者禁服。

应用

用于脾虚所致的倦怠食少、脘腹作痛；肺虚久咳及肠燥便秘。

❶ 胃中寒冷呃逆：鲜姜 30 g，蜂蜜 30 g。鲜姜取汁去渣，与蜂蜜共调匀，一次服下（《中华临床药膳食疗学》）。

❷ 肝炎而致的胁痛：蜂蜜 1000 g，五味子 250 g，虎杖 500 g。将洗净的五味子、虎杖加入砂锅中，加水浸泡 30 分钟，以中火煎开后，改文火煎 30 分钟，滤出药液，重复两次，将第二次药液与蜜汁倒入砂锅中，微火煎 5 分钟。每日 3 次，每次 1 勺，用开水冲服，可服 30~60 天（《中华临床药膳食疗学》）。

（二）补阳

益智仁《本草拾遗》

【异名】益智子，摘芋子。

【基原】为姜科植物益智的干燥成熟果实。

【性味归经】辛，温。归脾、肾经。

【功效】暖肾固精缩尿，温脾开胃摄唾。

【用量用法】煎汤，3~9 g；或入丸、散。

【成分】含挥发油，油中主要成分为桉油精、姜烯、姜醇等倍半萜类。

【药理作用】本品对前列腺素合成具有抑制作用；具有增加心肌收缩和对钙活性拮抗作用。

【使用注意】阴虚火旺或因热而患遗滑崩带者慎用。

应用

用于下元虚衰所致的肾虚遗尿、梦遗、小便频数、白浊；脾胃虚寒所致的泄泻、腹中冷痛、口多唾涎。

❶ 纳呆食少、便溏：益智仁 10 g，牛肉 30 g，盐 2 g，酱油 3 mL，味精 1 g。将益智仁洗净，牛肉洗净，切小块，与益智仁同放入炖盅内，加入酱油，加水炖至肉熟烂，加盐、味精调味，食肉饮汁（《中国药膳精选》）。

❷ 遗精、遗尿：猪脬 1 个，桑螵蛸 30 g，糯米 250 g，黑豆 30 g，益智仁 15 g，盐 3 g，味精 2 g。将猪脬洗净，糯米、黑豆淘洗干净，桑螵蛸、益智仁洗净，以上各味同装入猪脬内，系紧脬口，用针在猪脬上刺若干小孔，加清水适量，武火烧沸，改文火慢炖至猪脬熟透，加盐、味精调味即可食用（《中国药膳精选》）。

杜仲《神农本草经》

【异名】思仙，木棉，思仲，石思仙。

【基原】为杜仲科落叶乔木植物杜仲的干燥树皮。

【性味归经】甘，温。归肝、肾经。

【功效】补肝肾，强筋骨，安胎。

【用量用法】煎汤，6~10 g；浸酒或入丸、散。

【成分】本品含杜仲苷、杜仲胶、松脂醇二葡萄糖苷、桃叶珊瑚苷、磺胺类化合物等。

【药理作用】促进骨髓基质细胞增殖及向成骨细胞分化，利于骨折恢复，有预防或延缓骨质疏松症的作用。生、炒杜仲及醇沉物对小鼠均有明显的镇静及镇痛作用。水煎剂及醇提物均具有降压作用。此外，杜仲还具有保肝、延缓衰老、抗应激、抗肿瘤、抗病毒、抗紫外线损伤等作用。

【使用注意】阴虚火旺者慎用。

应用

用于肾虚所致腰脊酸痛、足膝痿弱、小便余沥及胎漏欲堕、胎动不安等。

❶卒腰痛：杜仲、丹参各 25 g，川芎 15 g。上 3 味切，以酒 2 斤渍 5 晚，随性少少饮之（《外台秘要》）。

❷肝肾风虚气弱，脚膝不可践地，腰脊疼痛，风毒流注下经，行止艰难，小便余沥：杜仲 150 g，五加皮、防风、薏苡仁、羌活、续断、牛膝各 90 g，萆薢 120 g，生干地黄 150 g。上为末，好酒 3000 mL，化青盐 90 g，用木瓜 250 g，以盐酒煮成膏，和杵丸如梧子大，每服 50 丸，空心食前，温酒盐汤下（《普济本事方》）。

❸久坐或劳累，背酸痛：厚杜仲 50 g（切碎），入米酒 500 g，浸泡 7 日后服，每次 2 汤匙（《中国食疗大全》）。

（三）补血

当归《神农本草经》

【异名】秦归，干归。

【基原】为伞形科植物当归的干燥根。

【性味归经】甘、辛，温。归肝、心、脾经。

【功效】补血调经，活血止痛，润肠通便。

【用量用法】浸酒、炖、蒸、焖、煮，5~15 g。

【成分】主要含 β-蒎烯、α-蒎烯、莰烯等中性油成分。含对甲基苯甲醇、5-甲氧基-2，3-二甲苯酚等酸性油成分、有机酸、糖类、维生素、氨基酸等。

【药理作用】本品对抗肾上腺素-垂体后叶素或组织胺对子宫的兴奋作用，对离体子宫有兴奋作用，增加冠脉血流量，抗血栓，显著促进血红蛋白及红细胞的生成并有增强机体免疫、抑制炎症后期肉芽组织增生、抗脂质过氧化、抗肿瘤、抗菌、抗辐射等作用。

【使用注意】湿盛中满、大便泄泻者忌服。

应用

用于血虚引起的面色萎黄、眩晕心悸、失眠；血瘀引起的月经不调、经闭痛经、虚寒腹痛、风湿痹痛、跌扑损伤、痈疽疮疡；血虚肠燥便秘等。

❶ 血虚、血瘀之月经不调：红花 10 g，当归 10 g，丹参 15 g，糯米 100 g。先煎诸药，去渣取汁。后入米煮作粥。空腹食用（《民间方》）。

❷ 久病体虚，倦怠乏力，消瘦：鳝鱼 500 g，当归 15 g，党参 15 g。取鳝鱼除去头、骨、内脏，洗净，切丝。当归和党参洗净切片，用纱布包扎，一并入锅加水适量，煎煮 60 分钟，捞出药包，加入适量盐、姜等调料，分顿佐餐食用，吃鳝喝汤（《本草逢原》）。

❸ 卒中后遗症：当归 50 g，干地龙 30 g，红花 20 g，赤芍 20 g，黄芪 100 g，川芎 10 g，玉米面 400 g，小麦面 100 g，桃仁、白糖适量。干地龙以白酒浸泡去味，烘干研细末备用。桃仁煮去皮尖，略炒，备用。余药入砂锅加水适量，煎煮成浓汁，去渣备用。将地龙粉、玉米面、小麦面、白糖共入药汁中调匀和作面团，制圆饼 20 个并将备用桃仁均匀布撒饼上。入笼屉或烤箱制熟。每服适量，或作早、晚餐主食（《常见病的饮食疗法》）。

阿胶《神农本草经》

【异名】傅致胶，盆覆胶，驴皮胶。

【基原】为马科动物驴的皮去毛后经熬制而成的胶。

【性味归经】甘，平。归肺、肝、肾经。

【功效】补血，滋阴，润肺，止血。

【用量用法】烊化或磨粉后制成汤剂、粥剂、羹剂用，6~15 g。

【成分】含胶原、钙、硫等，胶原水解后产生多种氨基酸，如赖氨酸、精氨酸、组氨酸、胱氨酸，并含有钾、钠、钙、镁、铁多种微量元素。

【药理作用】本品能促进红细胞和血红蛋白的生成，改善体内钙平衡，增加钙的吸收，使血钙增加，并有抗创伤性休克、维持血压、防治进行性肌营养不良症的作用。

【使用注意】本品不能直接入煎，须烊化服。

应用

用于阴血亏虚所致之贫血、妊娠下血、月经不调、产后血虚、心悸、燥咳以及咯血、吐血、衄血、便血、崩漏等。

❶ 失血性贫血：阿胶 6 g，瘦猪肉 100 g。水炖猪肉至熟，后入阿胶烊化，低盐调味，食肉喝汤（《中国药膳学》）。

❷ 血虚胎动不安：阿胶 10 g，鸡蛋 1 个。阿胶用水一碗烊化，鸡蛋调匀后加入胶水中煮成蛋花，食盐调味服（《中国药膳学》）。

❸ 吐血：阿胶（炒）、蛤粉各 50 g，辰砂少许。上为末，藕节捣汁，和蜜调下，食后服（《赤水玄珠》）。

❹ 久咳咯血及崩漏、胎动：阿胶 15 g，桑白皮 15 g，糯米 100 g，红糖 8 g。先煮桑白皮，去滓取汁；后用清水煮糯米 10 分钟后，倒入药汁、阿胶，然后入红糖，煮成粥（《中国药膳大观》）。

龙眼肉《开宝本草》

【异名】益智，龙目，龙眼干，圆眼，桂圆。

【基原】为无患子科植物龙眼的假种皮。

【性味归经】甘，温。归心、脾经。

【功效】补益心脾，养血安神。

【用量用法】水煎服，10~15 g，补虚可用至 30~60 g；或浸酒、熬膏。

【成分】主要含葡萄糖、蔗糖等糖类，还含有蛋白质、脂肪以及维生素 B_1、维生素 B_2、维生素 P、维生素 C 等成分。

【药理作用】可延长常压耐缺氧存活时间，减少低温下死亡率，并有抗应激、抗焦虑、抗菌、抗衰老等作用。

【使用注意】湿盛中满或有停饮、痰、火者忌服。

应用

用于气血两虚、面色无华、头晕眼花、心脾两虚、心悸怔忡、失眠健忘、脾胃虚弱、食少、泄泻等。

❶ 禀赋不足、后天失养、病久体虚、积劳内伤、久虚不复之虚劳：龙眼肉 60 g，白糖 3 g，素体多火者，再加入西洋参 3 g。盛竹筒式瓷碗内，碗口罩以丝棉 1 层，日日于饭锅上蒸之，蒸至多次。凡衰羸、老弱，别无痰火，便滑之病者，每以开水服 1 匙，大补气血，力胜参芪，产妇临盆，服之尤妙（《随息居饮食谱》）。

❷ 思虑过度、劳伤心脾，气血不足，心悸怔忡，失眠健忘：龙眼肉 250 g，浸泡于 1500 g 白酒中，经 1 个月后开封饮用（《万病回春》）。

❸ 产后浮肿、气虚水肿、脾虚泄泻：龙眼干、生姜、大枣，各适量煎汤服（《泉州本草》）。

（四）补阴

百合《神农本草经》

【异名】野百何，喇叭筒，山百合，药百合，家百合，白百何，百合蒜，白花百合，重迈，摩罗，夜合花。

【基原】为百合科植物卷丹、百合或细叶百合的干燥肉质鳞叶。

【性味归经】甘，微寒。归肺、心、胃经。

【功效】养阴润肺，清心安神。

【用量用法】煎服，10~30 g；或外用鲜品捣服。亦可蒸食或煮粥食。

【成分】本品含酚酸甘油酯、丙酸酯衍生物、酚酸甘油酯糖苷、甾体糖苷、淀粉、蛋白质、脂肪等。

【药理作用】百合水提取液对实验动物有止咳、祛痰作用，对抗组胺引起的蟾蜍哮喘；百合水提液还有强壮、镇静、抗过敏作用；百合水煎醇沉液有耐缺氧作用；还可防止环磷酰胺所致白细胞减少。

【使用注意】凡风寒咳嗽及脾胃虚弱、大便溏泄者忌用。

应用

用于肺燥所致久咳少痰、咳血或咽干音哑；阴虚所致的虚烦惊悸、失眠多梦、精神恍惚、口苦、小便短赤等。

❶ 咳嗽不已，或痰中带血：款冬花、百合（焙、蒸）等分。上为细末，炼蜜为丸，如龙眼大。每服 1 丸，食后临卧细嚼，姜汤咽下，噙化尤佳（《济生续方》）。

❷ 神经衰弱，心烦失眠：百合 10 g，酸枣仁 15 g，远志 9 g，水煎服（《新疆中草药手册》）。

❸ 哮喘：百合 500 g，枸杞子 120 g，共研细末，炼白蜜为丸，如梧桐子大，每服 8 g，开水送下（《民间用方》）。

玉竹《神农本草经》

【异名】葳蕤，萎蕤。

【基原】为百合科植物玉竹的干燥根茎。

【性味归经】甘，平。归肺、胃经。

【功效】滋阴润肺，生津止咳。

【用量用法】浸泡、炖、蒸、煮、焖、熬，10~15 g。

【成分】本品含甾体皂苷、黄酮及其糖苷、微量元素、氨基酸及其他含氮化合物，尚含黏液质、白屈菜酸、维生素A样物质。

【药理作用】降血糖、血脂，抗自由基，抑制结核杆菌生长，并能扩张外周血管和冠状动脉，改善心肌缺血症状，并有强心及提高耐缺氧能力等作用。

【使用注意】痰湿气滞者禁服。

应用

用于肺阴虚所致的干咳少痰、咳血、声音嘶哑；胃阴虚所致的口舌干燥、食欲不振、消渴等。

❶ 热病伤阴之咽干咳嗽、心烦口渴，秋冬肺燥干咳、肺结核干咳：玉竹30 g，猪瘦肉100~150 g。上味加清水400 mL，煎至200 mL，用食盐、味精调味，食肉饮汤（《中国饮食疗法》）。

❷ 糖尿病或高热病后的烦渴、口干舌燥、阴虚低热不退等病症：玉竹15~20 g（鲜品用30~60 g），粳米100 g，冰糖少许。先将鲜玉竹洗净，去掉须根，切碎煎取浓汁后去渣，或用干玉竹煎汤去渣。入粳米，加水适量煮为稀粥。粥成后放冰糖，稍煮1~2分钟即成。分顿食用（《粥谱》）。

❸ 胃肠息肉：玉竹20 g，旱莲草15 g，桃仁9 g，薏苡仁适量。用布包，水煎去渣，于药汁中加薏苡仁煮粥食用（《疾病的食疗与验方》）。

石斛《神农本草经》

【异名】林兰，禁生，杜兰，石蓫，悬竹，千年润，仙斛兰韵，不死草，还魂草，紫萦仙株。

【基原】为金钗石斛、铁皮石斛或流苏石斛的新鲜茎或干燥茎。

【性味归经】甘，微寒。归胃、肾经。

【功效】益胃生津，滋阴清热。

【用量用法】煎服，6~12 g；鲜品15~30 g。或入丸、散，或熬膏。

【成分】本品含石斛碱、石斛胺、石斛次胺、石斛星碱、石斛因碱等生物碱，及黏液质、淀粉等。

【药理作用】石斛碱有一定的止痛退热、抑制呼吸的作用，大剂量可致惊厥。

【使用注意】温热病早期阴未伤者、湿温病未化燥者、脾胃虚寒者均禁服。

应用

用于热病津伤、口干烦渴、胃阴不足、食少干呕、牙龈肿痛、口舌生疮；肾阴虚所致的骨蒸劳热、目暗不明、筋骨痿软等。

❶ 慢性胃炎，口渴津少，纳食呆滞：石斛 20 g，谷芽 12 g，白蜜 30 g，前三味水煎取汁，加白蜜拌匀饮服（《中国食疗大全》）。

❷ 舌红口干，或干咳无痰，呼吸短促等症：石斛 6 g，水煎，代茶徐饮（《中国药膳大辞典》）。

❸ 消渴引饮：石斛 15 g，冰糖适量。沸水冲泡，代茶饮（《中国药膳学》）。

麦冬《神农本草经》

【异名】寸冬，麦门冬。

【基原】为百合科植物麦冬的干燥块根。

【性味归经】甘、微苦，微寒。归肺、胃、心经。

【功效】养阴润肺，益胃生津，清心除烦。

【用量用法】浸泡、炖、蒸、焖、熬，10~15 g。

【成分】本品含多种甾体皂苷、β-谷甾醇、豆甾醇、高异黄酮类化合物、多种氨基酸、糖类及维生素等。

【药理作用】本品有保护心肌、强心、升血压、抗心律失常、增加冠脉血流量、抗休克、延缓衰老、调节免疫、抗缺氧、降血糖、保肝、抗辐射、抗血栓、抗肿瘤等作用；还可抑菌、镇静、祛痰、镇咳、利尿。

【使用注意】虚寒泄泻者慎服。

应用

用于胃阴虚所致的舌干口渴、胃脘疼痛、饥不欲食、呕逆、大便干结；肺阴虚所致的鼻燥咽干、干咳少痰、咳血、咽痛音哑；心阴虚所致的心烦、失眠多梦、健忘、心悸怔忡等。

❶ 热盛伤阴所致的咽干、反胃呕逆：麦冬 10 g，生地黄 15 g，藕 200 g。取麦冬、生地黄、藕分别洗净切碎，一并入锅加水适量，煎煮 40 分钟，去渣取汁，晾温。分顿服完（《民间验方》）。

❷ 肺热伤阴之咳嗽，唇舌干燥：杏仁 5 g，麦冬 10 g。取杏仁捣碎，麦冬切碎。将以上二味加水适量，煎煮 20 分钟，去渣取汁，晾温。分次服完（《民间验方》）。

黄精《名医别录》

【异名】重楼，野生姜，老虎姜，鸡头参。

【基原】为百合科植物黄精的根茎。

【性味归经】甘，平。归脾、肺、肾经。

【功效】补气养阴，健脾，润肺，益肾。

【用量用法】浸泡、炖、蒸、煮、熬，10~30 g。

【成分】本品含黄精多糖、低聚糖、黏液质、淀粉及多种氨基酸等。

【药理作用】具有抗菌、抗真菌、抗病毒、抗氧化、抗疲劳的作用；能提高免疫力，促进 DNA 和蛋白质合成；能降血糖，降血脂，增加冠脉流量，强心，抗心肌缺血；并有止血的作用。

【使用注意】中寒泄泻、痰湿痞满气滞者忌服。

应用

用于肺肾阴虚所致的劳嗽久咳、干咳少痰；脾虚所致的体倦乏力、食欲不振；肾精亏虚所致的腰膝酸软、须发早白、内热消渴等。

❶ 肺燥咳嗽，气血虚弱，智力衰退：枸杞子 10 g，龙眼肉 10 g，制黄精 10 g，鸽蛋 4 个，冰糖 50 g。取枸杞子、龙眼肉洗净，制黄精洗净切碎，将以上三味加水 750 g 煮沸 15 分钟。打入鸽蛋，放入冰糖煮化，吃蛋喝汤（《四川中药志》）。

❷ 脾虚食少乏力：黄精、党参、山药各 30 g。蒸鸡食（《中药大辞典》）。

❸ 肺结核体虚：黄精 15~30 g。炖猪肉食（《中药大辞典》）。

枸杞子《神农本草经》

【异名】西枸杞，甜菜子。

【基原】为茄科落叶宁夏枸杞的果实。

【性味归经】甘，平。归肝、肾、肺经。

【功效】滋补肝肾，益精明目。

【用量用法】浸泡、煎、煮、熬，10~15 g。

【成分】本品含甜菜碱、多糖、粗脂肪、粗蛋白、维生素 B_1、维生素 B_2、维生素 B_3、胡萝卜素、维生素 C 及钙、磷、铁、锌等。

【药理作用】枸杞具有抗脂肪酸和拟胆碱样作用；其提取物还能显著促进乳酸菌的生长及产酸，可用于食品工业。

【使用注意】脾虚便溏者慎服。

应用

用于肝肾阴虚所致的视力减退、内障目昏、头晕目眩、腰膝酸软、遗精滑泄、耳聋、牙齿松动、须发早白、失眠多梦及潮热盗汗、消渴等。

❶ 虚劳烦渴不止：枸杞子（酒拌微炒）300 g，地骨皮（微炒）400 g，共研为末；麦门冬（去心）、熟地黄各 150 g，酒煮捣膏，和前药共为丸，梧子大，每早晚各服 15 g，白酒下（《备急千金要方》）。

❷ 体弱乏力，贫血昏花，视物模糊，肾虚阳痿，腰痛：枸杞子 100 g，熟青笋 100 g，瘦猪肉 500 g，猪油 100 g，食油、白糖、味精、料酒、芝麻油、水淀粉、酱油适量。猪瘦肉洗净，去筋膜，切成 7 cm 长的丝。青笋切成同样长的细丝，枸杞子洗净待用。砂锅入油烧熟，将肉丝、笋丝同时下锅滑散，将料酒、白糖、酱油、食盐、汤、味精搅匀，与枸杞一同加入锅中颠炒几下，淋入芝麻油炒匀，装盘即成。佐餐食用（《民间验方》）。

桑椹《新修本草》

【异名】黑椹，桑实，乌椹，桑枣，葚。

【基原】桑科植物桑的干燥果穗。

【性味归经】甘、酸，寒。归肾、肝经。

【功效】滋阴养血，生津润燥。

【用量用法】生食，适量。或加蜜熬膏，浸酒用。

【成分】含糖、鞣酸、苹果酸、维生素 B_1、维生素 B_2 和胡萝卜素；其脂类的脂肪酸主要为亚油酸、油酸、软脂酸、硬脂酸，尚有少量辛酸、壬酸、肉豆蔻酸、亚麻酸等。

【药理作用】能促进 T 淋巴细胞成熟，增加氢化可的松诱导的免疫功能低下小鼠的体重、脾脏和胸腺重量、血清碳粒廓清速率及血清溶血素水平，对体液免疫有增强作用；本品还具有促进睡眠、延缓衰老、降低血脂、预防动脉粥样硬化等作用。

【使用注意】脾胃虚寒而大便溏者忌食。

应用

用于肝肾阴虚所致的头晕耳鸣、目暗昏花、关节不利、失眠、须发早白及津伤口渴、内热消渴及肠燥便秘证。

❶ 肝肾不足、精血亏少、早衰、耳鸣失聪、视物昏花：将本品 5000 g 捣汁煮过，将大米 3000 g 煮半熟沥干，与桑椹汁拌合均匀，蒸煮后下适量酒曲搅匀，装入瓦坛保温发酵后即可服用，每次服 30~50 mL，用开水冲服或加水煮热服之（《中国医学大辞典》）。

❷ 下肢浮肿：鲜桑椹 150 g，米酒 500 g，浸酒半月，每早晚空腹饮 25 g

(《中国药膳大观》)。

❸ 头晕脑涨、眼花干涩、视物模糊：桑椹、龙眼肉各 120 g，浸于 2000 g 白酒密封，经 10 天后开封即可饮之以治之(《良朋汇集》)。

黑芝麻《神农本草经》

【异名】胡麻，巨胜，乌麻，黑脂麻，乌芝麻，小胡麻。

【基原】为胡麻科芝麻的黑色种子。

【性味归经】甘，平。归肝、脾、肾经。

【功效】补益肝肾，养血益精，润肠通便。

【用量用法】煎服，9~15 g；或入丸、散剂。

【成分】含脂肪油，为油酸、亚油酸、棕榈油、硬脂酸、花生酸、木蜡酸、二十二烷酸的甘油酯，并含有芝麻素、芝麻林素、芝麻酚、维生素 E、植物甾醇、卵磷脂、维生素 B_9，尚含脂麻苷、蛋白质、车前糖、芝麻糖、磷、钾、细胞色素 C、多量草酸钙。

【药理作用】本品有抗衰老作用；所含亚油酸可降低血中胆固醇含量，防治动脉硬化；本品提取物可降低实验动物血糖，增加肝脏及肌肉中糖原含量，但大量则降低糖原含量；所含脂肪油能润肠通便。

【使用注意】脾弱便溏者禁服。

应用

用于肝肾不足所致的头晕耳鸣、腰脚痿软、须发早白、肌肤干燥、肠燥便秘；妇人乳少、小儿瘰疬等。

❶ 益寿延年、去客热：黑芝麻、白茯苓（去黑皮）、生干地黄（焙）、天门冬（去心，焙）各 400 g。上四味，捣罗为细散。每服方寸匕，食后温水调下(《圣济总录》)。

❷ 时发日疾、皮肤燥涩、大便闭坚：桑叶（经霜者，去梗筋，晒枯）、黑芝麻（炒）等分。为末，以糯米饮捣丸（或炼蜜为丸）。日服 12~15 g，勿间断，自效(《医级》)。

❸ 老人四肢无力、腰酸膝痛：黑芝麻 1000 g（熬），薏苡仁 1000 g，干地黄 250 g（切），上以绢袋贮，无灰酒一斗渍之，勿令泄气，满五至六日。空腹温服一至二盏(《寿亲养老新书》)。

❹ 白发还黑：黑芝麻，九蒸九晒，末之，以枣膏丸服之(《备急千金要方》)。

十七、收涩类

凡收敛固涩，用以治疗各种滑脱病证为主的药物，称为收涩药，又称固涩药。本类药物味多酸涩，性温或平，主入肺、脾、肾、大肠经。收涩药主要用于久病体虚、正虚不固、脏腑功能衰退所致的自汗、盗汗、久咳虚喘、久泻、久痢、遗精、滑精、遗尿、尿频、崩漏、崩带不止等滑脱不禁之证。

（一）敛肺涩肠

五味子《神农本草经》

【异名】五梅子，山花椒。

【基原】为五味子科植物五味子的果实。

【性味归经】酸、甘，温。归肺，肾，心经。

【功效】收敛固涩，益气生津，补肾宁心。

【用量用法】煎服，1~6 g；研末服，1~3 g。

【成分】本品含挥发油、有机酸、鞣质、维生素、糖及树脂等。

【药理作用】对神经系统各级中枢都有兴奋作用；对呼吸系统有兴奋作用，有镇咳和祛痰作用；对肝损害的保护作用；能增强机体对非特异性刺激的防御能力。

【使用注意】凡表邪未解、内有实热、咳嗽初起、疱疹初期者均不宜使用。

应用

用于久虚咳嗽；遗精、滑精、久泄不止；自汗盗汗、津伤口渴等。

❶ 痰嗽并喘：五味子、白矾各等分为末，每服 9 g，以生猪肺炙熟，蘸末细嚼，白汤下（《普济方》）。

❷ 肾虚，体弱，长期腰痛：杜仲 15 g，五味子 6 g，羊腰 500 g，酱油、葱、姜、盐等适量。杜仲、五味子加水适量，煎煮 40 分钟，去渣，加热浓缩至稠液备用。羊腰洗净，去筋膜臊腺，切成小块，先以芡汁裹匀，再以热素油爆炒，至嫩熟，调以杜仲等浓缩稠液、酱油、盐、葱等出锅（《箧中方》）。

乌梅《神农本草经》

【异名】梅实，黑梅，熏梅，桔梅肉，酸梅，黄仔，干枝梅，合汉梅。

【基原】为蔷薇科落叶乔木植物梅的近成熟果实。

【基原】为睡莲科植物莲的成熟种子。

【性味归经】甘、涩，平。归脾、肾、心经。

【功效】益肾固精，补脾止泻，止带，养心安神。

【用量用法】煎服，10~15 g；去心打碎用。

【成分】含莲心碱、异莲心碱、甲基莲心碱、荷叶碱、前荷叶碱、牛角花素、甲基紫堇杷灵、去甲基乌药碱。又含水犀草苷、金丝桃苷、芸香苷等黄酮类。

【药理作用】清除氧自由基，抑制机体免疫功能，延缓衰老等。

【使用注意】中满痞胀、大便燥结者禁服。

应用

用于精关不固所致的遗精、滑精；心肾不交所致的心神不宁、惊悸、不眠、久泻久痢；脾肾两虚所致的带下清稀、食欲不振、腰膝酸软等。

❶ 五脏虚损：莲实（去皮）不以多少，用好酒浸一宿，入大猪肚内，用水煮熟，取出焙干。上为极细末，酒糊为丸，如鸡头大。每服五十至七十丸，食前温酒送下（《医学发明》）。

❷ 久痢不止：老莲子 80 g（去皮），为末。每服 4 g，陈米汤调下（《世医得效方》）。

❸ 病后胃弱，不能饮食：莲肉、粳米各炒 200 g，茯苓 100 g。共为末，砂糖调和。每五至六匙，白滚汤下（《医学入门》）。

芡实《本草纲目》

【异名】鸡头实，鸡头，鸡头果，刺莲藕，卵菱。

【基原】为睡莲科水生草本植物芡的成熟种仁。

【性味归经】甘、涩，平。归脾、肾经。

【功效】益肾固精，补脾止泻，除湿止带。

【用量用法】煎服，10~15 g。

【成分】含蛋白质、脂肪、碳水化合物、粗纤维、灰分、钙、磷、铁、维生素 B_1、维生素 B_2、维生素 B_3、维生素 C 以及微量胡萝卜素。

【药理作用】本品具有收敛、滋养作用。

【使用注意】大小便不利者禁服，食滞不化者慎服。

应用

用于肾虚不固所致的遗精、滑精；脾虚湿盛所致的久泻不愈；脾肾两虚所致的带下清稀等。

❶ 梦漏遗精：芡实末、莲花心末、龙骨（别研）、乌梅肉（焙干取末）各 50 g，上药煮山药糊为丸，如鸡头大，每服 1 粒，温酒、盐汤任下，空心服（《杨氏家藏方》）。

❷ 慢性泄泻或五更泻：芡实、百合各 60 g，煮稀饭共食或配山药更佳（《饮食治疗指南》）。

山茱萸《神农本草经》

【异名】枣皮。

【基原】为山茱萸科植物山茱萸的果肉。

【性味归经】酸，微温。归肝、肾经。

【功效】补益肝肾，收敛固脱。

【用量用法】煎服，5~10 g。

【成分】本品含山茱萸苷、皂苷、鞣质、熊果酸、没食子酸、草果酸、酒石酸及维生素 A 等。

【药理作用】山茱萸的果实煎剂在体外能抑制金黄色葡萄球菌的生长，而对大肠杆菌则无效；有明显的对抗肾上腺素性高血糖的作用；山茱萸总苷体内外用药，对小鼠均有免疫抑制作用；此外尚有抗休克、抗癌、抑制炎性反应的作用。

【使用注意】命门火炽、素有湿热、小便淋涩者禁服。

应用

用于肝肾亏虚所致的头晕目眩、耳聋耳鸣、腰膝酸软；精关不固所致的遗精、滑精、小便频数、崩漏带下；元气虚脱所致的大汗虚脱等。

❶ 肾虚腰痛，遗精，体虚多汗症：山茱萸酒：山茱萸 30~50 g，白酒 500 g。山茱萸洗净，入白酒内浸泡 7 天。每服 10~20 mL，日 1~2 次（《中国药膳大辞典》）。

❷ 肝肾不足，头晕目眩，耳鸣腰酸，遗精，遗尿，小便频数，虚汗不止，肾虚带下。山萸肉粥：山茱萸肉 20 g，粳米 100 g，白糖适量。将山茱萸肉洗净，去核，与粳米同入砂锅煮粥，熟时加白糖调服。5 天为 1 个疗程，病愈后仍可连续服食，以巩固疗效（《中国药膳大辞典》）。

❸ 肾阳不足，脾胃虚寒：萸肉羊肉粥：粳米 60 g，羊肉 50 g，山茱萸 12 g，葱段、姜片、盐适量。将山茱萸、羊肉分别洗净后切细。用砂锅煎山茱萸，取汁去渣，入羊肉、粳米同煮沸后，加入盐、葱段、姜片，煮为稀粥。本品属温热性药粥，适用于冬季服食（《本草纲目》）。

❹ 阴虚盗汗，体瘦乏力，心悸失眠，因大出血引起的虚脱：山萸肉茶：山萸肉 15 g，水煎，去渣，取汁，代茶温饮。功能益智安神（《中国药膳大辞典》）。

十八、杀虫类

凡是以攻毒疗疮、杀虫止痒为主要作用的药物，分别称为攻毒药或杀虫止痒药。

本类药物以外用为主，兼可内服。主要适用于某些外科、皮肤科及五官科病证，如疮痈疔毒、疥藓、湿疹、梅毒及虫蛇咬伤等。

榧子《新修本草》

【异名】赤果，玉山果，野杉子，榧实，香榧。

【基原】为红豆杉科（紫杉科）植物榧的干燥成熟种子。

【性味归经】甘、涩，平。归肺、胃、大肠经。

【功效】杀虫消积，润肠通便。

【用量用法】煎服，或入丸、散。连壳生用，打碎入煎，15~50 g；或炒熟去壳，取种仁嚼服，10~20 g。驱虫宜用较大剂量，顿服；治便秘、痔疮宜小量常服。

【成分】种子含脂肪油，中有棕榈酸、硬脂酸、油酸、亚油酸的甘油酯、甾醇。又含草酸、葡萄糖、多糖、挥发油、鞣质等。

【药理作用】有驱除肠道寄生虫、治疗丝虫病、增强食欲、强身健体、堕胎等作用。

【使用注意】脾虚泄泻及肠滑、大便不实者慎服。

应用

用于治疗钩虫、蛔虫、绦虫病、虫积腹痛、小儿疳积、大便秘结等。

❶ 十二指肠钩虫，蛔虫等：榧子切碎 30 g，使君子仁（切细）30 g，大蒜瓣（切细）30 g，水煎去滓，每日 3 次，空腹服用（《现代实用中药》）。

❷ 痔疮、疝气、小便频数、小儿疳积、夜盲：每日嚼食香榧 7 粒（《食物中药与便方》）。

❸ 蛔虫、蛲虫、钩虫等肠道寄生虫病：榧子 30 g，使君子 30 g，大蒜 30 g。水煎去渣，每日 3 次，空腹食用（《实用现代中药》）。

第三章

药膳配方

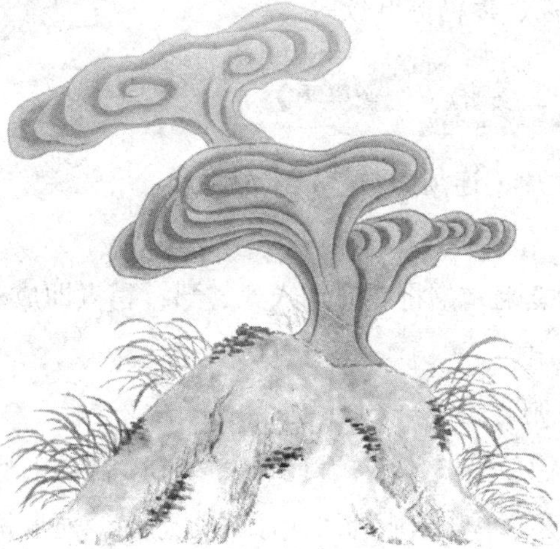

第一节　解表类

凡以解表类药食为主制作而成，具有发汗、解肌、透疹等作用，用以预防或治疗表证的药膳，称为解表类药膳。适用于六淫之邪侵袭人体肌表、肺卫所致的表证，症见恶寒发热、头疼身痛、苔薄白、脉浮等。另外，麻疹、疮疡、水肿等病，初起见表证者亦可选用。

表证是指邪气在肌表，此时邪未深入，病势轻浅，故用解表类药食可使肌表之邪外散或从汗而解。

因病邪性质有寒热之异，患者体质有虚实之别，故解表类药膳相应地分为辛温解表、辛凉解表、扶正解表三类。

解表类药膳在服法上一般宜趁热食用，食用后宜避风寒，或增衣被，以助汗出。取汗程度以遍身持续微汗为宜，汗出病瘥，即当停服，不必尽剂。同时，饮食应清淡，禁食生冷、油腻的食物。

一、辛温解表

辛温解表类药膳适用于外感风寒表证，症见恶寒发热、头痛项强、肢体酸痛、口不渴、舌苔薄白、脉浮等。常用辛温解表的药食有生姜、葱、荆芥、防风、苏叶，主要代表方如生姜粥、姜糖苏叶饮等。

生姜粥《饮食辨录》

【组成】粳米 50 g，生姜 5 片，连须葱数茎，米醋适量。

【制法用法】

❶ 将生姜捣烂，与粳米同煮粥，粥将熟时加入葱、醋，稍煮即成。

❷ 趁热食用，覆被取微汗出。

【功效】解表散寒，温胃止呕。

【方解】本方所治之证为风寒感冒轻证，治宜解表散寒，温胃止呕。方中生姜辛温，可发汗解表、温胃止呕，单味煎服即可用于轻微感冒。粳米甘平，具温中益气之功。葱可发汗解表、散寒通阳，与生姜配伍，即连须葱白汤。粥熟入食醋，可健胃消食。四味相伍，共奏解表散寒、温胃止呕之效。本品食用方便，老幼咸宜，是治疗风寒型感冒初起之良方。

【使用注意】本品为辛温之剂，素体阴虚内热及热盛之人忌用；外感表证属风热者忌用。

应用

外感风寒表证。用于外感风寒之邪引起的恶寒、无汗、恶心等症。

姜糖苏叶饮《本草汇言》

【组成】生姜 3 g，苏叶 3 g，红糖 15 g。

【制法用法】

❶ 将生姜、苏叶洗净，切成细丝，同置茶杯内，加沸水浸泡 5~10 分钟，放红糖搅匀即成。

❷ 每日 1 剂，每日 2 次，趁热服。

【功效】发汗解表，散寒和胃。

【方解】本方所治之证，为外感风寒所致，治宜辛温解表、散寒和胃。方中苏叶辛温，可发表散寒，行气宽中，《本草正义》称其为“风寒外感灵药”。与生姜相伍，既可增解表散寒之功，又可行气和胃。红糖甘温，既可温中散寒，助苏叶、生姜发散在表之寒，又可缓生姜、苏叶辛辣苦涩之味。本方可作为外感病流行期间的预防药膳，也可作为风寒感冒初起阶段的治疗药膳。

【使用注意】素体阴虚，或湿热内蕴，或外感风热者忌用。

应用

外感风寒表证。用于风寒感冒见发热、恶寒、头身痛等；对兼有恶心、呕吐、胃痛、腹胀等症的胃肠型感冒更为适宜。

二、辛凉解表

辛凉解表类药膳适用于外感风热表证，症见发热、头痛、有汗、口渴、咽痛、脉浮数等，常用辛凉解表的药食有菊花、薄荷、芫荽、荸荠、金银花，主要代表方如银花茶、芫荽发疹饮等。

银花茶《疾病的食疗与验方》

【组成】银花 20 g，茶叶 6 g，白糖 50 g。

【制法用法】

❶ 银花洗净，和绿茶、白糖一同放入容器中，加适量沸水，加盖温浸 10~

15分钟。

❷ 一日1剂，代茶饮，连服2~3天。

【功效】辛凉解表。

【方解】本方主治风热感冒轻证，治宜宣散风热，清热解毒。方中银花轻宣疏散，又能清热解毒，外感风热或温病初起，发热而微恶风寒者服用多具良效。绿茶苦甘而凉，清头目，除烦热。白糖甘寒，可生津润燥，且能改善金银花的苦味。本方可作为风热感冒初起阶段的治疗药膳。

【使用注意】素体阳虚或脾虚便溏者忌用。

应用

外感风热表证。用于风热感冒见发热、微恶风寒、咽干口渴等症。

芫荽发疹饮《岭南草药志》

【组成】芫荽60 g，荸荠40 g，胡萝卜100 g。

【制法用法】

❶ 将芫荽、胡萝卜、荸荠洗净，切碎。

❷ 先将胡萝卜、荸荠放入锅内，加水1200 mL，煎至600 mL，再加芫荽稍煮即可。

❸ 每日1剂，每日2次，温热饮用，连服3~5天。

【功效】透疹清热。

【方解】本方所治麻疹是由于感受时邪疫毒所致，治宜发汗、透疹、解表。方中芫荽可发汗透疹。麻疹初期，透疹不畅者，以本品内服可建发汗解表与透疹之功。胡萝卜甘平，《岭南采药录》记载本品既能消热解毒，又可健脾化积，散胃中之邪滞。荸荠甘寒，清热、化痰、消积。三味相合，透疹清热，健胃消食，确为小儿麻疹初期之良方。

【使用注意】芫荽入锅不可久煎，否则有效成分易挥发；因热毒壅盛而非外感所致的疹出不透者忌服。

应用

麻疹初起。用于小儿麻疹初起，疹出未畅，症见发热恶风、喷嚏、口渴等。

三、扶正解表

扶正解表类药膳适用于表证兼正气虚弱者。气虚或阳虚易外感风寒，常以辛温解表的药食，如生姜、葱、荆芥、防风、苏叶等，与益气助阳的药食，如山药、大枣、小麦、禽畜类肉等同用，代表方如淡豉葱白煲豆腐等。素体阴血不足，易感受风热，常以辛凉解表的药食，如菊花、薄荷、芫荽、荸荠、金银花等，与滋阴养血的药食，如藕、梨、荸荠等同用，代表方如生津茶等。

淡豉葱白煲豆腐《饮食疗法》

【组成】淡豆豉 12 g，葱白 15 g，豆腐 200 g。

【制法用法】

❶ 葱白洗净，切成 2 cm 长的段，备用。

❷ 取鲜豆腐置锅内，加水适量，武火煮沸，文火微沸 30 分钟。

❸ 分别加入葱白和豆豉，微火煮 5 分钟即成。

❹ 趁热服食，服后盖被取微汗。

【功效】疏散表邪，益气健脾。

【方解】本方所治为气虚外感之证，具益气解表之功。方中淡豆豉辛甘苦而性寒，入肺经，能升能散，长于宣散解表，凡外受寒热，暑湿交感，食饮不运者皆可应用。葱白辛温，入肺、胃经，专主发散风寒邪气。葱、豉相合，发汗解表之力增强，即《本草纲目》所谓“豉……得葱则发汗”，对于风寒、风热、暑湿等诸外感病，皆可应用。豆腐能益气和中，与主料共收扶正解表作用。煲汤热服可助药物的发散之力。本方主料、配料性味平和，全方辛散而不燥烈，扶正而不滞邪，是脾胃虚弱又感外邪轻证的食疗良方。

【使用注意】热用，盖被取微汗，不可令大汗。

应用

气虚外感证。用于脾胃虚弱之人伤风感冒，见头身疼痛、恶寒微热、鼻塞流涕等症。

生津茶《慈禧光绪医方选议》

【组成】青果（研）5个，金石斛 6 g，甘菊 6 g，荸荠（去皮）5个，麦冬 9 g，鲜芦根（切碎）2 支，桑叶 9 g，竹茹 6 g，鲜藕 10 片，黄梨（去皮）2 个。

【制法用法】

❶ 将青果、石斛、荸荠、麦冬、芦根、竹茹、鲜藕、黄梨等八味放入锅中，加水适量，武火煮沸，文火微沸 30 分钟。

❷ 加入桑叶、甘菊，微火煮 5~10 分钟。

❸ 每日1剂，代茶频饮，连服3~5天。

【功效】解表清热，生津止渴。

【方解】本方治证为肺胃津伤，感受风热之邪所致，治宜解表清热、养胃生津。方中桑叶、甘菊甘凉轻清灵动，桑叶清宣肺气，甘菊疏散风热，两药直走上焦，以疏散肺经风热，共为主料。然素体阴虚，汗源不充，单用发散之品邪气不易外解，且有劫液耗阴之弊，必须滋阴养液以治病之本，故药膳中伍用较多的滋润之品。其中麦冬、石斛、芦根、藕、梨滋阴润燥，清热生津；青果、荸荠、竹茹清热利咽，化痰止咳。全方滋阴治本为主，解表治标为辅，对肺胃阴虚之风热轻证最为适宜。本方也可作为阴虚之人预防感冒的保健饮品。

【使用注意】外感重证或阴伤不著者非本方所宜，以免留邪。

应用

阴虚外感证。用于素体肺胃阴虚，复微受风热之证，见身有微热、头痛鼻塞、口干咽燥、燥咳不爽、手足心热、不思饮食等。

葛粉羹《常用特色药膳技术指南（第一批）》

【组成】葛根粉250 g，菊花15 g，淡豆豉150 g，生姜9 g，葱白丝9 g，食盐6 g。

【制法用法】

❶ 将姜、淡豆豉、菊花放入清水中小火煮至20分钟，去渣取汁，大火烧沸。

❷ 葛根粉加水调成芡汁，调入上药汁中煮沸成熟，加食盐调味，撒上葱丝即可。

【功效】解肌生津，除烦明目。

【方解】本方治证为阴虚之人，外感风热之邪所致，治宜解肌生津，除烦明目。方中葛根粉甘辛凉，可解肌生津，用于外感发热所致头痛、口渴。淡豆豉苦辛平，能解肌发表，宣郁除烦。菊花辛凉，具疏散风热、清肝明目之功。三味合用，解肌清热而不伤胃气，亚健康或健康人群亦可用作日常食养保健。

【使用注意】外感风寒、阳气不足、脾胃虚弱者忌服。

应用

阴虚外感风热证。适用于高血压、糖尿病等阴虚之人外感风热，见发热、微恶风寒、口渴心烦、头晕失眠、口舌溃疡者。

第二节 清热类

凡以清热类药食为主组成，具有清热泻火、凉血解毒等作用，用于治疗里热证的药膳称为清热类药膳。

里热证的成因不外外感和内生两端。外感六淫可入里化热；五志过极、脏腑偏盛亦可化火；内伤久病，阴液耗损，虚热内生。

里热证有气分、血分、脏腑之殊，又有实热、虚热之分，故本节药膳相应分为清气凉营药膳、清热祛暑药膳、清热解毒药膳、清脏腑热药膳、清退虚热药膳五类。

本类药膳多由寒凉原料组成，阳虚之体、脾胃虚弱之人应慎用。

一、清气凉营

清气凉营药膳适用于温热病热在气分、营分，或热盛阴津损伤之证，症见高热烦躁、汗出较多、口渴多饮、苔黄、脉洪大或滑数，或高热心烦、吐衄发斑、舌绛等。本类药膳常用竹叶、栀子、石膏、芦根、生地及梨、荸荠、藕等药食，代表方剂如石膏粳米汤、五汁饮等。

五汁饮《温病条辨》

【组成】生梨200 g，荸荠500 g，鲜苇根100 g（干品减半），鲜麦冬50 g（干品减半），藕500 g。

【制法用法】

❶ 梨去皮、核，荸荠去皮，苇根洗净，麦冬切碎，藕去皮、节。

❷ 以洁净纱布绞取汁液和匀，或直接用榨汁机取汁即可。

❸ 一般宜凉饮，不甚喜凉者，可隔水炖，温服。

❹ 如无鲜苇根、鲜麦冬，亦可选用干品另煎和服。

【功效】清热润燥，养阴生津。

【方解】本方所治之证为热邪或燥邪灼伤肺胃津液所致，治宜清热养阴、生津润燥。方中生梨甘微酸性凉，入肺、胃二经，具清热化痰、生津润燥之功。荸荠味甘性平，亦入肺、胃二经，可凉润肺胃、清热化痰。鲜藕味甘性寒，生用可清热生津。苇根味甘性寒，长于清热生津，除烦止呕。麦冬甘寒质润，可清养肺胃，生津除烦。五味皆属甘寒清润之物，且俱为鲜品，富含汁液，共奏清热养阴、生津止渴之功。

【使用注意】本方滋阴之品较多，脾虚便溏者慎用。

应用

热灼津亏证。用于温邪灼伤肺胃津液所致身热不甚、口中燥渴、干咳不已等症。亦可用于饮酒过多所致头痛烦渴、噫气呕逆等症。

清热代茶饮《慈禧光绪医方选议》

【组成】鲜青果20个，鲜芦根4支。

【制法用法】

❶ 将青果去核，芦根切碎。

❷ 水煎，代茶饮。

【功效】清热利咽。

【方解】本方所主之证，为肺胃火热亢盛所致，治宜清解肺胃，利咽化痰。方中鲜青果性平，味甘、涩、酸，能清肺利咽，清热化痰，《本草纲目》谓本品"生津液，止烦渴，治咽喉痛"。芦根味甘性寒，既能清肺热而祛痰排脓，又能清胃热而生津止呕，《玉楸药解》谓本品"清降肺胃，消荡郁烦，生津止渴，除呕下食，治噎哕懊憹"。二药合用，清解肺胃之热，功专而力大，常用于肺胃热盛所致咽喉肿痛等症。

【使用注意】脾虚泄泻者禁用此方。

应用

肺胃热盛证。用于咽喉肿痛、口渴多饮、痰涎壅盛等症，似现代医学慢性咽炎等属于肺胃热盛者。

二、清热祛暑

清热祛暑药膳适用于夏月感受暑热或暑湿引起的暑温、暑湿证，症见身热心烦、口渴汗出、身重体倦等。本类药膳以香薷、藿香、佩兰及西瓜、苦瓜、丝瓜、绿豆、扁豆、茶叶、荷叶、荷梗等药食最为常用，代表方剂如二根西瓜盅、解暑酱包兔等。

二根西瓜盅《中国食疗学·养生食疗菜谱》

【组成】西瓜1个（2500 g），芦根50 g，白茅根50 g，雪梨50 g，糖荸荠50 g，

鲜荔枝 50 g，山楂糕条 50 g，糖莲子 50 g，罐头银耳 100 g，石斛 25 g，竹茹 25 g，白糖 400 g。

【制法用法】

❶ 将芦根、白茅根、石斛、竹茹洗净，加水煎取药汁 250 mL 备用。

❷ 西瓜洗净，在其纵向 1/6 处横切作盖，将盅口上下刻成锯齿形，挖出瓜瓤备用。

❸ 雪梨切成小片，荸荠与山楂糕条切成拇指盖大小的丁块，荔枝去核切成小块，莲子对剖成瓣备用。

❹ 锅洗净，倒入药汁，加入白糖，用小火化开，下雪梨片、荸荠丁、荔枝块、莲子瓣煮开，再加入山楂丁即可起锅。

❺ 瓜瓤去籽，与果料、药汁汤羹、银耳一并装入西瓜盅内，加盖放冰箱冷藏 1~2 小时后上桌。

❻ 佐餐食用。

【功效】清热解暑，生津止渴，开胃和中。

【方解】本方所治为感受暑热，肺、胃、心经热甚之证，治宜解暑热、清肺胃、降心火。方中西瓜汁多甘寒爽口，清热解暑，生津止渴。二根即芦根、白茅根，前者清解肺胃邪热，生津止渴除烦，后者凉血利尿，导热下行。雪梨、荸荠清热生津，止渴除烦，化痰止咳。荔枝益心肝，止烦渴。山楂糕生津，开胃消滞。莲子清心除烦，健脾益胃。银耳滋阴润肺，益胃生津。白糖润肺清心，生津止渴。竹茹清热除烦，化痰止呕。石斛养阴清热，益胃生津。诸料相合，具清解暑热、生津止渴、益胃润肺、除烦开胃之功。本膳方既为暑热病发热、烦渴、咳嗽、呕逆等症的治疗药膳，又为夏季解暑防病之美味佳肴。

【使用注意】脾胃虚寒、素体阳虚寒湿偏盛者禁用。

应用

暑热津伤证。用于暑热病，见高热烦渴、咳嗽咽干、气逆呕哕等症。

解暑酱包兔 成都市药材公司药膳研究组方

【组成】兔肉 200 g，佩兰叶 6 g，甜面酱 12 g，鸡蛋 1 枚，葱、姜、食盐、酱油、白糖、黄酒、生淀粉、猪油、麻油、白汤适量。

【制法用法】

❶ 兔肉切成长 6 cm、宽 3 cm 的薄片，佩兰叶加水煎汁，备用。

❷ 兔肉片放入碗内，加生粉、食盐拌匀，再加药汁，搅拌至兔肉片吸足水

分，然后加鸡蛋搅拌，使蛋汁均匀地黏附在兔肉片上。

❸ 锅烧热，放猪油，烧至五成热时放入挂有全蛋淀粉糊的兔肉片，用筷子迅速搅散，避免相互粘连，至肉片断红时，取出沥去油。

❹ 锅烧热，用凉油滑锅后放猪油，烧至五成热时，放甜面酱、葱花、姜，炒至酱细腻无颗粒、起香味时，放黄酒、白糖、酱油与白汤炒拌成糊状，然后放肉片拌匀，沿锅边淋上少许猪油，翻炒至面酱包牢兔肉，淋上麻油，出锅装盘即成。

❺ 佐餐食用。

【功效】解暑，益气，化湿。

【方解】本方主治之证，乃感受暑热、暑湿之邪，热伤气津，湿阻脾胃所致。治宜清暑解热，益气生津，化湿醒脾。方中兔肉味甘性凉，具益气健脾、养阴生津之功。佩兰辛平，入脾胃二经，能清暑化湿、醒脾开胃、升清降浊。甜面酱甘、咸，性寒，可除热止烦、开胃爽口。三者结合，共奏解暑化湿、益气养阴、醒脾开胃之功，乃夏季清补之药膳。

应用

暑湿证。用于暑温、暑湿病见烦热口渴、乏力或头重、纳呆胸闷等症。

三、清热解毒

清热解毒药膳适用于瘟疫、温毒，特别是疮疡疔毒等病证。本类药膳以金银花、蒲公英、紫花地丁及绿豆、马齿苋、鱼腥草、大蒜等药食最为常用，代表方剂如马齿苋绿豆粥等。

马齿苋绿豆粥《饮食疗法》

【组成】鲜马齿苋 120 g，绿豆 60 g。

【制法用法】

❶ 马齿苋洗净，切成长 2 cm 的节段，备用。

❷ 绿豆洗净，放入砂锅内，加入马齿苋，水适量，置武火上烧沸，再用文火熬煮至豆熟即成。

❸ 每日 1 剂，日服 2 次，连服 2~3 日。

【功效】清热解毒，凉血止痢。

【方解】本方所治之证，为热毒内陷血分，下迫大肠所致。治宜清热解毒、凉血止痢。方中马齿苋味酸性寒，清热解毒、凉血止痢。绿豆味甘性凉，清热解毒，且《备急千金要方》言其“止泻痢卒澼”。二者共用，共奏清热解毒、凉血止痢之功。

【使用注意】空腹食用此粥为佳，肠滑便溏者不宜食用。

应用

痢疾。用于痢疾见腹痛、里急后重、便脓血等症。

马蹄排骨汤经验方

【组成】马蹄 250 g，排骨 500 g，土茯苓 50 g，生姜 15 g，食盐适量。

【制法用法】

❶ 马蹄去皮，洗净，切成两半；排骨洗净，斩成小块；土茯苓洗净；生姜洗净，切片。

❷ 净锅入适量水上火，放入排骨，烧沸后撇去浮沫，放入马蹄、土茯苓、姜片，小火炖至排骨软烂时，调入食盐，稍炖即成。

【功效】清热解毒，利尿祛湿。

【方解】本方所主之证，为湿热毒邪郁于肌肤所致。治宜清热解毒，利尿祛湿。马蹄味甘微寒，清热开胃，消食化痰。土茯苓清热利湿，解毒。排骨补肾、益气、润燥。生姜温胃和中。诸品合用，共奏清热解毒、利湿之功。

应用

湿疹。用于湿疹反复发作，见皮肤疹出色红、瘙痒等症。

四、清脏腑热

清脏腑热药膳适用于热邪偏盛于某一脏腑所产生的火热病证，如症见心烦失眠、口舌生疮、舌红、脉数或小便热淋涩痛的心与小肠火热证，或症见头痛眩晕、目赤口苦、耳聋耳肿、胸胁疼痛、脉弦数的肝热（火）证等。本类药膳以竹叶、栀子及鸭肉、萝卜、冬瓜等药食最为常用，代表方剂如青头鸭羹、灯心竹叶汤等。

青头鸭羹《太平圣惠方》

【组成】青头鸭 1 只，萝卜 250 g，冬瓜 250 g，葱、食盐适量。

【制法用法】

❶ 将鸭宰杀后，褪毛，去内脏，洗净，备用。

❷ 萝卜、冬瓜洗净，切片，葱切细丝。

❸ 先在砂锅内盛水适量煮鸭，去浮沫煮至半熟后，再放入萝卜、冬瓜，鸭熟后加葱丝、食盐少许调味。

❹ 空腹食肉饮汤或作佐餐之用，每日 2 次。

【功效】清热利湿通淋。

【方解】本方所主之证，为湿热下注膀胱所致。治宜清热利尿、化湿通淋。方中青头鸭，味甘咸性微寒，可益气安中，利水消肿。萝卜、冬瓜甘淡微寒，具清热利水通淋之功。全方合用，清热利湿、通淋消肿，常用于湿热下注膀胱所致小便短少、赤涩疼痛或湿热壅结引起的水肿、小便不利等。

【使用注意】本方寒凉，脾胃虚寒及虚寒痛经、月经不调者慎用。

应用

湿热淋证。用于小便涩少、疼痛等症。

灯心竹叶汤《证治准绳》

【组成】灯心 15 g，竹叶 10 g。

【制法用法】

❶ 药材冲洗干净，代茶饮。

❷ 3~5 日为 1 个疗程。

【功效】清心除烦。

【方解】本方所主之证为心火亢盛，热扰心神所致，治宜清心降火，除烦宁神。方中灯心味甘淡，性寒凉，入心与小肠经，上清心火，下利小肠，适用于热扰心神所致小儿夜啼不安、成人心烦失眠而兼见小便赤涩热痛之症的治疗，为本方君药，《雷公炮制药性解》言本品“清心定惊，除热利水”。竹叶甘寒，清热除烦，利尿降火，与灯心相须为用，以增本方降火除烦之力，为本方臣药。《本草正》记载竹叶可“退虚热烦躁不眠，止烦渴，生津液，利小便”。两药合用，共奏清心除烦之功，治疗心火亢盛之小儿啼哭吵闹、易惊易醒与成人心烦躁扰、夜卧不安等症，疗效可靠。

应用

心火亢盛证。用于心火亢盛所致小儿夜啼、成人心烦失眠等症，或小便赤涩、热痛属心火亢盛、下移小肠者。

五、清退虚热

清退虚热药膳适用于温热病后期、邪热未尽、阴液已伤所致的暮热早凉、舌红少苔及肝肾、肺肾阴液亏损引起的骨蒸潮热、低热不退、盗汗、脉细数。本类药膳以银柴胡、地骨皮、知母、白薇及甲鱼等药食最为常用，代表方剂如枸杞叶粥、双母蒸甲鱼等。

枸杞叶粥《太平圣惠方》

【组成】鲜枸杞叶 250 g（干品减半），淡豆豉 60 g，粳米 250 g。

【制法用法】

❶ 先用水煎豆豉，去渣取汁。

❷ 再用豉汁煮米粥，候熟，下枸杞叶，煮熟，以植物油、葱、食盐等调味即成。

❸ 每日 2 次。

【功效】清退虚热，除烦止渴。

【方解】本方所主之证，为肝肾阴虚内热所致，治宜养阴清热。方中枸杞叶味甘微苦、性凉，功能退虚热、除烦渴，兼以养阴，《药性论》说："作饮代茶，止渴，消烦热，益阳事。"豆豉味苦性寒，入肺、胃经，可宣郁除烦。配以枸杞叶，养阴清热除烦，用治虚劳发热最为适宜。粳米补中益气，以资化源。本方甘而不滋腻，寒而不伤胃，养阴清热，标本兼顾，治疗虚劳发热虽药力缓和，但若守方食用，冀获良效。

【使用注意】据《药性论》记载，枸杞叶"与乳酪相恶"，故服用本药膳同时，慎服乳制品。

应用

阴虚内热证。用于肝肾阴虚内热证，见虚劳发热、心烦口渴等症。

莲子荷叶蒸湖鸭《常用特色药膳技术指南（第一批）》

【组成】莲子（去心）15 g，鲜荷叶 1 张，湖鸭鸭胸 300 g，干香菇 25 g，食盐、鸡粉、蚝油、花雕酒、香葱、姜、绵白糖、胡椒粉、香油、生粉适量。

【制法用法】

❶ 莲子用清水浸泡 20 分钟，去心，蒸熟。

❷ 鲜荷叶洗净备用。

❸ 鸭胸切成 3 cm 见方的块，加花雕酒、食盐、胡椒粉、绵白糖、蚝油、生粉、葱姜腌制入味。

❹ 香菇温水泡发洗净，改刀成块，与腌制好的鸭肉、莲子拌均，用鲜荷叶包裹封严，入蒸箱蒸 40 分钟，蒸至鸭肉软烂即可。

【功效】清热养阴。

【方解】本证所治之证，为暑热伤阴所致，治宜清解暑热兼以养阴。夏季暑热扰心，且暑易夹湿困脾，莲子甘涩平，可清心安神，健运脾胃。正如《本草纲目》谓："莲之味甘，气温而性涩，清芳之气，得稼穑之味，乃脾之果也。"荷叶苦涩平，既能清热解暑，又能升发脾阳。湖鸭甘咸微寒，可滋阴养胃。三味合用，可清热养阴，健脾养胃，适用于夏季暑热伤阴之证。亚健康或健康人群亦可用于日常食养保健。

【使用注意】素体虚寒、胃部冷痛、腹泻清稀、腹痛腹胀者慎食。

应用

暑热伤阴证。用于夏季暑热伤阴之证，症见口干便秘，甚或伴有失眠盗汗、腰膝酸软等症者。

第三节　泻下类

凡由润滑大肠、促进排便的药物和食物组成，具有通利大便、排除积滞作用，用于治疗便秘、积滞的药膳称为泻下类药膳。

便秘的成因很多，虚实皆有。实证多因实热积滞、腑气不通所致。虚证多因病后、产后，或年老体虚，阳气不足，大肠传导无力，或血虚津亏、大肠失于滋润所致。实证治宜泻热通便，虚证则宜温阳益气生津，润滑大肠，促使排便。本类药膳常用药食多为富含油脂的种子类，如芝麻、柏子仁、郁李仁、麻子仁、桃仁、杏仁，或为质地滋腻的药食类，如肉苁蓉、香蕉、蜂蜜、生地、芍药、石斛等，或为动物类，如猪大肠等。根据病情，部分药膳也可配伍适量大黄、番泻叶之类攻下药物。常用药膳方如麻子苏子粥、郁李仁粥、蜂蜜决明茶、牛髓膏、桃花粥、番泻叶茶等。

部分药膳作用机制是濡润肠道，促进肠道运动，故对实热结聚、寒水痼结的大实大积之证，药力尚显不足，须及时采用攻下或峻下类方药以攻逐病邪。本类药膳易伤胃气，中病即止，不宜过剂。服用期间不宜食油腻和不易消化食物，以防重伤胃气。妇女月经期、孕妇应慎用。

麻子苏子粥《普济本事方》

【组成】紫苏子、火麻仁各 15 g，粳米 50 g。

【制法用法】

❶ 将紫苏子、火麻仁净洗，研为极细末，加水再研，取汁。

❷ 将药汁与洗净的粳米共煮至粳米烂熟即成。

❸ 温服，1 日 3 次。

【功效】理气益胃，润肠通便。

【方解】本方所治之证，为肠道失于濡润，传导无力所致，治宜润肠通便。方中紫苏子气味辛温，入肺、肝两经，功擅降逆下气，宣通肺郁，以助通畅腑气；麻子气味辛甘平，质润，入大肠、胃、脾三经，是润肠胃通大便的要药。两药同用，上开肺闭，下润肠燥，尽显配伍之妙。以之为粥，更合调治结合的药膳宗旨。

【使用注意】方中火麻仁虽为甘平之品，但服用不可过量。

应用

肠燥便秘证。用于妇人产后郁冒多汗、大便秘结，以及老人、体虚患者大便秘结。

牛髓膏《医方类聚》引《寿域神方》

【组成】人参、牛髓、桃仁、杏仁、山药各 60 g，蜂蜜 240 g，核桃肉 90 g（去皮，另研）。

【制法用法】

❶ 将人参、桃仁、杏仁、山药、核桃肉研为细末备用。

❷ 将牛髓放入铁锅内，加热溶化，再加入蜂蜜熬炼，去滓滤净。

❸ 加入药末，用竹片不断搅拌，至黄色为度，候冷，瓷器盛之。

❹ 每服 5~10 g，空腹时细嚼，盐水或温开水送下。

【功效】益气补虚，润肠通便。

【方解】本方所治之证，为精气不足，肠道失濡，津液匮乏所致的各种虚损见有大便秘结者，治宜扶正补虚，润下通便。方中人参大补元气。牛髓滋肾填精、润燥养阴、润肺平喘。山药补肺、脾、肾，以助大肠推送之力。桃仁、杏仁、核桃仁均为植物种仁，富含油脂，具润肠通便之功。其中，桃仁尚能活血，核桃仁尤可补肾，杏仁兼降肺气以利大肠，加上蜂蜜养正润下，合而成为扶正气、补虚损、润肠枯、通大便之方。

【使用注意】本膳富含动物脂肪和植物油脂，肠滑、气陷而泄泻者忌用。

应用

精气不足便秘证。用于气虚津亏，大便秘结。亦可用于久咳而肺肾两虚所致的干咳、燥咳、痰少难咳等症。对于体质虚弱，或年老体衰，具有补益强健、延年益寿之效。

第四节　温里祛寒类

凡以温热药食为主组成，具有温中助阳、散寒通脉作用，能治疗里寒证的药膳，谓之温里祛寒类药膳。

里寒证是指寒邪在里所致的病证。其成因不出外寒入里和寒从中生两端。治疗当从温里祛寒立法，但因病位有脏腑经络之别，故本类药膳又分为温中祛寒、温经散寒二类。

本类膳方常用药食有肉桂、附子、丁香、砂仁、茴香、胡椒、花椒、姜、狗肉、羊肉、鸡肉等。代表药膳方如干姜粥、良姜炖鸡块、砂仁肚条、六味牛肉脯、丁香鸭、艾叶生姜煮蛋、当归生姜羊肉汤、附子粥、桂浆粥、姜附烧狗肉等。

温里祛寒类药膳属温热之品，凡素体阴虚或失血之人均应慎用，以免重伤阴血。应用时当中病即止，不可过服，否则有助热生火，伤阴灼液之弊。

一、温中祛寒

温中祛寒药膳，适用于中焦虚寒证。症见脘腹疼痛、呕吐便溏、不思饮食、肢体倦怠、手足不温、舌苔白滑、脉象沉细或迟细等。

干姜粥《寿世青编》

【组成】干姜 1~3 g，高良姜 3~5 g，粳米 50~100 g。

【制法用法】

❶ 将干姜、高良姜洗净切片，粳米淘净。

❷ 用水适量，先煮姜片，去渣取汁，再入粳米于药汁中，文火煮烂成粥即可。

❸ 早、晚趁热服，随量食用，尤以秋冬季节服用为佳。

【功效】温中和胃，祛寒止痛。

【方解】本方所治之证，为脾胃虚寒所致，治宜温中散寒止痛。方中干姜性味辛热，善入脾胃，能温脾阳，散阴寒。《珍珠囊》谓："干姜其用有四：通心助阳，一也；去脏腑沉寒痼冷，二也；发诸经之寒气，三也；治感寒腹痛，四也。"本方专为脾胃虚寒冷痛而设，故用之为主。高良姜大辛大热，为纯阳之品，主入脾胃两经，善于温脾暖胃而祛寒止痛，为中焦冷痛之要药，《本草正义》谓之"辛热纯阳，故专主中宫真寒重症"，《名医别录》称其"主暴冷，胃中冷逆，霍乱腹痛"。二姜相伍，即《太平惠民和剂局方》之二姜汤，温里散寒、止痛止呕之功尤佳。粳米补中益气，健脾益胃。与二姜相伍，温中健脾，尚可调和二姜之燥热辛辣。对于脾胃虚寒所引起的脘腹冷痛、呕吐清水、肠鸣泄泻等症确有良效。

【使用注意】本方温热性质较强，久病脾胃虚寒之人，宜先从小剂量开始，逐渐增量。凡急性热病及久病阴虚内热者，不宜食用。

应用

脾胃虚寒证。用于脾胃虚寒所致之冷气窜痛、呕吐呃逆、泛吐清水、肠鸣腹泻等症。

良姜炖鸡块《饮膳正要》

【组成】公鸡1只（约800 g），高良姜6 g，草果6 g，陈皮3 g，胡椒3 g，葱、食盐等调料适量。

【制法用法】

❶ 诸药洗净装入纱布袋内，扎口。

❷ 将公鸡宰杀去毛及内脏，洗净切块，剁去头爪，与药袋一起放入砂锅内。

❸ 加水适量，武火煮沸，撇去污沫，加入食盐、葱等调料，文火炖熟，将药袋拣出装盆即成。

❹ 每周 2~3 次，随量饮汤食肉。

【功效】温中散寒，益气补虚。

【方解】本方所治之证，为脾胃虚寒所致，治宜温中散寒，益气补虚。方中公鸡性味甘温，专入脾胃经，能温中益气，补精填髓，为血肉有情之滋补佳品。高良姜辛热纯阳，功擅温脾暖胃，止呕，止痛，《饮膳正要》中载："治心腹冷痛，积聚停饮，食之效验。"草果性味辛温，入脾胃经，长于燥湿温中散寒。《本草正义》即谓："草果，辛温燥烈，善除寒湿而温燥中宫，故为脾胃寒湿主药。"是以为辅，既增良姜温脾散寒之效，又行泻满止痛之功。陈皮味苦辛而温，气香质燥，功擅理气醒脾，燥湿消胀。胡椒性味辛热，气味俱厚，入胃、大肠经，功专温中散寒，除胃肠风冷寒邪。二药与良姜、草果相配，温中散寒、行气燥湿之力大增，专攻中宫寒冷诸证。诸药相合，温补并用，并缓诸药之辛燥。全方药食相合，补虚而不碍散寒除湿，温散而不耗气伤胃，补而不滞，滋而不腻，共奏温中散寒、益气填髓之功。本膳味美可口，实为温中散寒止痛之良膳。

【使用注意】本方专为脾胃虚寒、寒湿在中而设，汤味微辣香浓，肠胃湿热泄泻、外感发热、阴虚火旺者不宜食用。

应用

脾胃虚寒证。用于脾胃虚寒所致之冷气窜痛、呕吐泄泻、反胃食少、体虚瘦弱等；亦可用于风寒湿痹、寒疝疼痛、宫寒不孕、虚寒痛经等。

六味牛肉脯《饮膳正要》

【组成】牛肉 2500 g，胡椒 15 g，荜茇 15 g，陈皮 6 g，草果 6 g，砂仁 6 g，良姜 6 g，姜汁 100 mL，葱汁 20 mL，食盐 100 g。

【制法用法】

❶ 选黄牛腿云花肉，洗净切成小条。

❷ 将胡椒、荜茇、陈皮、草果、砂仁、良姜研成末，加入姜汁、葱汁、食盐与牛肉相合拌匀，放入坛内，封口，腌制 2 日。

❸ 取出牛肉，放入烤炉中焙干烤熟为脯，随意食之。

【功效】健脾补虚，温中止痛。

【方解】本方所治之证，为中焦虚寒所致，治宜健脾补虚、散寒止痛。方中胡椒、荜茇味辛性热，均入胃、大肠经，长于温中止痛。良姜辛热，入脾、胃经，温中散寒，止呕，止痛。草果性味辛温，功擅燥湿温中散寒。四味均为温里散寒之品，专为脾胃寒湿而配，合而用之，可除沉寒痼疾。寒湿困脾碍胃，而砂仁气香馥郁，辛散温通，功擅醒脾调胃，快气宽中。陈皮辛温，理气醒脾，燥湿和中，二药合用，不仅能助散寒温中之力，又能醒脾行气，复中阳之运化。牛肉为本方主料，性味甘平，专入脾胃经，功擅益气血、强筋骨、理虚弱。《医林纂要》即谓："牛肉味甘，专补脾土。"《韩氏医通》亦言："黄牛肉，补气，与绵黄芪同功。"与六药相配，温补两全，其功颇著。

全方集辛温香燥之品于一方，以辛温之力助阳气以祛寒，以血肉之味培阳气以御寒，专攻腹中寒湿之气。本膳味美可口，食用方便，老少咸宜，实为脾胃虚寒者不可多得的良膳。

【使用注意】本方辛香温热，实热证、阴虚证不可食用，以防助热劫阴。

应用

中焦虚寒证。用于脾胃虚弱，中焦寒盛所致的胃脘冷痛、腹胀痞满、食少纳呆、呕吐溏泻、下利完谷，且伴有畏寒肢冷等症者。

二、温经散寒

温经散寒药膳，适用于寒凝经脉证。本类病证多由阳气虚弱、营血不足、寒邪入侵经脉、血行不畅所致。症见肢体冷痛、肤色紫暗、腹痛、舌有瘀斑、脉细涩等。

当归生姜羊肉汤《伤寒论》

【组成】当归 10 g，生姜 12 g，羊肉 300 g，胡椒粉 2 g，花椒粉 2 g，食盐适量。

【制法用法】

❶ 羊肉去骨，剔去筋膜，入沸水锅内焯去血水，捞出晾凉，切成 5 cm 长、2 cm 宽、1 cm 厚的条。

❷ 砂锅内加适量清水，下入羊肉，放当归、生姜，武火烧沸，去浮沫，文火炖，至羊肉熟烂，加胡椒粉、花椒粉、食盐调味即成。

❸ 每周 2~3 次，饮汤食肉。

【功效】温阳散寒，养血补虚，通经止痛。

【方解】本方所治之证，为阳虚血弱，寒凝经脉所致，治宜温阳散寒、养血补虚、通经止痛。方中当归甘辛微苦温，入肝、心、脾经，具补血、活血、止痛之功。《本草正》谓："当归，其味甘而重，故专能补血，其气轻而辛，故又能行血，补中有动，行中有补，诚血中之气药，亦血中之圣药也。"生姜辛温，温中散寒。羊肉味甘性大热，温中暖下，益气养血。佐以花椒、胡椒调味，又能温中散寒。诸料相伍，共奏温经散寒、养血补虚之功。本方不仅是寒凝气滞、脘腹冷痛之良膳，亦为年老体弱、病后体虚、产后气血不足者之滋补佳品。

【使用注意】本方为温补散寒之剂，凡阳热证、阴虚证、湿热证等不宜服用。

应用

血虚寒凝证。用于疝气、产后腹痛属血虚有寒者；虚劳不足、阳虚形寒畏冷等亦可选用。

白胡椒炖猪肚《常用特色药膳技术指南（第一批）》

【组成】白胡椒粒 10 g，猪肚 500 g，食盐适量。

【制法用法】

❶ 将白胡椒粒在微火中煸炒至香味出，加水适量。

❷ 将猪肚切丝后放入砂锅内，文火炖，至猪肚丝软烂，加食盐调味即可。

❸ 食肚喝汤，每周 1 剂，连服 4 剂。

【功效】温中暖胃，行气止痛。

【方解】本方所治之证，为脾胃虚寒所致，治宜温中暖胃，行气止痛。方中白胡椒辛温，善于温中散寒，对胃寒所致的胃腹冷痛、肠鸣腹泻有很好的缓解作用，《本草纲目》谓其："暖肠胃，除寒湿反胃，虚胀冷积，阴毒。"猪肚即猪胃，甘微温，可健脾胃，补虚损，《别录》言其："补中益气，止渴、利。"二味合用可温补脾胃，行气止痛。亚健康或健康人群亦可用于日常食养保健。

【使用注意】胃火炽盛者慎用。

应用

脾胃虚寒证。适用于脾胃虚寒所致之腹痛而喜温喜按、腹胀食少、四肢发凉、口淡不渴、小便清长、大便稀溏等症。

第五节　祛风湿类

凡以祛风湿药食为主组成，具有祛风除湿、解除痹痛作用，用以治疗风湿痹证的药膳，称为祛风湿类药膳。

风、寒、湿邪侵袭人体，滞留于肌肉、经络、筋骨等处，阻碍气血，滞塞经络，导致肢体重着、疼痛、麻木，筋脉拘急，关节伸展不利。日久不治，损及肝肾，则见腰膝酸痛、下肢痿弱等症。因此，祛风湿类药膳常配伍活血行气及补肝肾之品。本类药膳剂型常选用酒剂，不仅服用方便，且可增祛风胜湿之功。常用药食如当归、川芎、五加皮、海桐皮、木瓜、牛膝、狗肉、羊肉等。药膳方如五加皮酒、白花蛇酒、威灵仙酒、海桐皮酒、巴戟狗肉、胡椒根煲蛇肉等。

本类药膳用药多辛香性燥，易耗伤阴血，故血虚阴亏者慎用，必要时应配伍滋阴养血之品。

胡椒根煲蛇肉《常用特色药膳技术指南（第一批）》

【组成】胡椒根 40~60 g，蛇肉 250 g，生姜、香葱、黄酒、食盐各适量。

【制法用法】

❶ 胡椒根、蛇肉（切除蛇头）洗净，切成段。

❷ 将胡椒根及蛇肉段同放锅内，加葱、姜、黄酒、食盐、清水各适量，烧沸后用文火炖熬至蛇肉熟透。

❸ 煲汤服食。

【功效】祛风胜湿，舒筋活络。

【方解】本方所治之证，为风寒湿邪侵袭所致，治宜祛风胜湿、舒筋活络。方中重用蛇肉，白花蛇（蕲蛇）、乌梢蛇皆可。白花蛇甘咸而温，专入肝经，祛风通络，治痹痛之功较乌梢蛇更著，《开宝本草》谓：“主中风湿痹不仁，筋脉拘急，口面㖞斜，本身不遂，骨节疼痛。”胡椒根味辛性热，功可温经通络、祛寒除痹。生姜、香葱、酒入汤，可增强祛风除湿、舒筋通络之功。

【使用注意】凡湿热痹痛，关节红肿热痛者不宜食用。

应用

风寒湿痹。用于风寒湿痹所致之手足痿弱、屈伸不利。亦可用于中风后遗症、半身不遂。

千斤拔煲猪脚《饮食疗法》

【组成】千斤拔 60 g，猪脚 1 只。

【制法用法】

❶ 猪脚刮毛去甲，洗净，切块。

❷ 千斤拔洗净，与猪脚一齐放入砂煲内，加清水适量，武火煮沸后，文火煲 2~3 小时，至猪脚熟，食盐调味即成。

❸ 饮汤食猪脚。

【功效】祛风湿，舒筋络，健腰脚。

【方解】本方所主之证，为风湿侵犯日久，损伤肝肾，腰膝失养所致，治宜祛风湿，补肝肾，强筋骨。方中千斤拔味甘辛，性温，可强腰健肾，活血通络，《岭南采药录》谓本品：“祛风去湿。治手足痹痛，腰部风湿作痛，理跌打伤，能舒筋活络。”猪脚性平，味甘咸，具有补虚弱、填肾精、健腰膝等功能。二者合用，共奏祛风湿、补肝肾、强筋骨之功，常用于痹证日久，肝肾不足所致腰部、关节酸软疼痛。

【使用注意】风湿痹痛见关节红肿疼痛者不宜服用。

应用

风湿久痹。用于风湿关节痹痛、慢性腰痛、四肢陈旧性跌打损伤等，似现代医学之强直性脊柱炎、腰肌劳损、坐骨神经痛等属于肝肾不足者。

第六节　利水渗湿类

凡以利水渗湿类药物和食物组成，具有利水、除湿、消肿、退黄等作用，用于治疗水湿为患病证的药膳称为利水渗湿类药膳。

本类药膳主要适用于各种水湿证。水化为湿，湿聚成水，故常水湿并称。水湿多由外感六淫、饮食失宜及情志所伤，引起脏腑功能失常，水液代谢障碍所致。水湿的产生，与肺、脾、肾及三焦的功能失调关系最为密切。因肺主通调水道，脾主运化水液，肾主水，三焦为水液之道路。故肺、脾、肾及三焦功能失常，津液输布排泄失常，可导致水湿停聚，出现多种病证。水湿外泛肌肤发为水肿，下注膀胱发为淋证，阻滞胆道发为黄疸。本章药膳主要针对水肿、淋证和黄疸进行治疗，根据治法与药膳方功效的不同，分为利水消肿、利水通淋和利湿退黄三类。

湿为阴邪，重浊黏腻，若湿与热合，更是蕴结难解，故临证难求速效。祛湿药膳宜清淡，以避免油腻黏腻滞邪。水肿者宜少盐膳食，以免加重病情。若属阴虚体质，则应慎用，以防利水更伤阴液。

一、利水消肿

利水消肿药膳具有通利小便、消退水肿的作用，是治疗水湿内停所致的水肿、小便不利的药膳。主要适用于体内水液停滞，眼睑、四肢、腰背甚至全身浮肿，或伴胸水、腹水等症。此类药膳多由利水消肿之品组成，药食常选茯苓、冬瓜、薏苡仁、鲤鱼等，药膳方如茯苓粥、冬瓜粥等。

茯苓粥《仁斋直指方》

【组成】白茯苓 15 g，粳米 50 g。

【制法用法】

❶ 将白茯苓研成细粉，备用。

❷ 将大米淘洗干净。

❸ 将适量清水放入锅中，大火煮开后将茯苓粉和粳米一起倒入锅内，用大火煮开，转小火熬至粥变得浓稠即可。

❹ 一次食用，每日 1~2 次。

【功效】利水渗湿，健脾和胃，宁心安神。

【方解】本方所治之证，为脾胃虚弱，失于运化，水湿停留所致，治宜健脾利水，宁心安神。茯苓味甘淡性平，归心、脾、肾经，具有利水渗湿、健脾补中、宁心安神之效。既可祛邪，又可扶正，补而不峻，利而不猛，利水而不伤正，为利水消肿之要药，不论寒热，均可配伍应用。粳米甘平，入脾胃经，能补中益气，健脾和胃，除烦渴，止泻利。茯苓与粳米相配，共奏利水消肿、健脾和胃之功。

【使用注意】本膳药力和缓，适宜久服、常服，方可显效。阴虚火旺者忌用，尿频的老年人不宜服用。

应用

脾虚湿盛证。适用于脾虚食少、腹泻、小便不利、水肿胀满、痰饮咳逆、呕吐、泄泻、遗精、淋浊、惊悸、健忘等症。

冬瓜粥《粥谱》

【组成】冬瓜（带皮）100 g，粳米 100 g，葱花、姜丝、盐、香油各适量。

【制法用法】

❶ 冬瓜洗净削皮（勿丢），去瓜瓤，切块。

❷ 粳米淘净入锅，加适量水煮约 25 分钟，放入冬瓜块与冬瓜皮，再煮 10 分钟，至瓜熟米烂汤稠，捞出冬瓜皮不食。

❸ 加入适量葱花、姜丝、盐、香油即可。

❹ 不拘数量，随意服食。

【功效】利水消肿，清热解毒。

【方解】冬瓜甘淡，性凉，入肺、大小肠、膀胱经，能利水消痰，清热解毒。为药食两用之品，是理想的解热利尿的日常食物，其茎、叶、果皮、果瓤、种子均可入药。《神农本草经》谓冬瓜“令人悦泽好颜色，益气不饥，久服轻身，耐老”。粳米味甘性平，入脾胃经，补脾胃，养五脏。冬瓜与粳米煮粥，既可利水消肿，又能养胃充饥。

【使用注意】水肿病人宜较长时间服用。阴虚火旺之人忌用。

应用

水湿或湿热壅盛证。用于水湿停聚或湿热壅盛所致之水肿胀满、小便不利、脚气浮肿及痰热喘嗽。用于急、慢性肾炎水肿，妊娠水肿，肝硬化腹水，肥胖等证的辅助治疗。

赤小豆鲤鱼汤《外台秘要》

【组成】鲤鱼 1 条（250 g 左右），赤小豆 100 g，生姜 1 片，食盐、黄酒、食用油适量。

【制法用法】

❶ 赤小豆洗净，用清水稍浸泡半小时。

❷ 鲤鱼留鳞去内脏，去腮，洗净。

❸ 热锅倒两汤匙食用油，放入鲤鱼，中小火两面煎至微黄。

❹ 加入适量清水，再加入赤小豆、生姜、黄酒，大火煮 20 分钟，转小火煲一个半小时，下盐调味。随量食用或佐餐。

❺ 一次食用，每周可服 3 次。

【功效】利水消肿，祛湿健脾。

【方解】本方所治之证，为脾胃虚弱，不能运化，水湿泛溢肌肤所致。治宜健脾益胃，利尿消肿。本方出自《外台秘要》，原用于治疗因气滞不畅，水气泛溢而成的肾水肿。方中赤小豆味甘酸性平，入心、小肠经，具有利水除湿、和血排脓、消肿解毒之效，是祛湿之药膳佳品；鲤鱼味甘性平，入脾、肾经，有利水消肿、下气通乳之功，《本草纲目》记载："煮食，下水气，利小便。"两者配伍，补脾健胃，利水消肿之效增强。

【使用注意】阴虚火旺者忌用，阳亢及疮疡者慎用。

应用

脾虚湿盛证。用于脾虚气弱，水湿泛溢，症见全身浮肿，按之凹陷，面色㿠白，纳少便溏，脘腹胀满，神倦尿少等，以及孕妇水肿，产后脾胃虚弱，脚气肿痛，步履艰难者。还可用于慢性肾炎水肿、心源性水肿、肝硬化腹水、营养不良性水肿的辅助治疗。

二、利水通淋

利水通淋药膳是指具有利尿通淋、清利下焦湿热作用，治疗湿热下注所致淋证的药膳。适用于湿热蕴结下焦，膀胱气化不利所致之淋证，症见小便频数短涩、淋沥刺痛、欲出未尽、小腹拘急，或痛引腰腹等。本类药膳多由利尿通淋之品组成，药食常选薏苡仁、滑石等，药膳方如车前叶粥、瓜皮茅根粥等。

车前叶粥《圣济总录》

【组成】车前叶 30 g，粳米 50 g，葱白 15 g，淡豆豉 12 g，生姜、食盐、陈醋、香油各适量。

【制法用法】

❶ 先将车前叶拾去杂质，用清水洗净，切碎备用。

❷ 把车前叶、葱白、淡豆豉放入锅内，放入适量清水，煮沸 30 分钟后去渣留汁。

❸ 将粳米淘洗干净后，放入煮汁的锅内，注入适量清水，武火烧沸后改文火慢慢熬煮。

❹ 粥成后，加入姜末、食盐、陈醋、香油，即可食用。

❺ 一次食用，每日 1 次。

【功效】清热泄浊，利水通淋。

【方解】本方所治之证为湿热内蕴下焦所致的膀胱湿热证，治宜清湿热、泄淋浊。车前叶性味甘寒，归肝、脾经，能利水，清热，适用于湿热内蕴之水肿，本粥选用车前叶鲜品。淡豆豉味苦辛，性微寒，入肺、胃经，具有解表、除烦、宣郁、解毒之功。葱白辛而微温，主归肺、胃经，能发汗解表，通阳利窍，温中行气，解毒消肿。葱白与豆豉相配，可增强宣肺之功，恢复其通调水道的作用；两药与车前叶相配，是上下并治，利尿之功尤强。配以粳米滋养和中，利小便而不伤正。

【使用注意】车前草属甘滑通利之品，遗尿者不宜使用。

应用

膀胱湿热证。本方适用于湿热蕴结下焦，膀胱气化不利所致之小便灼热、淋漓涩痛、尿色浑赤、量少、水肿、黄疸病、目赤肿痛、咳嗽痰多等病症的患者。亦可用于暑湿泄泻。

瓜皮茅根粥《中医食疗学》

【组成】西瓜皮 100 g（需用连髓之厚皮，中药店习用之西瓜翠衣则无显著疗效），鲜茅根 30 g，赤小豆 30 g，粳米 50 g。

【制法用法】

❶ 鲜茅根洗净，锅内放入清水，煮 20 分钟后去渣留汁。

❷ 西瓜皮削去绿皮切小块。

❸ 将鲜茅根汁、西瓜皮、赤小豆、粳米同煮成粥，即可。

❹ 每日 1~2 次，连服数天。

【功效】清热凉血，除湿利尿。

【方解】方中西瓜皮性凉，味甘淡，能清解暑热，止渴，利小便。《现代实用中药》谓其能治肾炎水肿。鲜茅根性味甘寒，能凉血止血，清热利尿。薏苡仁甘淡寒凉，有利水渗湿、健脾除痹之效。三者相配，清热利小便之力增强。

【使用注意】脾胃虚寒者慎服，孕妇忌用。

应用

膀胱湿热证。适用于湿热下注，或热伤膀胱血络、迫血妄行之热淋、血淋，症见小便灼热淋漓涩痛，尿色黄赤或红赤，小腹拘急，疼痛，舌红，苔黄，脉滑数。还可用于暑热烦渴，小便短赤。

三、利湿退黄

利湿退黄药膳是具有清利湿热、利胆退黄作用，以治疗肝胆湿热所致黄疸的药膳。适用于湿热阻滞肝胆经，胆汁不循常道，外泛于肌肤之黄疸病证，症见身黄、目黄、小便黄等。此类药膳多由利湿退黄之品组成，药食常选茵陈蒿、栀子、大黄等，药膳方如茵陈粥、金钱草饮、玉米须蚌肉汤等。

茵陈粥《粥谱》

【组成】茵陈 30~60 g，粳米 100 g，白糖少许。

【制法用法】

❶ 先将茵陈洗净入瓦煲加水 200 mL，煎至 100 mL，去滓留汁。

❷ 入粳米后，再加水 600 mL，煮至粥熟。

❸ 加入白糖，调味即可。

❹ 每日两次，7~10 天为 1 个疗程。

【功效】清热除湿，利胆退黄。

【方解】本方所治之证为湿热熏蒸肝胆，胆汁外溢所致之黄疸，治宜清泻肝热、利胆退黄。茵陈蒿苦、辛，微寒，入肝、脾、膀胱经，苦能降泄，寒以清热，善清利肝胆湿热，使之从小便而出，能利胆退黄，为治黄疸的要药。粳米与茵陈配，可防茵陈之寒凉伤胃，添加白糖，既可矫味，又可“助脾气，缓肝气”（《本草纲目》），系肝脾两调之法。

【使用注意】茵陈有绵茵陈、土茵陈之分，利胆退黄以绵茵陈为好。取每年三四月份之蒿枝。粥宜稀，不宜稠。

应用

肝胆湿热证。用于湿热之黄疸，症见面目一身俱黄，色泽鲜明，发热口渴，恶心呕吐，脘腹胀满，食欲不振，小便不利，色黄如浓茶汁。可用于急性黄疸型肝炎、胆道阻塞、胆石症、肝硬化等病兼见黄疸时的辅助治疗。

玉米须蚌肉汤《中国药膳学》

【组成】玉米须 50 g，蚌肉 120 g。

【制法用法】

❶ 取鲜河蚌用开水略煮沸，去壳取肉。

❷ 将玉米须洗净，再将蚌肉和玉米须一起放入锅内，加清水适量，武火煮沸后，文火煮一小时，调味即可。

❸ 每次吃蚌肉 30 g，喝汤 100 mL，每日 1 次，至黄疸退去。

【功效】清热解毒，利湿退黄。

【方解】本方所治之证为湿热熏蒸肝胆的肝胆湿热证，治宜清热利湿退黄。方中玉米须味甘，性平，归膀胱、肝、胆经，有利尿泻热、利胆退黄之功效，药性平和，阴黄、阳黄皆可配伍使用。河蚌味甘、咸，性寒，归肝、肾二经，能清热、明目、解毒，治烦热、口干舌燥、目赤。二者配伍，共奏清利肝胆、祛湿退黄之功。

【使用注意】使用河蚌前，宜用清水养一天，并勤换水，使河蚌内污泥排尽，方可用。蚌肉性寒，感冒风寒者忌食，脾胃虚寒、腹泻便溏之人亦忌食。

应用

肝胆湿热证。适用于湿热熏蒸肝胆所致之阳黄，症见一身面目俱黄，黄色鲜明，右胁疼痛，胃脘不适，食少纳差，恶心呕吐，口苦咽干，小便短黄等。亦可用于胆囊炎，胆结石，急、慢性黄疸型肝炎，肾炎水肿，高血压，脚气病的辅助治疗。

第七节　化痰止咳平喘类

凡以化痰止咳平喘药物和食物为主组成，具有化痰止咳、降气平喘作用，用于治疗各种咳嗽咯痰、气逆喘哮病证的药膳，称为化痰止咳平喘类药膳。

本类药膳可用于各种咳喘证。咳喘每由外感六淫，内伤七情，致脏腑功能失调，引起肺失宣降，肺气上逆，其病位在肺，然其致病之由，则与五脏六腑均有关，正如《素问·咳论》所云："五脏六腑皆令人咳，非独肺也。"如土不生金、肾水射肺、肝火犯肺、腑气不降均可导致咳喘。喘咳多与痰浊有关，痰浊易致咳喘，咳喘每多夹痰。五脏中与肺、脾、肾关系最为密切，即肺不能布散津液，脾不能运化水液，肾不能主水，以致津聚成痰。故古人有"脾为生痰之源，肺为贮痰之器"之说，故临证中当详辨所属之脏腑，注意调理脏腑功能，以绝生痰之源。此外还当辨外感与内伤，审其寒热虚实，随证治之。

化痰类药食与止咳类、平喘类药食各有所长，如病人痰多咳喘，三类药食多配伍同用。化痰有燥湿化痰、温化寒痰、清化热痰、润燥化痰、祛风化痰之分，止咳平喘有宣肺、降气、清肺、温肺、敛肺之别，临证当详辨。根据治法与药食作用的不同，本章药膳分为化痰、止咳、平喘三类。

一、化痰

化痰类药膳是具有化痰功效，治疗痰多为主要症状的药膳。适用于因痰饮引起的痰多、咳嗽、气喘等病症。亦用于因痰饮所致的瘰疬、瘿瘤、癫痫、惊厥等病证。本类药膳多由化痰理气之品组成，药食常选半夏、贝母、瓜蒌、冰糖等，药膳方如柚子炖鸡、桔梗冬瓜汤等。

柚子炖鸡《本草纲目》

【组成】新鲜柚子1个，新鲜鸡肉500 g，百合、生姜、葱白、食盐、料酒等适量。

【制法用法】

❶ 将鸡肉洗净切块，焯去血水。

❷ 将柚子去皮除核，取肉500 g。

❸ 将柚肉、鸡肉放入砂锅中，加入百合、葱、姜、料酒、食盐。加开水

适量。

❹ 将盛鸡的砂锅置于有水的锅内，隔水炖熟，即可。

❺ 每周两次，连食三周。

【功效】健脾消食，化痰止咳。

【方解】本方所治之证为脾虚食积、痰浊壅盛证，治宜健脾以消食滞、化痰浊而止咳嗽。方中柚子肉味甘酸，性寒。入肺、胃经，有健胃消食、下气消痰的功效，用治咳嗽、哮喘、痰多之症。百合甘而微寒，归肺、心经，善于养阴润肺，兼能止咳祛痰。柚子、百合相伍，共奏消痰止咳、健脾消食之功。鸡肉性味甘温，归脾胃经，有温中补脾的功效。生姜能和胃止呕、止咳化痰。葱白辛温通阳。鸡肉、生姜、葱白合用健脾胃以杜绝生痰之源。诸味合用可健脾消食、理气化痰，达到气顺痰消、脾健痰化的治疗目的。

【使用注意】消化力弱者可以饮汤为主。

应用

痰浊壅盛证。适用于脾虚食滞，痰浊内生，壅聚于肺。症见咳嗽痰多，食少纳呆，脘闷呕恶，大便溏薄。还可用于慢性支气管炎、支气管哮喘症见咳嗽多痰、色白而稠，胸脘作闷，肢体困重，纳减的辅助治疗。

桔梗冬瓜汤《药性论》

【组成】桔梗 15 g，冬瓜 150 g，杏仁 10 g，甘草 6 g，食盐、大蒜、葱、酱油适量。

【制法用法】

❶ 将冬瓜洗净、切小块。

❷ 将冬瓜放入锅中，加入食油、食盐煸炒后，加适量清水。

❸ 下杏仁、桔梗、甘草一并煎煮，至熟后，以食盐、大蒜等调料调味即成。

❹ 每日 1 剂，佐餐服食。

【功效】疏风清热，宣肺止咳，化痰平喘。

【方解】本方所治之证为风邪犯肺、痰湿内阻，肺、胃之气上逆所致，治宜疏风清热，宣肺止咳，化痰平喘。桔梗味苦、辛，性平，归肺经，主要有宣肺、利咽、祛痰、排脓的功效，主治咳嗽痰多、胸闷不畅。冬瓜利水、消痰、清热、解毒。杏仁味苦，具有润肺、降气平喘的功效。方中桔梗与杏仁相配，以宣降肺气、止咳平喘。甘草亦可止咳化痰。诸味合用可疏风清热，宣肺止咳，化痰平喘。

【使用注意】阴虚咳嗽及大便溏泄者忌服。

应用

适用于风邪在肺，湿痰阻滞。症见鼻塞流涕，咳嗽痰多，胸膈满闷等。还可用于急性支气管炎、支气管哮喘症见咳嗽痰多、胸脘痞闷等。

二、止咳

止咳类药膳适用于以咳嗽为主症的肺系疾患。本类药膳多由降气止咳之药食组成，多用蜜、百合、梨等，药膳方如蜜蒸百合、百部生姜汁、百冬灌藕等。

蜜蒸百合《太平圣惠方》

【组成】百合 100 g，蜂蜜 50 g。

【制法用法】

❶ 将百合洗净，脱瓣，放在清水中浸泡，半小时后捞出放在碗内后加入蜂蜜搅拌均匀。

❷ 将混合后的百合蜂蜜放入容器中，隔水蒸熟即可。

❸ 一次食用，每日一次。

【功效】润肺止咳，清心安神。

【方解】本方所治为肺阴亏虚证，治宜滋阴润肺、止咳化痰。方中百合味甘补虚，性凉清热，归肺经，善于养阴润肺，兼能止咳祛痰，用于治疗肺阴亏虚，燥咳无痰或少痰。蜂蜜味甘，性平，有补中、润燥的功效，与百合相伍，润肺止咳作用更强。

【使用注意】痰湿内蕴、中满腹胀及泄泻者不宜食用。

应用

肺阴亏虚证。适用于肺阴虚之咳嗽，症见干咳或燥咳，无痰或少痰，心胸烦闷，咽干唇燥，大便干结等。

百冬灌藕《常用特色药膳技术指南（第一批）》

【组成】生百合、白茯苓、天冬各 60 g，山药 100 g，红枣 50 g，牛奶 150 mL，蜂蜜 20 g，鲜藕 400 g。

【制法用法】

❶ 将百合、山药、天冬研烂，加蜂蜜再研磨极细，同研末的白茯苓调匀。

❷ 将红枣煮熟去核，做成枣泥，加入茯苓粉混合物，调入牛奶至稀稠适中，灌入藕孔中令孔皆满，堵住藕孔，上屉蒸熟即可。

❸ 一次食用，每日一次。

【功效】润肺化痰，止咳平喘。

【方解】本方所治为燥邪伤津、肺失宣降所致之咳嗽。百合味甘补虚，性凉清热，善于养阴润肺，兼能止咳祛痰，治燥邪伤肺，或肺阴虚，燥咳少痰或痰中带血。天冬味甘苦性寒，可入肺经，既养肺阴又润肺燥，还可清肺热，治燥邪伤肺，干咳无痰，或痰少而黏，或痰中带血。两药相配，增强养肺阴、润肺燥、清肺热、止咳嗽之功。山药甘平，归肺、脾、肾经，能益气健脾，润肺生津，增强百合、天冬润肺作用。白茯苓味甘淡平，归心、肺、脾、肾经，有益气健脾、利水渗湿的功效。藕甘寒，能健脾、开胃、止泻。三药相配，以培土生金。红枣、牛奶、蜂蜜有补中益气、养阴润燥之功效。诸味相伍，共奏养阴生津、润肺止咳之功效。

【使用注意】煮藕时忌用铁器，以免引起食物发黑。

应用

燥邪犯肺证。适用于燥邪伤肺致肺失宣降之证，症见咽痒咽痛、干咳少痰或痰中带血、口干舌燥、饮不解渴。还适用于肺阴虚证，症见干咳少痰、痰中带血、潮热、盗汗等。

三、平喘

平喘类药膳是指具有降利肺气、平息气喘、调补脾肾等功效，适用于各种以气喘为主症的肺系疾患，症见呼吸困难、张口抬肩、鼻翼煽动、不能平卧。本类药膳多用降气平喘之品组成，药食多用杏仁、苏子、白果等，药膳方如人参胡桃汤、蛤蚧粥等。

人参胡桃汤《严氏济生方》

【组成】人参 6 g，胡桃 30 g，生姜 5 片，大枣 7 枚。

【制法用法】

❶ 人参洗净切片，胡桃仁研碎，生姜切片，大枣掰碎备用。

❷ 将上药放入锅中，加适量清水煎煮 40 分钟，倒出药汁。

❸ 再加水煎煮 20 分钟，倒出药汁，与第一煎药汁兑合。

❹ 每日一剂，分两到三次服用。

【功效】补益肺肾，温肺定喘。

【方解】本方所治为肺肾两虚、气失摄纳所致的肺肾两虚证。治宜补益肺肾，温肺定喘。人参味甘、微苦，性温，能入肺、肾经，长于补肺气，治疗肺气虚之短气喘促、懒言声微；又能补肾气，又可用治肺肾两虚，肾不纳气之虚喘。胡桃味甘，性温，入肺、肾经，有补肾固精、温肺定喘的功效，用治肾虚喘嗽。两药相配温补肺肾，纳气定喘。佐以大枣补脾和胃，益气生津，生姜温胃散寒，和胃降逆，姜枣相配，调和脾胃。四味相伍，共奏补肺益肾、纳气定喘之功。

【使用注意】实证、热证而正气不虚者不宜服用。

应用

肺肾两虚证。适用于肺肾两虚、气失摄纳之喘证，症见咳嗽喘促，不得平卧，动则喘甚，咳声低微，气短乏力等。

蛤蚧粥《四季饮食疗法》

【组成】蛤蚧1只，党参30 g，糯米50 g，米酒、蜂蜜适量。

【制法用法】

❶ 先将蛤蚧去内脏洗干净，用酒和蜂蜜涂抹蛤蚧全身，置瓦片上炙熟。

❷ 党参洗净，炙干，与蛤蚧一同研末，再加蜂蜜调匀成饼。

❸ 煮糯米成稀粥至八成熟，加入蛤蚧党参饼搅化，继续熬煮至粥熟即可。

❹ 分成两份，早、晚食用，可连服一个月。

【功效】补肺益肾，定喘止嗽。

【方解】本方所治之证为肺虚失于肃降，肾不纳气，兼中焦气弱所致，治宜补益肺肾、健脾益胃、纳气平喘。蛤蚧味咸，性平，归肺、肾经，为治疗劳嗽虚喘之要药，对于本证之喘咳日久，肺气久虚，损及于肾，蛤蚧既能补肺肾以纳气，又能定喘嗽。党参甘平，入脾、肺经，有补中益气、养阴生津之功，与糯米合用以补中焦。此膳有补肺气以助肃降，益肾气以司摄纳，健脾益胃以补中土，适量食用，可助咳止喘平。

【使用注意】蛤蚧要以干爽、全尾（前人有“效在尾”之说）、无虫、无破碎者为好。外感、痰热所致喘咳不宜服用。

应用

肺肾两虚证。适用于久病肺虚及肾，肾不纳气之喘证，症见久喘不愈，呼多吸少，动则喘甚、汗出，面浮肢肿，腰腿冷痛，阳痿等症。

第八节 消食解酒类

凡以消食解酒类药物和食物为主组成，具有消食健脾、消导化积或解酒醒醉等作用，用于治疗食积或饮酒酒醉病证的药膳，统称为消食解酒类药膳。本类药膳根据其所治病证的特点，分为消食化滞、健脾消食和解酒醒醉三类。

消食化滞和健脾消食类药膳主要适用于饮食不节、暴饮暴食或脾虚不能运化所致之食积之证。《素问·至真要大论》"留者攻之""结者散之"等为本证提供了治疗法则。本类药膳方以消除食积、健运脾胃为目的，属于"八法"中的"消法"。本类药膳方既能消除内停之食积，又能促进脾胃的运化，用以消除或改善食积所致的脘腹痞闷、胀满疼痛、嗳气吞酸、食少纳呆、恶心呕吐、大便不调等。常用山楂、神曲、麦芽、萝卜等以消食化滞，可配米、面，或羊肚、猪肚、鸭肫、鸡肫等，体现了以脏补脏、健脾益胃的治法。

解酒醒醉类药膳用于醉酒的病证。酒体湿性热，少饮能行气血，御风寒，若饮酒无度，则伤脾胃，不能运化，生湿化热，致湿热中阻。轻者可见身热、汗出、眩晕、头痛、腹胀、恶心呕吐、胸痞、食少等，重者可致中毒死亡。治宜内外分消以解酒积，即发汗利水以分消酒湿，消食健脾以助运化。常用枳椇子、葛花、葛根等解酒醒醉，车前子、猪苓、泽泻、赤小豆、绿豆等清热利湿，茯苓、白术等健脾渗湿，橘皮、山楂、乌梅等行气消食。

本类药膳方使用时应注意要因证配伍，如食积气滞者，配橘皮、金橘等理气之品；兼痰湿者，宜配陈皮、半夏等燥湿化痰之品。本类药膳作用多和缓，宜于酒醉轻证、缓证的治疗或酒后的保健，酒醉重症或兼变证者，应以药剂为主，否则药难及病，延误病情，危及生命。

一、消食化滞

消食化滞药膳是指具有消化食滞作用，治疗食积证的药膳。适用于因暴饮暴食、过食膏粱厚味或生冷之品引起的饮食积滞，症见脘腹胀满、甚则疼痛、嗳腐吞酸、厌食、呕吐酸腐食物、便溏等。本类药膳多由消食化滞、行气导滞之品组成，药食常选山楂、神曲、麦芽等，药膳方如山楂麦芽茶、荸荠内金饼、神曲丁香茶等。

山楂麦芽茶《中国药膳学》

【组成】生麦芽10 g，山楂10 g。

【制法用法】

❶ 山楂洗净，切片，与麦芽一同放入杯中，倒入开水，加盖泡30分钟，代茶饮。

❷ 每日一到两次。

【功效】消食化滞。

【方解】本方所治为饮食积滞所致，故治宜消食化滞。方中山楂酸甘微温，可入脾胃经，功善消食化积，用于各种饮食积滞的治疗，为治疗油腻肉食积滞之要药。生麦芽甘平，归脾胃经，消食化积作用较好，尤擅长“消化一切米、面、诸果食积”，主要用于促进淀粉性食物的消化。两味相须配伍，代茶饮，共奏消食化积之效。味道可口，老人、儿童均易于接受。

【使用注意】忌烟酒、辛辣、生冷、油腻的食物。不宜在服药期间同时服用滋补性中药。孕妇、哺乳期妇女不宜饮用。

应用

食积证。适用于伤食证，症见脘腹胀满，嗳腐吞酸，食后即吐，吐出不消化食物，气味酸腐，便溏等。亦可用于大病初愈，胃弱纳差之证。

神曲丁香茶《简易中医疗法》

【组成】神曲15 g，丁香1.5 g。

【制法用法】

❶ 上两药放茶杯中，沸水冲泡，代茶饮。

❷ 每日二次，可连服一周。

【功效】温中健脾，消食和胃。

【方解】本方所治之证为胃中虚寒、饮食停滞所致。治宜温中散寒，消食开胃。方中神曲为面粉或麸皮与辣蓼、苍耳、青蒿等药混合后经发酵而成的加工品，其甘温健脾开胃，辛以行散消食，还能“行脾胃滞气”，其炒焦后又具止泻功能，对食积腹泻，既可消食又可止泻。丁香辛温，归脾胃经，能温中祛寒，又善降逆止呕、止呃，为治胃寒呕吐、呃逆之要药。两者配伍温里祛寒，健胃消食，降逆止呃。

【使用注意】食积化热者不宜使用。

应用

胃寒食滞证。适用于脾胃虚寒，受纳运化失常之证，症见食少纳呆，胃脘饱胀、疼痛，呕吐呃逆，大便溏薄等。

二、健脾消食

健脾消食药膳是指具有补气健脾、消食化积作用，治疗脾虚食积证的药膳，适用于脾胃虚弱，运化乏力所致之食积。临床表现为纳少，脘腹胀满，食后尤甚，面色萎黄，少气懒言，大便稀溏等。本类药膳由补气健脾、消食化积之品组成，药食常选白术、山药、山楂、麦芽等，药膳方如健脾消食蛋羹、小儿七星茶、益脾饼等。

健脾消食蛋羹《临床验方集锦》

【组成】山药15 g，茯苓15 g，莲子15 g，山楂20 g，麦芽15 g，鸡内金30 g，槟郎 15 g，鸡蛋若干枚，食盐、酱油适量。

【制法用法】

❶ 除鸡蛋外，将所有食材打粉搅匀。

❷ 每次用 5 g，加鸡蛋 1 枚与之调匀，加水蒸熟，调入食盐、酱油即可。

❸ 一次食用，每日 1~2 次。

【功效】益气健脾，消食开胃。

【方解】本方所治之证为脾胃虚弱，运化乏力，食积内停所致。治宜补益脾气、消食开胃。方中茯苓甘淡平，归脾胃经，能健脾补虚，作用和缓，为健脾渗湿止泻之要药；莲子甘可补脾，涩能止泻，既可补益脾气，又能涩肠止泻；山药亦食亦药，既能补脾气，又能益脾阴，易于消化，可作为食品长期食用。三药合用既补益脾胃，又除湿止泻。山楂、麦芽、鸡内金可消食导滞，其中山楂擅长消乳食、肉食之积；麦芽擅长消谷面之积；鸡内金既消食积，又健运脾胃。槟郎辛散苦泄，善行胃肠之气，兼能缓泻通便而消积导滞。鸡蛋性味甘平，补脾和胃、养血安神、滋阴润燥。诸味合用，消补兼施，脾胃可健，食积得消。

【使用注意】血脂偏高之人忌服。

应用

脾胃虚弱，食积内停证。适用于脾胃虚弱、食积内停之不思饮食、脘腹胀满、嗳腐吞酸、大便溏薄等。亦可用于小儿疳积。

益脾饼《医学衷中参西录》

【组成】白术 30 g，鸡内金 15 g，干姜 6 g，红枣 250 g，面粉 500 g，食盐、菜油适量。

【制法用法】

❶ 将白术、干姜用纱布包成药包，扎紧，放入锅内，下红枣，加水 1000 mL，先用武火烧沸，后用文火熬煮 1 小时左右，除去药包，红枣去核，把枣肉搅拌成枣泥待用。

❷ 将鸡内金粉碎成细末，与面粉混和均匀，再将枣泥倒入，加盐适量，和成面团。

❸ 将面团分成若干个小团，做成薄饼，在锅内放入菜油，用文火烙熟即成。

❹ 空腹当点心食用。

❺ 每日两次，连食一个月。

【功效】温中祛寒，健脾消食。

【方解】本方所治之证为脾胃虚寒、运化乏力，饮食积滞生湿所致。干姜辛热，可入脾胃经，能温中祛寒，健运脾阳。白术甘苦温，归脾胃经，既能补气健脾，又能燥湿，有标本兼顾之效，被誉为“脾脏补气健脾第一要药”。大枣甘温，可入脾胃经，与白术相配，增强补脾益气之功。三药相配，温脾阳，补脾气，除脾湿。鸡内金甘涩，性平，能运脾磨谷，消化食积。综观全方，有温中祛寒、健脾消食之功，如张锡纯所言，用于“脾胃湿寒，饮食减少，长作泄泻，完谷不化”。

【使用注意】食积化热者不宜使用。

应用

脾胃虚寒，食积内停证。适用于脾胃虚寒、运化乏力，食积内停之证，症见饮食减少、食不消化、脘腹胀满、腹痛喜温、大便溏泄。

三、解酒醒醉

解酒醒醉药膳是指具有解酒作用，以治疗醉酒的药膳。适用于不胜酒力或饮酒过度，致胃失和降，酒毒上泛清窍所致的醉酒证。症见恶心呕吐，头痛头晕，燥热心烦等。解酒醒醉类药膳多由解酒毒、降胃气、祛湿热之药食组成，常选葛根、葛花、青梅、葱白等，药膳方如葛根枳椇子饮、神仙醒酒丹、橘味醒酒羹等。

葛根枳椇子饮《防醉解酒方 490 例》

【组成】葛根 20 g，葛花 10 g，枳椇子 15 g。

【制法用法】

❶ 将上三味煎两煎，兑服，共取汁 600~800 mL，于两小时内分 3~5 次饮用。

❷ 酒醉后，服一剂。

【功效】发表散邪，清热除烦，生津止渴。

【方解】本方所治为饮酒过度，湿热内蕴、热灼津伤所致。治宜发表散邪，清热除烦，生津止渴。方中葛花味甘，性凉，入足阳明胃经，有解酒醒脾之功效，善"解酒毒"(《本经逢原》)，葛花解酒醒脾，除可治疗偶然饮酒过度所致醉酒，还可用于酗酒所致酒毒内蕴之伤酒证。葛根甘辛凉，归脾胃经，亦善"解酒毒"。枳椇子甘平，归脾心经，有治醉酒、烦热、口渴、呕吐、二便不利之功效。诸味合用，共奏发散表邪、清热利湿、除烦止渴之功效。

【使用注意】根据饮酒者体质寒热，适当加减。

应用

酒毒冲逆，热灼津伤证。适用于饮酒过度后头昏头痛、烦渴、恶心呕吐、小便短涩等。亦可用于急性酒精中毒的辅助治疗。

神仙醒酒丹《寿世保元》

【组成】葛花 15 g，葛根粉 240 g，赤小豆花 60 g，绿豆花 60 g，白豆蔻 15 g，柿霜 120 g。

【制法用法】

❶ 上各味共为细末，用生藕汁为丸，如弹子大。

❷ 每日早、晚各一次。每次 1 丸，嚼而咽之。

【功效】清解酒毒，化湿行气，醒脾和中。

【方解】本方所治之证为饮酒过度，湿热阻滞，中焦脾胃升降失常所致，治宜解酒毒，利湿热，以升清降浊。方中葛花味甘，性凉，解酒醒脾。葛根甘辛凉，归脾胃经，亦善"解酒毒"。绿豆花善解酒毒，赤小豆花味辛平，能清热，止渴，醒酒，解毒。四药相配以解酒毒。白豆蔻味辛芬芳，能入脾胃经，可化湿浊，行滞气，和脾胃，配在方中，可治疗湿阻气滞及脾胃升降失常。柿霜、藕汁清热生津。诸味合用，共奏清解酒毒、利湿和中之功效。

【使用注意】醉酒严重，不能自行服食药丸者可用水化服，经鼻饲给药。

应用

湿热阻滞证。适用于饮酒过多所致之证，症见头晕头痛，嗳气吞酸，不思饮食，口燥咽干，小便短赤等。

橘味醒酒羹《滋补保健药膳食谱》

【组成】糖水橘子 250 g，糖水莲子 250 g，红枣 50 g，青梅 25 g，白糖 300 g，白醋 30 g，糖桂花 5 g。

【制法用法】

❶ 红枣洗净，取出枣核，青梅切丁，一并放入小碗内，加水蒸熟。

❷ 糖水橘子、莲子放入锅中，加入蒸熟的红枣、青梅、白糖、白醋、桂花、适量清水，煮开即成。放凉后食用。

❸ 频频食用，醉酒后连服三天。

【功效】清解酒毒，和胃降逆。

【方解】本方所治之证为饮酒过度，湿热积聚，运化失常，胃气上逆所致。方中橘子开胃理气，止渴润肺，《医林纂要》谓其能“除烦，醒酒”；莲子、红枣益气健脾止泻；青梅生津止渴；桂花香味浓烈，能行气散郁；白糖、白醋为民间常用的解酒用品。此羹食材为日常果品，味道酸甜可口，清香怡人，酒后频食，能清解酒毒，和胃降逆，生津止渴，是解酒和胃之良方。

【使用注意】本药膳方解酒之力较弱，主要用于醉酒醒后湿热积聚，胃气上逆症状的辅助治疗。

应用

湿热积聚，胃气上逆证。适用于醉酒所致湿热中阻，运化失常之证，症见嗳气呕逆、吞酸嘈杂、不思饮食、烦热口渴等。

第九节　理气类

凡以理气类食物和药物为主组成，具有行气或降气作用，以治疗气滞或气逆病证的药膳，称为理气类药膳。

气病的范围非常广泛，如《素问·举痛论》中说：“百病生于气也。”气病主要包括三个方面：气虚、气滞、气逆。气虚证的治法与药膳在“补益类”药膳中详细介绍，本章主要介绍气滞证与气逆证的治法及药膳。气滞是指由于各种原因所致的气机不畅、郁滞不通的病证，以肝气郁滞和脾胃气滞为主，以行气以为治。气逆是指气的上升太过或下降不及的病证，其中又以肺气上逆、胃气上逆为多见，以降气以为治。故理气类药膳一般分为行气和降气两类。“逸者行之”“结者散之”“高者抑之”（《素问·至真要大论》），“木郁达之”（《素问·六元正纪大论》）等理论，是本类药膳的立法依据。理气类药膳以橘皮、青皮、枳实、木香、砂仁、乌药、川楝子、郁金、柿蒂、玫瑰花、月季花、金橘、橙子、柚子、生姜、荞麦等药、食最为常用，代表药膳方如姜橘饮、五香酒料、二花调经茶等。

应用本类药膳需注意以下几个方面：气滞证与气逆证有虚实之分，虚证在补益类药膳中学习，本类药膳主治实证，不宜于虚证，勿犯虚虚实实之戒；若气滞、气逆兼气虚者，可在行气、降气药膳中加入补气的药、食；若气滞、气逆相兼并见者，治疗时应注意辨清轻重主次，选用适当的药膳，并调整药膳中行气与降气药、食的比重；理气类药膳多辛香温燥，易伤津耗气，应适可而止，勿过量服食；气滞兼阴虚者及孕妇亦应慎用。

一、行气

行气药膳是指具有调畅气机作用，治疗气机郁滞证的药膳。气滞证以脾胃气滞和肝气郁滞多见。脾胃气滞常以脘腹胀满、嗳气吞酸、呕恶食少、大便失常等为主要临床表现，治宜行气和中。肝气郁滞常以胸胁胀痛、情志不舒，或疝气痛，或痛经，或月经不调等为主要临床表现，治宜疏肝解郁。本类药膳多由行气调中、疏肝理气、解郁散结之品组成，药食常选橘皮、木香、砂仁、小茴香等，药膳方如姜橘饮、五香酒料等。

姜橘饮《家庭食疗手册》

【组成】生姜 30 g，陈皮 15 g。

【制法用法】

❶ 陈皮、生姜水煎取汁。

❷ 每日一剂，分三次，饭前温饮。连服一周。

【功效】理气健脾，除满消胀，燥湿化痰。

【方解】本方所治为痰湿阻滞或脾胃虚弱所致，治宜理气消胀，燥湿化痰。方中陈皮辛苦温，入肺、脾二经，长于行脾胃之气，作用温和，凡脾胃气滞之证皆可选用。又因其能降逆止呕，燥湿健脾，故治脾胃气滞而兼呕恶者，以及湿阻气滞者尤宜。生姜辛温，能入脾胃经，有降逆止呕之功效，素有“呕家圣药”之称。因其为温胃之品，对胃寒呕吐最为适宜。两者配伍，共奏理气健脾、燥湿化痰、消胀止呕之功效，因两药均药性偏温，故对脾胃气滞偏寒者尤为适宜。

【使用注意】阴虚者慎用。

应用

脾胃气滞证。适用于痰湿阻滞或脾胃虚弱运化乏力致中焦脾胃气滞，症见脘腹胀满，不思饮食，食不消化，或食后腹胀，口淡无味等。

二花调经茶《民间验方》

【组成】玫瑰花、月季花各 9 g（鲜品均用 18 g），红茶 3 g。

【制法用法】

❶ 上三味研为粗末，置有盖的杯中，以沸水泡闷 10 分钟后，不拘时温服。

❷ 每日 1 剂，连服数日。

❸ 本方于经前 3~5 日饮用，疗效更佳。

【功效】活血祛瘀，理气止痛。

【方解】本方所治之证为气滞血瘀，血行不畅所致之月经不调及痛经。治宜活血祛瘀，行气止痛。玫瑰花甘微苦，温，入肝经，芳香疏泄，既能行气解郁，又能和血散瘀止痛，常用于治疗肝郁气滞、月经不调、经前乳房胀痛等证。月季花气味芳香浓郁，甘温，主归肝经，具平和的活血解郁、调经止痛作用，可用于血气瘀滞之月经不调、闭经、痛经等证。玫瑰花长于理气开郁，月季花长于活血调经。本方合二花功能之长，治疗气滞血瘀之月经不调，疗效颇佳。红茶性温，可散寒除湿、行气解郁。如患者平素不喜茶，单用二花泡饮，亦可。

【使用注意】本品平素经血量多者慎用。

应用

气滞血瘀证。适用于气滞血瘀之月经不调，症见月经或先期，或后期，或先后不定期，经行量少，色黯或夹较多血块，精神抑郁，胸胁乳房胀痛，纳食减少者。还可用于治疗气滞血瘀型痛经。

二、降气

降气药膳是指具有降逆下气作用，以治疗胃气上逆证的药膳。胃气上逆以嗳气、恶心、呕吐等为主要临床表现，治宜和胃降逆。本类药膳多由和胃降逆之品组成，药食常选竹茹、芦根、丁香等，药膳方如良姜鸡肉炒饭、竹茹芦根茶等。

良姜鸡肉炒饭《中国食疗大全》

【组成】高良姜 6 g，草果 6 g，陈皮 3 g，鸡肉 150 g，粳米饭 150 g，葱花、食盐、料酒各适量。

【制法用法】

❶ 高良姜、草果、陈皮洗净，加水煎取浓汁 50 mL，鸡肉切片。

❷ 起油锅，放入鸡肉片，加入料酒、葱花煸炒片刻，再加入米饭，加食盐及药汁再炒片刻即成。

❸ 每日一次，可连食三天。

【功效】散寒止痛，行气燥湿，降逆止呕。

【方解】本方所治之证，为寒湿中阻所致。治宜散寒止痛，行气燥湿，降逆止呕。方中高良姜辛热，归脾胃经，能散寒止痛，为治胃寒脘腹冷痛的常用药，其尚能温胃散寒，和胃止呕。草果辛温燥烈，气浓味厚，亦归脾胃经，有较强的燥湿、温中之力，“为脾胃寒湿主药”。陈皮长于行脾胃之气，作用温和，凡脾胃气滞皆可选用。又可降逆止呕，燥湿健脾，治疗脾胃气滞而呕恶者及湿阻气滞者尤为适宜。葱花辛温，能入胃经，能宣通阳气，治疗寒凝腹痛。上四味皆为辛散温通之品，且辛香燥烈，同入脾胃二经，相辅相成，共奏散寒止痛、燥湿理气、降逆止呕之功。鸡肉性味甘温，入脾胃经，能温中益气。粳米甘平，入脾胃经，能补中益气，健脾和胃。因此，全方对于体质虚弱、寒湿中阻、脾胃气滞或气机上逆之证尤为适宜。

【使用注意】本方性偏温燥，故阴虚或胃热者不宜使用。

应用

寒湿中阻证。用于寒湿中阻所致之脘腹冷痛、胀满、嗳气、呃逆、恶心呕吐等症。

竹茹芦根茶《备急千金要方》

【组成】竹茹、芦根各 30 g，生姜 3 片。

【制法用法】

❶ 三味药水煎，代茶饮。

❷ 每日 1 剂，频频饮用。

【功效】清热益胃，降逆止呃。

【方解】本方所治之证为胃热逆气上冲、胃失和降所致，治宜清热益胃，降逆止呃。竹茹甘而微寒，能清热降逆止呕，为治胃热呕逆之要药。芦根甘寒，归肺胃经，既清泄胃热，又生津止渴，和胃止呕，与竹茹同伍，相辅相成，共奏清热生津、止呕除烦之功。生姜止呕功良，素有“呕家圣药”之称，随证配伍，可治疗多种呕吐。三药相伍，清热益胃，降逆止呃，以治胃气上逆证。又因其药性和平，妊娠呕吐亦可用之。

【使用注意】胃虚或寒湿伤胃，舌苔白腻者忌用。

应用

胃气上逆证。适用于胃火上逆引起的呕吐、呃逆，症见呕声洪亮，冲逆而出，口臭，烦渴及热病后呕逆等。亦可用于妊娠呕吐见上症者。

第十节　理血类

凡以活血、止血等理血类药食为主制成，具有活血化瘀、和血止血等作用，用以预防和治疗血瘀、出血等证的药膳，统称为理血类药膳。

血是营养人体的重要物质，在正常生理情况下，周流不息地循行于脉中，以灌溉五脏六腑，濡养四肢百骸。在病理情况下，受致病因素的影响，出现血虚不能濡养的血虚证，血行不畅、瘀血内停的瘀血证，或离经妄行导致出血证，其中血虚证的治疗药膳归在补益类药膳中，而瘀血证和出血证均可用理血类药膳辅助治疗。

血瘀证治当活血化瘀，出血证治当止血，故理血类药膳主要分为活血化瘀和止血两类。

血瘀证和出血证病因病机多较复杂，既有寒热虚实之分，又有标本轻重缓急之别，故在应用本类药膳时，当分清标本缓急，急则治其标，缓则治其本，或标本兼顾。当血瘀重证或大量出血时，本类药膳只可作为辅助治疗或善后调理措施，治疗应以药物为主。

一、活血化瘀

活血化瘀类药膳具有畅通血行、消散瘀血等作用，主要适用于各类血瘀证。血瘀证临床表现以痛如针刺而有定处为特点，临床常见于瘀血内停之胸胁疼痛，瘀阻经脉之半身不遂，瘀积包块，外伤瘀血肿痛，痹证之血行不畅，痛经、闭经属瘀血阻滞所致者，以及产后血瘀腹痛、恶露不行等。此类药膳方的配伍，以活血化瘀类药食为主，适当配以理气之品，因气能行血；正虚有瘀者也可配合补气养血之药食，使邪祛而正不伤。常用药食有三七、当归、红花、益母草、玫瑰花、丹参、桃花、桃仁等。药膳方有三七蒸鸡、红花当归酒、地龙桃花饼、桃仁粥等。活血化瘀类药膳性多破泄，月经量多者及孕妇当慎用。

三七蒸鸡《延年益寿妙方》

【组成】母鸡 1500 g，三七 20 g，黄酒、生姜、葱、食盐适量。

【制法用法】

❶ 鸡宰杀后褪毛，剁去爪，剖腹去内脏，冲洗干净，剁成长方形的小块（约 2~3 cm）。

❷ 用三七的一半研末备用，另一半上笼蒸软后，切成薄片；生姜、葱洗净，姜切成大片，葱切成小节，备用。

❸ 将三七片放于盛鸡肉的蒸碗内，将生姜、葱摆在三七片上，再加入清汤、黄酒、食盐，上笼蒸约 2 小时。

❹ 出笼后去葱、姜，并将余下三七粉撒入蒸碗的汤中即成。

❺ 吃肉喝汤，佐餐时随量服用。

❻ 每日一次，可适当服食较长时间。

【功效】散瘀定痛，益气养血。

【方解】本方所治为血行不畅所致，治宜补益气血，活血化瘀。方中母鸡性味甘温，归脾胃经，能温中，益气，补精，填髓。治虚劳羸瘦，中虚胃呆食少，崩漏，带下，产后乳少，病后虚弱。三七味甘性温，入肝经血分，能活血化瘀而消肿定痛，为治瘀血诸证之佳品，前人誉为金疮杖疮之圣药。凡跌打损伤，瘀血肿痛，或筋骨折伤等，均为首选药物。三七功善止血，又能化瘀，有止血不留瘀、化瘀不伤正的特点，诚为止血之良药。对人体内外各种出血，无论有无瘀滞，均可应用，尤以有瘀滞者为宜。三七又兼补益强壮之作用，与母鸡搭配食用，补而不滞，能散瘀定痛，益气养血，以治疗血瘀证；对因气血不足而引起的身体虚弱，面色萎黄、苍白等症，亦具有较好的补益作用。

【使用注意】佐餐随量食用。孕妇忌服。

应用

血瘀证。主治产后、经期、跌打损伤、出血等所致瘀血证，症见产后恶露不行，崩漏；跌打损伤所致之瘀血疼痛，胸痛，痛有定处，痛如针刺，日久不愈者。亦可用于血虚面色萎黄、年老久病体弱的辅助治疗。

红花当归酒《中药制剂汇编》

【组成】红花 100 g，当归 50 g，赤芍 50 g，桂皮 50 g，40% 食用酒精适量。

【制法用法】

❶ 将上药干燥制成粗粉，用纱布袋包好。

❷ 40% 食用酒精 1000 mL 浸泡 10~15 天，过滤。

❸ 再加入适量 40% 食用酒精，继续浸药渣 3~5 天，过滤，两次滤液兑一起，添加酒精至 1000 mL，即得。

❹ 每日 3~4 次，每服 10~20 mL，将酒温热空腹服用，亦可外用涂擦跌打扭伤未破之患处。

【功效】活血祛瘀，温经通络。

【方解】本方所治之血瘀证，为寒凝经络，瘀血阻滞，治宜活血祛瘀，温经通络。方中红花辛散温通，为活血调经止痛要药，是妇产科血瘀病证的常用药，用于治疗血滞经闭、痛经、产后瘀滞腹痛。红花还能通过活血祛瘀而达消癥、通畅血脉、消肿止痛之效，用于治疗癥瘕积聚、跌打损伤。当归甘辛温，归心肝经，能补血活血，又能止痛，善于调经，为妇科调经要药，用于治疗月经不调、经闭、痛经。赤芍苦、辛，微寒，归肝经，有较强的活血化瘀作用，且长于散瘀止痛，凡肝郁血滞之胁痛、经闭痛经、跌打瘀痛均可使用。三药相配，活血止痛之力大增，以治疗各种瘀血疼痛证。桂皮辛甘大热，纯阳燥烈，善温暖中、下二焦，入血分，与活血药相配而温经散寒，活血止痛；与当归配又能鼓舞气血生长，使活血化瘀而不伤血。诸药相配以治血滞经闭、痛经、癥瘕腹痛、跌打损伤等。

【使用注意】本品性偏温热，阴虚火旺者不宜服用，孕妇慎用。不胜酒力者可将药料加适量黄酒，水煎内服；外用也可水煎熏洗。

应用

血瘀证。适用于瘀血经闭腹痛、跌打扭伤等。

桃仁粥《太平圣惠方》

【组成】桃仁 21 枚（去皮尖），生地黄 30 g，桂心 3 g（研末），粳米 100 g

（细研），生姜 3 g，米酒 180 mL。

【制法用法】

❶ 先将生地黄，桃仁，生姜三味加米酒 180 mL 共研，去渣留取汁液备用。

❷ 以粳米煮粥，再下桃仁等汁，煮令熟，调入桂心末即可。

❸ 每日一剂，空腹热食。5~7 天为 1 个疗程。

【功效】温经散寒，化瘀止痛。

【方解】本方所治为寒凝血脉瘀阻之疼痛，治宜温经散寒，活血止痛。方中桃仁味甘、苦，性平，能破血行瘀，又以生新血，为治疗瘀血之经闭、痛经、产后腹痛、癥瘕、胸腹刺痛之专药。生地黄甘苦，活血通经。《药性论》提出其能“补虚损，温中下气，通血脉，治产后腹痛，主吐血不止”。两药相配活血通经、化瘀止痛之力更强。桂心辛热，能入血分，对寒凝血脉之瘀阻疼痛，能助阳散寒，通脉止痛。生姜辛散温通，能助桂心温经散寒。四味配伍，共奏温阳散寒、化瘀止痛之功效。粳米性味甘平，可以通过补脾胃后天之本，助生化气血，使祛邪而不伤正。

【使用注意】热结血瘀证可去桂心。本方以祛邪为主，不宜久服。因桃仁和生地黄均能通便，便溏者慎用。

应用

寒凝血瘀证。适用于寒凝血瘀之癥瘕、痛经、产后腹痛、关节痹痛等。

二、止血

止血类药膳是指具有制止体内外出血作用，用于辅助治疗各类出血证的药膳。出血类病证根据病变部位主要有衄血、吐血、咳血、尿血、崩漏、便血、紫癜及跌打损伤出血。对血热妄行者，宜凉血止血；瘀滞出血者，宜化瘀止血，并配理气之品；脾不统血者，应益气健脾摄血；阳虚不摄血者，宜温阳止血；病久兼血虚者，应用益气养血止血之品。上述各种出血证，均应酌情配合收敛止血类药食。此外，使用止血类药膳时，对出血兼有瘀滞者，应适当配伍活血化瘀之品，以防血止留瘀。常用药食有藕汁、白茅根、阿胶、艾叶、花生衣、黑木耳、苎麻根等；药膳方有旱莲草粳米粥、花生衣红枣汁、莲花茶等。

糯米阿胶粥《食医心鉴》

【组成】阿胶 30 g，糯米 60 g，红糖少许。

【制法用法】

❶ 把阿胶捣碎，备用。

❷ 糯米洗净，煮粥，待粥将煮熟时，放入备好的阿胶，边煮边搅匀，稍煮二三沸，放入红糖搅匀即可。

❸ 每日分 2 次趁热空腹服食，3 日为 1 个疗程，间断服用。

【功效】滋阴润燥，养血止血。

【方解】本方所治之证为血虚燥热所致。治宜滋阴润燥，养血止血，安胎。方中阿胶味甘，性平，为补血药要，止血良药，能补血，止血，滋阴，润肺，以治疗血虚燥热所致之出血。糯米能补中益气，安胎，使气血生化有源，助阿胶补养阴血之效。红糖补中，益气，养血。三味相伍，共奏滋阴润燥、养血止血、安胎之功效。

【使用注意】本粥应间断服用，连续服食容易生湿，导致胸满气闷。脾胃虚弱、阳气不足者不宜多食。

应用

血虚燥热出血证。适用于血虚之虚劳咳嗽、咯血、衄血、吐血、便血等。亦可用于血虚之妇女月经不调、漏下不止、胎动不安证的辅助治疗。

花生衣红枣汁《家庭食疗手册》

【组成】花生米 60 g，干红枣 30 g，红糖适量。

【制法用法】

❶ 将花生米用温水泡半小时，取皮。

❷ 干红枣洗净后温水泡发，与花生衣一同放入锅内，倒入泡过花生米的水，再加适量清水，小火煮半小时，捞出花生衣，加适量红糖即成，饮汁，吃枣。

❸ 每日一剂，分三次服食，可较长时间服食。

【功效】补气养血，收敛止血。

【方解】本方所治之证为气虚失于固摄所致。治宜补气养血，收敛止血。方中花生衣味甘微苦、涩，性平，归肺、脾、肝经，善收敛止血，用于内、外各种出血证的治疗，在古方中极少有花生衣与花生分开，但在民间常作为止血之品使用，且止血不留瘀，兼有化瘀生新之效。红枣味甘性温，归脾胃经，有补中益气、养血安神的功效。红糖甘温，能补益中焦，养血化瘀。三者配伍，益气生血，收敛止血，既针对出血之证以止血，又针对出血之因以益气生血以治本，但药力和缓，只可作为各种出血证的辅助治疗，还要以药剂治疗为主。

【使用注意】内热、痰湿者不宜久服。

应用

气不摄血证。适用于病后及产后气虚不摄之出血证及血虚证，症见面色萎黄，语声低微，气短乏力，各种出血。还可用于血小板减少性紫癜、再生障碍性贫血、先天性遗传性毛细血管扩张出血症、血友病、类血友病等导致的出血的辅助治疗。

莲花茶《云林堂饮食制度集》

【组成】莲花 6 g，绿茶 3 g。

【制法用法】

❶ 取 7 月含苞待放的莲花大花花蕾或初开之花朵，阴干，和茶叶共为细末。

❷ 用滤纸包装成袋泡茶，或取莲花与茶一起开水冲泡。

❸ 每日一剂。

【功效】清心凉血，止血活血。

【方解】本方所治之证为血热迫血妄行所致。治宜清心凉血，止血活血。方中莲花甘苦，性平，入心、肝二经，能活血止血，治跌损呕血。绿茶甘苦性凉，入心、肺、胃经，可清头目，除烦渴，利尿，解毒。两者配伍，共奏清心凉血、活血止血、利尿解毒之功效。

【使用注意】脾胃虚寒之人、失眠之人慎服。

应用

血热出血证。适用于血热所致之出血证，症见心烦、呕血、咯血、月经过多、尿赤等。

第十一节　安神类

凡以滋养安神，或重镇安神药食为主制作而成，具有安神作用，以预防和治疗神志不安的药膳，均属于安神类药膳。

安神类药膳主要分为养心安神类和重镇安神类。养心安神类药膳适用于偏于虚证的心神不安病证。此类病证常因忧思太过，耗伤心肝阴血，心神失养或虚火内扰神明所致，常表现为心悸、健忘、失眠等症，治疗以宁心安神为主，常配养血、滋阴之品。此类药膳作用缓和，易于久服。重镇安神类适用于实证为主的心神不安病证。此类病证常因痰热扰心，或外受惊恐，或肝郁化火，内扰心神所致，常表现为惊恐不已、喜怒无常、烦躁不宁等症，治疗多以重镇安神为主，常配清热、化痰之品。此类多由金石药物与食物配伍而成，具有一定的毒副作用，不宜久服。

百合粥《本草纲目》

【组成】百合 30 g（或干百合粉 20 g），糯米 50 g，冰糖适量。

【制法用法】

❶ 将百合剥皮、去须洗净，切碎（或干百合粉 20 g），与洗净的糯米同入砂锅中，加水适量，煮至米烂汤稠，加入冰糖即成。

❷ 温热服。

【功效】宁心安神，润肺止咳。

【方解】本方所治之证，为余热扰心，或肺燥所致，治宜宁心安神，润肺止咳。方中百合甘平质润，入心肺二经，具有养心安神、滋阴清热、润肺止咳之效，为治疗虚烦不眠、心神不宁、低热不退、久咳之要药。《日华子本草》记载，本品可“安心、定胆、益智、养五脏”，故为本方之主料。糯米甘平，可益气解毒，定心神，除烦渴，适用于各种慢性虚证及热病伤津、心悸、烦热等症。二者相伍，共奏养心润肺之功。适于热病后期余热未清所致的精神恍惚，心神不安，以及绝经前后诸症等的辅助治疗和调养，亦可用于中老年人的日常保健。

【使用注意】糯米黏滞难化，故中气壅滞、脾失健运者不宜服。

应用

余热扰心，或肺燥证。用于热病后期余热未清引起的精神恍惚，心神不安，以及绝经前后诸症等；亦可用于肺燥引起的咳嗽、痰中带血等。

甘麦大枣汤《金匮要略》

【组成】甘草 20 g，小麦 100 g，大枣 10 枚。

【制法用法】

❶ 将甘草放入砂锅内，加清水 500 g，大火烧开，小火煎至剩 200 g，去渣，取汁，备用。

❷ 将大枣洗净，去杂质，同洗净的小麦一起放入锅内，加水适量，用慢火煮至麦熟时，加入甘草汁，再煮沸。

❸ 空腹温热服。

【功效】养心安神，和中缓急。

【方解】本方所治之证，为心失所养，神不守舍所致，治宜养心安神。方中首选甘草，甘缓养心以缓急；辅以小麦，微寒以养心宁神；大枣甘温，可补益脾气，养血安神，缓肝急并治心虚。三味相伍，具有甘缓滋补，宁心安神，柔肝缓急之效。

【使用注意】本品有助湿生热之弊，故伴有湿盛脘腹胀满，以及痰热咳嗽者忌服。

应用

心神失养证。适应于心虚、肝郁引起的心神不宁、精神恍惚、失眠等。

龙眼纸包鸡《中国药膳》

【组成】嫩鸡肉 400 g，龙眼肉 20 g，胡桃肉 100 g，鸡蛋 2 个，芫荽 100 g，火腿 20 g，生姜 5 g，葱白 20 g，食盐 6 g，砂糖 6 g，胡椒粉 3 g，淀粉 25 g，麻油 5 g，花生油 1500 g（实耗 100 g）。

【制法用法】

❶ 胡桃肉去皮后入油锅炸熟，切成细粒；龙眼肉切成粒，待用。

❷ 鸡肉切成片，用食盐、胡椒粉调拌腌渍，再用淀粉加清水调湿后与蛋清调成糊。

❸ 取玻璃纸摊平，鸡肉片上浆后摆在纸上，加上少许芫荽、生姜、葱白、火腿、胡桃仁、龙眼肉，然后折成长方形纸包。

❹ 炒锅置火上，入花生油，加热至六成熟时，把包好的鸡肉下锅炸熟，捞出装盘即成。

❺ 作菜肴食用。

【功效】养心安神，健脾益气。

【方解】本方所治心悸、失眠、健忘等，由心脾两虚所致。思虑过度，劳伤心脾，心血暗耗，心失所养，故见惊悸怔忡、健忘不寐等症。治宜养心安神，益气补血。方中龙眼肉甘温，归心脾经，可“益血安神”（《滇南本草》），补心脾而不滋腻，益气血而不壅滞，是治疗心脾两虚引起的心悸、失眠、健忘之良药，《神农本草经》称：“主安志，厌食，久服强魂魄，聪明。”胡桃肉味甘性温，可益血补髓，强筋壮骨。鸡肉、鸡蛋甘温，可补中益气，为补气养血之佳品。为防峻补之壅滞，再配以芫荽，既能调菜肴之味，又能消食以行郁滞之气。本方配料合理，甘温补益而不滞，既为养心健脾、补血益气之良药，又为养生佳肴。

【使用注意】本品肥甘，素体肥满、湿热内蕴者慎用。

应用

心脾气血两虚证。适用于心血虚、脾气虚引起的心悸、失眠、健忘、病后体虚、食少乏力、眩晕、面色无华等症。

第十二节　平肝潜阳类

凡以平肝潜阳或息风药食为主组成，具有平肝潜阳或平肝息风作用，用于治疗肝阳上亢或肝风内动病证的药膳，谓之平肝潜阳类药膳。

本类药膳具有滋阴潜阳、祛风止痉、平肝疏郁、通络安神等功效，能抑亢盛之阳，降有余之火，滋肝肾之阴。适用于因忧思恼怒过极，或过食肥甘醇酒，或房事劳倦过度，以致肝肾阴亏，肝阳上逆，甚则内风旋动，气血逆乱，上涌于头所致的虚风内动之证。临床常表现为头痛、头晕、目胀耳鸣、面红目赤、急躁易怒、失眠多梦、抽搐痉挛等症。

平肝潜阳类药膳大多属寒凉之性，只宜肝火上炎、肝阳上亢之患者，若因血虚、气虚、痰湿所致的头痛、头晕或脾胃虚寒，大便溏泄者则不宜食用。

芹菜肉丝《中医饮食疗法》

【组成】芹菜 500 g，瘦猪肉 100 g，食盐 5 g，酱油 5 g，芝麻油 30 g，葱丝 5 g，湿淀粉、姜丝适量。

【制法用法】

❶ 将芹菜去叶，削去老根，洗净，切成寸许长的段，放沸水中略焯，捞出用凉水过凉，沥干备用。

❷ 瘦猪肉洗净，切为细丝，加入少许湿淀粉、酱油、芝麻油拌匀腌制备用。

❸ 炒锅置旺火上，注入芝麻油，烧热后放入葱丝、姜丝、肉丝煸炒。

❹ 待肉丝炒熟加入芹菜、食盐，翻炒均匀，出锅即成。

❺ 作菜肴食用。

【功效】清热平肝，利湿降火，芳香健胃。

【方解】本方所治之证，为阳亢火盛所致，治宜清热平肝。方中芹菜有水、旱两种，旱芹香气浓烈，平肝清热作用胜于水芹，入药多用，又称药芹、香芹。其性凉，味甘苦，入肝、胃经，功擅养阴平肝，清利头目，芳香健胃。《本草推陈》谓之“治肝阳头痛，面红目赤，头重脚轻，步行飘摇等症”，故用为主料。瘦猪肉为滋补之佳品，入脾、胃、肾经，《本草逢源》即有“精者补肝益血”之语，故猪肉以瘦者为佳。芹菜、瘦猪肉二者配伍，荤素结合，补而不腻，既能入肝清热息风，又能滋阴润燥养血。而且气香味美，清淡不浓，既是营养丰富的可口食物，又有平肝健胃的药用价值，是肝阳上亢、肝火上炎患者的合适膳食。

【使用注意】芹菜性凉，脾胃虚寒、大便溏薄者不宜常食。

应用

肝火亢盛证。适用于肝阳上亢、肝火上炎所致的头晕头痛、目眩耳鸣、心悸失眠、口苦目赤、心烦欲饮、肢体麻木、痉挛抽搐、小便不利等症。

菊花绿茶饮《药膳食谱集锦》

【组成】菊花 3 g，槐花 3 g，绿茶 3 g。

【制法用法】

❶ 将以上三者放入瓷杯中，用沸水冲泡，密闭浸泡 5~10 分钟。

❷ 每日 1 剂，频饮数次。

【功效】平肝清热，明目止痛。

【方解】本方所治之证，为肝阳、肝火所致。治宜平肝清热。方中菊花性味辛甘微苦，入肺、肝、胃经，甘而不腻，苦而不燥，可升可降，升则宣扬疏泄而达于巅顶，清头目，止疼痛；降则收摄虚阳而归于肝肾，抑木气，潜肝阳，故具清肝火、息内风之能。《药性论》称其“治头目风热，风旋倒地，脑骨疼痛”，《本草正义》则指出菊花的独到之处：“凡花皆主宣扬疏泄，独菊花则摄纳下降，能平肝火，熄内风，抑木气之横逆。”为历代治疗肝阳上亢、肝火上炎之要药，故本膳以之为主。槐花味苦微寒，入肝、大肠经，其体轻气薄，性主下行，善清上泄下，以清泻肝经实火，凉血坚阴见长，为泻火凉血之佳品，《本草求真》称其“为凉血要药”。槐花与清肝息风明目的菊花配伍，特别适宜于肝火、肝阳上逆的头晕头痛患者。绿茶性凉味甘苦，上可清头目，中能消食滞，下则利二便。方中三味皆为平肝、清肝、清利头目之佳品，相须为用，平肝潜阳之力亦强，便于长期服用，为平肝、清肝之药膳良方。

【使用注意】本方味苦性寒，脾胃虚寒、食少腹胀、大便溏薄者慎用。

应用

肝阳上亢证。适用于肝阳上亢所致的头痛目胀、眩晕耳鸣、心中烦热、口苦易怒、小便短黄等症；对温病初起或疔痈火毒亦有良好作用。

天麻汆鱼片《常用特色药膳技术指南（第一批）》

【组成】鳜鱼400 g，天麻15 g，豆苗50 g，鸡蛋250 g，纯牛奶750 g，食盐、鸡粉、胡椒粉、生粉、花雕酒、葱白、生姜各适量。

【制法用法】

❶ 鳜鱼宰杀好，从背上入刀取下鱼肉，剔下鱼皮后，放水中浸泡洗净血水，片成大薄片，用葱白、生姜、花雕酒、食盐腌渍入味。

❷ 鸡蛋去蛋黄留蛋清，加入生粉打成蛋清糊，放入腌好的鱼片抓匀。

❸ 天麻清水发透，切成薄片飞水。

❹ 锅内放入奶汤烧开后，放入天麻片煮10分钟，加食盐、鸡粉、胡椒粉调好口味，放入浆好的鱼片，小火炖至鱼肉成熟后，撒入豆苗即可。

❺ 食鱼饮汤。

【功效】息风定眩。

【方解】本方所治之证，为肝阳偏亢所致。治宜平肝息风定眩。方中天麻古有"定风草"之名，又因其性平味甘，专入肝经，故凡肝阳上亢、肝火上炎、肝风内动之证，不论寒热虚实，均可选用，为虚风内动、痉挛风痫最为多用的药物。《本草汇言》即谓其："主头风，头痛，头晕虚旋，癫痫强痉，四肢挛急，语言不顺，一切中风、风痰。"《本草纲目》誉之为"治风之神药"，故前人有"眼黑头眩，虚风内作，非天麻不能治"之说。鳜鱼味甘性平，归脾、胃经。有"鱼中上品"之称，可补气养血，益脾胃。上两味相配，对于肝阳、肝风之眩晕、头痛、手足麻木者可谓药膳良方。

【使用注意】儿童、孕妇禁用；热痹见关节肿痛如灼、痛处发热、窜痛者禁用；哮喘、咯血者慎用；寒湿盛者慎用。

应用

肝阳偏亢，肝风上扰证。适用于肝阳偏亢所致的头晕头痛、肢体拘挛、手足麻木、腰腿酸痛者。

第十三节　固涩类

凡以固涩药食为主组成，具有收敛固涩作用，用以治疗气、血、精、津液耗散或滑脱之证的药膳称为固涩类药膳。此类药膳具有补益肝肾、敛肺健脾、固表敛汗、涩精缩尿、祛湿止带、涩肠固脱等作用。适用于因肺、脾、肾亏虚所致的自汗盗汗、喘咳不宁、泻痢脱肛、遗精遗尿、胎动滑胎、崩漏带下等滑脱之证。因此，本类药膳根据其不同作用，分为固表止汗、固肠止泻、涩精止遗、固崩止带四类。

固涩类药膳法在补虚固涩，标本兼治，但其作用较为缓和，只宜气、血、精、津液的耗散或滑脱。若表证未解，热病多汗，泻痢初起，火扰精泄，湿热溺带等当忌用，否则有“闭门留寇”之弊。

一、固表止汗

浮小麦饮《卫生宝鉴》

【组成】浮小麦 15~30 g，红枣 10 g。

【制法用法】

❶ 将浮小麦、红枣洗净放入砂锅内，加水适量，煎汤频饮。

❷ 亦可将浮小麦炒香，研为细末。

❸ 每次 2~3 g，每日 2~3 次，枣汤或米饮送服。

【功效】固表止汗，养血安神。

【方解】本方主治证为卫气不足，心阴亏损所致，治宜益气敛阴止汗。方中浮小麦味甘性凉，主入心经，气味俱薄，轻浮善敛，益心气，敛心液，善敛虚汗。气虚自汗者，用之可益气固表，卫气充则肌表固密，自汗可止；阴虚盗汗者，用之能除热敛阴，心液内守，盗汗自除。故凡属虚汗之证，不论气虚自汗、阴虚盗汗均甚相宜，为本膳主药。配补脾益气、养血安神之红枣，更增浮小麦益气固表之效，且能补脾生血助已耗之阴，对虚汗证达到标本兼治的目的。本方清甜可口，适于长期饮用，对于气虚、阴虚或气阴两虚所致的一切虚汗证，皆有良效。

【使用注意】本方益气滋阴，善敛虚汗，但作用较为缓和，故虚脱重证不宜使用，否则病重药轻，无济于事。

应用

表虚不固之自汗、盗汗证。对于卫气不足，肌表不固，或心阴亏损，心液外泄所致的自汗、盗汗之证有良好的疗效。

黄芪米粥《冷庐医话》

【组成】黄芪 20 g，粳米 50 g。

【制法用法】

❶ 取黄芪加水 200 mL，煎至 100 mL，去渣留汁。

❷ 加入粳米，再加水 300 mL，煮至米熟汤稠为度。

❸ 食时可加红糖少许，每日早晚温热各服一顿，7~10 天为 1 个疗程。

【功效】益气健脾，固表止汗，利水消肿。

【方解】本方所治之证，为表虚不固或脾阳不足所致，治宜益气固表，温运脾阳。方中黄芪甘温，功在脾肺，又善补气固表以止汗，温运阳气，以利水消肿，与甘平之粳米为粥，增强益气健脾、扶正祛邪之功。全方益气补中，固表止汗，温运脾阳，利水退肿。

【使用注意】凡感冒发热期间或阴虚火旺者，不宜食用。

应用

表虚不固之汗证或脾阳虚之水肿。用于气虚体弱，倦怠乏力，表虚不固之自汗、盗汗，或脾阳虚弱、面目浮肿、小便不利等。

二、固肠止泻

乌梅粥《圣济总录》

【组成】乌梅 10~15 g，粳米 60 g，冰糖适量。

【制法用法】

❶ 先将乌梅洗净，逐个拍破，入锅煎取浓汁去渣，再入粳米煮粥，粥熟后加冰糖少许，稍煮即可。

❷ 趁温热空腹服之，早晚各 1 次。

【功效】敛肺止咳，涩肠止泻。

【方解】本方所治之证，为脾虚固摄无权所致。治宜涩肠止泻。方中乌梅为主药，味酸涩偏温，其性善敛，“入肺则收，入肠则涩”（《本草求真》），具有敛肺生津、涩肠止痢、止血等多种功效。粳米甘平，“补脾，益五脏，壮气力，止泄痢”（《食鉴本草》）。冰糖平和，最为滋补，与乌梅同用，乃涩而兼补，不仅可以增强乌梅敛肺、涩肠、止血等作用，而且具有“酸甘化阴”、生津止渴之妙。合而用之，能敛久咳而补脾益肺，止泄痢而开胃消滞，治消渴而生津止渴，疗血证而收敛止血，而且制作简单，酸甜可口，为久咳、久泻、久痢等症效高价廉的膳方之一。

【使用注意】本方以久病之咳嗽、消渴、泄痢、便血等为宜，凡外感咳嗽，泄痢初起及内有实邪者均不宜食用。

应用

脾虚不摄证。适用于脾虚久泻久痢，肺虚久咳不止，消渴或暑热汗出、口渴多饮等症。

薯蓣鸡子黄粥《医学衷中参西录》

【组成】薯蓣（山药）50 g，熟鸡蛋黄 2 枚，食盐少许。

【制法用法】

❶ 先将薯蓣捣碎研末，放入盛有凉开水的大碗内调成薯蓣浆。

❷ 把薯蓣浆倒入小锅内，用文火一边煮，一边不断用筷子搅拌，煮熟后，再将熟鸡子黄捏碎，调入其中，稍煮 1~2 沸，加食盐少许调味即成。

❸ 一日内分 3 次空腹食用。

【功效】补益脾胃，固肠止泄，养血安神。

【方解】本方所治之证，为脾虚肠滑不固所致。治宜健脾固肠止泻。方中薯蓣在《神农本草经》中被列为上品,《本草正义》谓其：“能健脾补虚，滋精固肾，治诸虚百损，疗五劳七伤。”鸡子黄味甘性平，入心肾经，长于补益气血，安养五脏，健脾止泻。原书谓：“薯蓣鸡子黄粥，治泄泻久，而肠滑不固者。”《本草纲目》谓：“薯蓣粥，补肾精，固肠胃。”山药与鸡子黄配伍，药力平缓，不温不燥，既有补养作用，又具治疗功效。不仅增强了补气血、安五脏、止泻痢的作用，而且营养丰富，易于消化，是脾虚久泻之人及体虚患者的良好调补之品，可以久服。

【使用注意】本方质润而收涩，凡湿盛、胸腹满闷者，不宜食用。

应用

脾虚肠滑不固证。适用于脾虚日久、食欲不振、肠滑不固、久泻不止者。

三、涩精止遗

山茱萸粥《粥谱》

【组成】山茱萸 15 g，粳米 60 g，白糖适量。

【制法用法】

❶ 将山茱萸洗净去核，与粳米同入砂锅煮粥，待粥将成时，加入白糖稍煮

即成。

❷ 一日分 2 次食用。3~5 天为 1 个疗程，病愈即可停服。

【功效】补益肝肾，涩精止遗，敛汗固脱。

【方解】本方所治之证，为肝肾不固所致，治宜补益肝肾，涩精止遗。方中山茱萸酸涩，专入肝肾，“大能收敛元气，振作精神，固涩滑脱”（《医学衷中参西录》），为补益肝肾、收敛固涩最常用的药物之一。粳米和中健脾，与山茱萸相伍，可使后天得补，先天生化有源。再入白糖调配，一则酸甘化阴，更增山茱萸滋补肝肾之效；二则酸甜可口，宜于服用。故《粥谱》谓：“山萸肉粥，温肝，益气，秘精。”肝肾得补，闭藏有司，精血秘而不泄，是以遗精、尿频、崩带可止；精血上奉，骨髓得养，是以眩晕、耳鸣、腰酸可除。

【使用注意】本方以补涩见长，邪气未尽者忌用。此外，因山茱萸果核可以导致遗精，故煮粥时宜先将果核去除。

应用

肝肾不足证。适用于肝肾不足所致的腰膝酸软、头晕耳鸣、阳痿遗精、遗尿尿频以及冲任损伤所致的崩漏、月经过多、虚汗不止、带下量多等症。

金樱子煲鲫鱼《中医药膳学》

【组成】金樱子 30 g，鲫鱼 250 g，油、食盐适量。

【制法用法】

❶ 鲫鱼去内脏，与金樱子加清水适量煲汤。

❷ 加入油、食盐适量调味。

❸ 食鱼饮汤。

【功效】温肾固涩。

【方解】本方所治之证，为肾精不固证，治宜补虚固涩。方中金樱子，性平味酸涩，入肾、膀胱、大肠经。功善固精涩肠，缩尿止泻。《别录》认为有“止遗精”之功。《滇南本草》记载它能“治日久下痢、血崩带下，涩精遗泄”。鲫鱼，性味甘、平，入脾、胃、大肠经，功善健脾，补虚。《本草拾遗》记载它“主虚羸，煮熟食之”。《滇南本草》认为它有“和五脏，通血脉”的功用。二者相和，共奏补虚涩精之功。

【使用注意】本方主以补涩，邪气未尽者忌用。

应用

肾精不固证。适用于滑精不禁、精液清冷、精神萎靡、腰腿酸冷、面色苍白、头晕耳鸣等症。

四、固崩止带

山药芡实粥《寿世保元》

【组成】山药 50 g，芡实 50 g，粳米 50 g，香油、食盐各适量。

【制法用法】

❶ 山药去皮切块，芡实打碎。

❷ 二者同入锅中，加水适量煮粥，待粥熟后加香油、食盐调味即成。

❸ 每晚温热服食。

【功效】补益脾肾，除湿止带，固精止遗。

【方解】本方所治之证，为脾肾虚弱所致。治宜健脾固肾，收涩止带。方中山药甘平质润，健脾益肾，涩精止遗，为药食两用之佳品，《神农本草经》谓之“补中益气力，长肌肉，久服耳目聪明”。芡实为涩精、止带、缩尿之要药，“治小便不利，遗精，白浊，带下”（《本草纲目》）。山药与之相伍，再与健脾益气、强身健体的粳米合而为粥，齐奏健脾固肾、收敛固涩之功，是以下元闭藏有司，精气秘而不泄，带下、遗精可止，而且味美可口，服食方便，宜于久服。

【使用注意】本方补涩力较强，凡湿热为患所致之带下尿频、遗精白浊诸症，不宜服用。

应用

脾胃不足证。适用于脾肾两虚或脾虚有湿所致的女子带下清稀，男子遗精滑泄，以及健忘失眠、纳少便溏、倦怠乏力、形体羸瘦等症。

果莲炖乌鸡《本草纲目》

【组成】白果肉、莲子肉、糯米各 15 g，乌骨鸡 1 只（约重 800 g），胡椒、葱、姜、酱、食盐各适量。

【制法用法】

❶ 将乌鸡宰杀后，开水烫去毛，在其腹部开小孔，取肠杂，洗净备用。

❷ 将白果、莲子肉、糯米用温开水泡发，洗净，加佐料调味后装入鸡腹内，用白线缝合。

❸ 放入砂锅内，腹朝下，背朝上，加水适量，先以武火炖沸，除去汤面浮沫，再改用文火炖至鸡肉极烂。

❹ 早、晚空腹时食肉喝汤，或佐餐食之。每周炖制 1~2 次。

【功效】补益脾肾，固涩止带。

【方解】本方所治之证，为脾肾气虚，下元不固，摄纳无权所致，治宜补益脾肾，固摄下元。方中白果甘苦性平，涩敛而降，入肺、肾两经，为方中主药，善除湿收涩止带，治固摄无权之证；莲子味甘善补，味涩善固，最宜滑泄之家。两药相配，则补脾胃、止带浊、益肾气、固精关。乌骨鸡补肝益肾、益气养血，胡椒辛热善行、温中祛寒，糯米补中益气，诸味与白果肉、莲子肉同用，其补益之力更强。全方补益脾肾，固摄下元，温补而不骤、固涩而不燥。

【使用注意】凡属湿热带下，色黄而臭者，或外邪未清，实邪留滞者，均不宜服用。

应用

脾肾虚寒，带脉失约之带下证。用于脾肾虚寒，或脾肾气虚之白带清稀量多，肾虚失固之遗精滑泻、夜尿频多等。

第十四节　补益类

凡以补益药、食为主组成，具有补益人体气血阴阳等作用，用以治疗虚证的药膳，称为补益药膳。

虚证有气虚、血虚、气血两虚和阴虚、阳虚、气阴两虚等不同的病理变化与临床表现，补益类药膳也相应分为补气、补血、气血双补和补阴、补阳、气阴双补等类别。

补益类药膳应用需注意体质特点。一般温热辛香药食多可助火散气，寒凉滋腻药食每易助湿生痰；阳热之体则温热之品不宜过食，阴寒之体则寒凉之品不可久服。进补药膳还要注意适应时令、环境。春夏之时，不宜大进温补，只宜缓补、清补；冬主封藏，适宜进补。

一、补气

黄芪蒸鸡《随园食单》

【组成】嫩母鸡 1 只（1000 g 左右），黄芪 30 g，食盐 1.5 g，绍酒 15 g，葱白、生姜各 10 g，清汤 500 g，胡椒粉 2 g。

【制法用法】

❶ 母鸡宰杀后去毛，剖开去内脏，剁去爪，洗净。

❷ 先入沸水锅内焯至鸡皮伸展，再捞出用清水冲洗，沥干水待用。

❸ 黄芪用清水冲洗干净，趁湿润斜切成 2 mm 厚的长片，塞入鸡腹内。

❹ 葱白洗净后切成段，生姜洗净去皮，切成片。

❺ 把鸡放入砂锅内，加入葱白、姜、绍酒、清汤、食盐，用湿棉纸封口。

❻ 上蒸笼用武火蒸，水沸后蒸 1.5~2 小时，至鸡肉熟烂。

❼ 出笼后去黄芪，再加入胡椒粉调味。

❽ 空腹食之。

【功效】益气升阳，养血补虚。

【方解】本方所治之证，为脾胃气虚、清阳下陷所致。方中黄芪性味甘温，功能补气升阳，益卫固表，利水消肿，既善于补气，又长于升阳，无论是脾虚食少、倦怠乏力，还是中气下陷之脱肛、子宫下垂等内脏下垂诸症，黄芪皆为必用之品。其益卫固表力佳，故又常用于虚人感冒等，《本草求真》谓其："能入肺补气，入表实卫，为补气诸药之最。"鸡肉为填髓补精之佳品，以营养丰富、滋味鲜美著称。二者配伍，黄芪得鸡肉之助，则气化于精血，补气之力更强；鸡肉得黄芪以健脾，则运化力旺，化血生精之功更著，具有相得益彰之妙。病后体虚、营养不良、贫血、肾炎水肿、内脏下垂等患者，经常食用本膳，具有养生保健、增强体质、预防感冒等作用。

【使用注意】表虚邪盛、气滞湿阻、食积停滞以及阴虚阳亢者，均不宜用。

应用

脾虚气陷证。适用于脾虚食少，倦怠乏力，气虚自汗，易患感冒，血虚眩晕、肢体麻木及中气下陷所引起的久泻、脱肛、子宫下垂等。

山药鸡肫《家庭药膳》

【组成】鸡肫 250 g，鲜山药 100 g，青豆 30 g，生姜、葱白各 10 g，料酒 15 g，食盐 2 g，酱油 5 g，白糖 3 g，胡椒粉 1 g，湿淀粉 50 g，香油 3 g，鸡汤 50 g，菜油 500 g。

【制法用法】

❶ 取新鲜鸡肫洗净，切成薄片。

❷ 生姜洗净，切成姜末；葱白洗净，切成葱花。

❸ 鲜山药洗净，煮熟，切成片。

❹ 鸡肫片放碗内，加食盐、料酒、胡椒粉拌匀。另一碗放入酱油、白糖、鸡汤、湿淀粉，勾汁。

❺ 锅烧热，加菜油，待烧至六七成热时，下入肫片划散，再捞出用漏勺沥去油。

❻ 锅内留底油约 50 mL，下姜末，煸香后入青豆、山药片，翻炒数下，倒入兑好的汁勾芡翻匀，撒上葱花，淋上香油，起锅装盘即成。

❼ 佐餐食用。

【功效】健脾和胃，消食化积。

【方解】本方所治之证，为脾胃虚弱、消化不良所致。治宜健脾和胃，消食化积。方中山药味甘性平，既能补气，又能养阴，具有补气而不滞，养阴而不滋腻之特点，因药性平和，尤适用于小儿脾虚消化不良诸证。正如《本草崇原》所言："山药气味甘平……乃补太阴脾土之药。故主治之功，皆在中土。"鸡肫善消食积，具有健脾消食的作用，对于脾胃虚弱之运化失常、水谷不化、食少纳呆者有良效。本膳以消食之品鸡肫与滋补佳品山药相配伍，有相辅相成之用，使健脾消食之力进一步加强。脾复健运，胃善消谷，对于素体虚弱、病后体虚未复、小儿营养不良等患者兼有脾胃虚弱、消化不良者均可运用。

【使用注意】表虚邪盛、气滞湿阻者慎服。

应用

脾虚食积证。适用于脾虚食少、食后腹胀或满胀不食、呕吐泄泻、小儿疳积等。

板栗烧鸡块《常用特色药膳技术指南（第一批）》

【组成】白豆蔻 20 g，枸杞子 50 g，板栗 300 g，鸡 1200 g，葱白 9 g，生姜 9 g，淀粉 15 g，胡椒粉 10 g，食盐少许（3~5 g），绍酒 15 g，酱油少许（10 g）。

【制法用法】

❶ 将干净的鸡剔除粗骨，剁成长、宽约 3 cm 的方块。板栗肉洗净滤干。葱白切成斜段，生姜切片备用。

❷ 油倒入锅中烧六成熟时，炸板栗上色，捞出备用。

❸ 锅中底油烧热后下葱白、生姜煸香，倒入鸡块炒干水气，烹绍酒，加入清水、食盐、酱油，小火煨至八成熟后，再放入炸过的板栗肉、枸杞子、白豆蔻，煨至鸡块软烂，调入胡椒粉炒匀，勾芡即可。

❹ 佐餐食用

【功效】健脾补肾。

【方解】本方所治之证，为脾肾两虚所致。方中鸡肉味甘性温，功能益气养血，温中补脾，补肾益精，为滋补佳品。板栗味甘咸，性平，入脾、肾经，可益气健脾，补肾强筋。《名医别录》载板栗："主益气，厚肠胃，补肾气，令人耐饥。"善治脾虚泄泻、腰膝酸软等症。白豆蔻味辛性温，入肺、脾、胃经，善化湿，温中行气，针对脾胃气滞的脘腹胀满、不思饮食疗效甚佳。枸杞子味甘性平，入肝、肾、肺经，善治肝肾不足所致腰膝酸软、头晕目眩。鸡肉与诸药合用，共奏健脾补肾之功。除用于脾肾两虚人群，亚健康或健康人群亦可用作日常食养保健。

【使用注意】食滞胃肠、阴虚火旺者少服或慎服；大便溏泄者慎服；糖尿病患者忌服。

应用

脾肾两虚证。适用于脾肾两虚而见食欲不振、气短、乏力、腰酸、怕冷等。

山药汤《常用特色药膳技术指南（第一批）》

【组成】山药 480 g，杏仁 30 g，粟米 750 g，酥油 50 g，白糖 25 g。

【制法用法】

❶ 山药洗净切片备用；粟米洗净，炒至干香，备用；杏仁浸泡 1~2 小时后，晾干，炒熟去皮尖，切碎，备用。

❷ 将粟米、杏仁、山药加清水，煮沸至稍稠，再加白糖和酥油调匀即可。

❸ 温热服。

【功效】补虚益气，温中润肺。

【方解】本方所治之证，为脾肺气虚所致。方中山药味甘性平，肺、脾、肾三脏同补。《神农本草经》载山药："补中益气力，长肌肉。"杏仁味苦，性微温，与山药相配可治脾肺虚弱之咳嗽。粟米味甘咸，性凉。入脾、胃、肾经，善治脾胃气弱，食不消化。山药、杏仁与粟米同用，补虚益气，温中润肺。

【使用注意】有实邪者忌食。常表现为面红目赤、痰多气粗、脘腹痞满、痞块癥积、腹痛拒按、便秘溲赤等症。

应用

脾肺气虚证。适用于脾肺气虚而见食欲不振，面色萎黄，神疲倦怠，少气懒言，时发咳嗽，形体瘦弱，或有泄泻，时轻时重，时发时止。

健脾益气粥《常用特色药膳技术指南（第一批）》

【组成】生黄芪 10 g，党参 10 g，茯苓 6 g，炒白术 6 g，薏苡仁 10 g，大米 200 g，大枣 20 g。

【制法用法】

❶ 将生黄芪、炒白术装入纱布包内，放入锅中，加 3000 mL 清水浸泡 40 分钟备用；将党参、茯苓蒸软后切成颗粒状备用；将薏苡仁浸泡回软后，放入锅中煮 30 分钟备用。

❷ 大米、大枣放入浸泡药材包及薏苡仁煮后的锅中，大火煮开后改文火熬煮 2 小时，取出纱布包，加入党参、茯苓即可。

❸ 早、晚温热服食。

【功效】健脾益气。

【方解】本膳所治之证，为脾气亏虚所致。治宜健脾益气。方中党参、白术、茯苓源自补气名方四君子汤，具有益气健脾之效。生黄芪味甘，性微温，善补气升阳，益卫固表，《珍珠囊》载黄芪甘温纯阳，补虚不足，益元气，壮脾胃，增强本膳补益脾胃之效。另加薏苡仁，甘淡，微寒，利湿健脾。大枣益脾和中，也使本膳口味更佳。本膳适用于脾气亏虚的各类人群，亚健康或健康人群亦可用作日常食养保健。

【使用注意】实邪为主的患者禁食；糖尿病患者禁食。

应用

脾胃气虚证。适用于脾气亏虚之平素痰多、倦怠无力、食少便溏，每当饮食失宜即引发者。

牛肉炖海带《常用特色药膳技术指南（第一批）》

【组成】海带 500 g，黄牛肉 1000 g，陈皮 2 g，草果 1 g，小茴香 2 g，花椒 2 g，八角茴香 6 g，肉豆蔻 2 g，丁香 0.5 g，肉桂 2 g，葱白 130 g，生姜 60 g，大蒜 20 g，食盐适量。

【制法用法】

❶ 将牛肉切块，冷水下锅，锅开后撇去浮沫，放入陈皮、草果、肉豆蔻、丁香、花椒、肉桂、小茴香、葱白、生姜、大蒜，炖至牛肉软烂。

❷ 另起一锅，用炖好的牛肉汤煮已泡发的海带丝，炖好后放入牛肉块，加入适量食盐调味即可。

❸ 作菜肴食用。

【功效】补中益气，滋养脾胃，软坚散结。

【方解】本方所治之证，为脾气亏虚所致。治宜补中益气，滋养脾胃。方中黄牛肉味甘性温，入脾、胃经。善补脾胃，益气血，强筋骨。主治脾胃虚弱、气血不足、虚劳羸瘦、腰膝酸软等症。海带味咸性寒，入肝、胃、肾经，可消痰软坚。陈皮、草果行气除湿，肉豆蔻、丁香、花椒、肉桂、小茴香温中行气。合为膳方，温补结合，温凉兼进，除湿行气。

【使用注意】甲状腺疾病患者及上火者慎食。

应用

脾胃气虚证。适用于脾气亏虚之头晕、气短、疲乏、心悸等症。

二、补血

归参炖母鸡《乾坤生意》

【组成】当归身 15 g，党参 15 g，母鸡 1500 g，生姜、葱、料酒、食盐各适量。

【制法用法】

❶ 将母鸡宰杀后，去毛与内脏，洗净。

❷ 再将洗净切片的当归、党参放入鸡腹内，置砂锅中，加入葱白、生姜、料酒等。

❸ 掺入适量的清水，武火煮至沸后，改用文火炖至鸡肉熟透即成。

❹ 可分餐食肉饮汤。

【功效】补血益气，健脾温中。

【方解】本方所治之证，为血虚气弱所致。方中鸡肉味甘性温，功能益气养血，温中补脾，补肾益精，为滋补佳品。尤宜于妇女产后或年老体弱者。党参既善于补脾益气，又能养血生津，故常用于脾虚气弱、倦怠乏力及血虚萎黄、头晕、心悸等症。当归补血活血，调经止痛，为妇科调经要药，无论血虚或血瘀而致的月经不调、痛经等证，皆为必用之品。鸡肉与诸药合用，共奏补血益气、健脾温中、调经止痛之功。本膳不但气血双补，而且汤鲜味美，为四季进补之佳品。

【使用注意】外邪未尽及热性病患者不宜食用。

应用

心脾气血两虚证。适用于血虚气弱而见面色萎黄、头晕、心悸、肢体倦乏等。

菠菜猪肝汤《中国药膳学》

【组成】菠菜 30 g，猪肝 100 g，食盐、清汤、生姜、葱白、猪油适量。

【制法用法】

❶ 将菠菜洗净，在沸水中烫片刻，去掉涩味，切段，将鲜猪肝切成薄片，与食盐拌匀。

❷ 将清汤（肉汤、鸡汤亦可）烧沸，加入洗净拍破的生姜、切成短节的葱白、熟猪油，煮几分钟后，放入拌好的猪肝片及菠菜，至肝片、菠菜煮熟即可。

❸ 佐餐常服。

【功效】补血养肝，润肠通便。

【方解】本方所治之证，为血不养肝的视力减弱，血虚肠燥的大便涩滞。治宜补血养肝，润燥滑肠。菠菜味甘性凉而质滑，有养血润燥、润肠通便之功，可用于血虚及血虚肠燥的大便涩滞。正如《本草求真》所言："凡人久病大便不通，及痔漏关塞之人，咸宜用之。"猪肝既可养血补肝，以治血虚萎黄，又可补肝明目，治肝血不足的视力减退、雀目夜盲等症。现代用于预防维生 A 缺乏所致的眼疾，如眼干燥、角膜软化等，确有相当疗效，可作为辅助治疗。两物合用，对血虚萎黄、肝虚视弱及肠燥大便涩滞之证有治疗效果。

【使用注意】菠菜质滑而利，善能润燥滑肠，故脾胃虚寒泄泻者不宜用；肾炎及肾结石患者不宜食用。

应用

肝血不足，肠燥便秘证。适用于血虚萎黄、视力减退、大便涩滞等症。

三、气血双补

归芪蒸鸡《中国药膳学》

【组成】炙黄芪 100 g，当归 20 g，嫩母鸡 1 只（1500 g），绍酒 30 g，胡椒粉 3 g，食盐 3 g，葱白、生姜各适量。

【制法用法】

❶ 鸡宰杀后去毛，剖腹去内脏洗净，剁去爪不用，用开水焯去血水，再于清水中冲洗干净，沥干水待用。

❷ 当归洗净，块大者顺切几刀；葱白洗净剖开，切成寸许长段；生姜洗净去皮，切成大片。

❸ 把当归、黄芪装于鸡腹内，将鸡置锅内，腹部朝上，闭合剖口；生姜、葱白布于鸡腹上，注入适量清水，加入食盐、绍酒、胡椒粉，用湿棉纸将锅口封严。

❹ 上笼蒸约 2 小时后，取出去封口纸，去生姜、葱白，装盘即成。

❺ 作菜肴食用。

【功效】补气生血。

【方解】本方所治之证，为劳倦内伤，血虚气弱所致。治宜补气生血。方中黄芪与当归相配，为《内外伤辨惑论》中之当归补血汤。补气之黄芪为补血之当归的 5 倍，气旺则能生血，乃遵“有形之血生于无形之气”之说，方中重用黄芪大补脾肺之气，以资气血生化之源，通过补气使气能旺于内，则脏腑气化增强，化生血液即速，少用当归以养血和营。如此则阳生阴长，气旺血生，诸证悉除。方中再配以滋养补虚、益精补血的母鸡肉，进一步增强全方益气生血的作用。本膳滋味鲜美，疗效确实，实为家庭滋补之佳品。对于各种贫血、过敏性紫癜等属血虚气弱者，既有补养作用，又有治疗效果。

【使用注意】湿热内阻，或急性热病者不宜服用。

应用

气血两虚证。适用于气血两虚之面色萎黄、神疲乏力、消瘦倦怠、心悸头晕、脉象虚大无力，或妇人产后大失血、崩漏、月经过多。

参枣米饭《醒园录》

【组成】党参 15 g，糯米 250 g，大枣 30 g，白糖 50 g。

【制法用法】

❶ 先将党参、大枣煎取药汁备用，再将糯米淘净，置瓷碗中加水适量，煮熟，扣于盘中。

❷ 将煮好的党参、大枣摆在饭上，最后加白糖于药汁内，煎成浓汁，浇在枣饭上即成。

❸ 空腹食用。

【功效】补中益气，养血宁神。

【方解】本方所治之证，为脾气虚弱，气血生化不足所致。治宜补益脾气，养血宁神。方中党参性味甘平，入脾、肺经，为补中益气、养血生津之佳品，尤为补中益气之要药，诚如《本草从新》所云：“主补中益气，和脾胃，除烦渴，中气微弱，用以调补，甚为平妥。”大枣补中益气，养血安神，缓和药性。《吴普本草》中记载："主调中，益脾气。"《本草汇言》称其："补中益气，壮心神，助脾胃，养肝血，保肺气，调营卫，生津之药也。"党参与大枣合用，功能补中益气，并有养血的作用，用治脾气虚弱和气虚血弱等证。糯米具有补脾益气之功，其质黏柔，富于滋养，并可治脾虚泄泻。《本经逢原》谓："糯米，益气补脾肺。"白糖性味甘平，入脾经，具有润肺生津、补益中气之功。党参、大枣、糯米、白糖合用，共奏益气补脾、养血安神之效。本方香甜可口，为家庭良膳。

【使用注意】本方甘温壅中，且糯米黏滞难化，故脾为湿困、中气壅滞、脾失健运者不宜服。

应用

气血不足证。适用于脾虚气弱之倦怠乏力、食少便溏，以及血虚的面色萎黄、头晕、心悸、失眠、浮肿等症。

黄芪羊脖粥《常用特色药膳技术指南（第一批）》

【组成】黄芪 15 g，羊脖 1200 g，粳米 100 g，大麦 200 g，陈皮 5 g，草果 5 g，小茴香 2 g，葱白、生姜、大蒜、食盐适量。

【制法用法】

❶ 将黄芪、大麦清水泡透备用。

❷ 羊脖洗净焯水，放入黄芪、葱白、生姜、大蒜、陈皮、草果、小茴香，加清水，待羊脖肉炖至软烂后取出。

❸ 放入大麦熬 30 分钟后，再放入粳米熬煮成粥，最后放入羊脖肉煮 5 分钟，调适量食盐即可。

❹ 温热服。

【功效】益气养血，健脾温肾。

【方解】本方所治之证，为气血虚弱、脾肾亏虚而成。治宜益气养血，健脾温肾。方中羊脖肉味甘性温，入脾、肾经，功可温中健脾，益气养血。《日用本草》云："治腰膝羸弱，壮筋骨，厚肠胃。"黄芪性味甘温，补气升阳，益卫固表，《名医别录》载黄芪："补丈夫虚损，五劳羸瘦。"另加陈皮、草果、小茴香温中行气化湿，入米熬粥，补虚之功显著。

【使用注意】实证上火及感冒者忌食；夏季慎食。

应用

脾胃亏虚，气血不足证。适用于气血虚弱、脾肾亏虚之头晕耳鸣、心悸气短、疲乏无力、腰酸腿软、失眠多梦等症。

四、补阳

枸杞羊肾粥《饮膳正要》

【组成】枸杞叶 250 g（或枸杞子 30 g），羊肉 60 g，羊肾 1 个，粳米 60 g，葱白 2 茎，食盐适量。

【制法用法】

❶ 将新鲜羊肾剖开，去筋膜，洗净，细切；羊肉洗净切碎。

❷ 煮枸杞叶去渣，取汁。也可用枸杞叶切碎，同羊肾、羊肉、粳米、葱白一起煮粥。

❸ 待粥成后，入食盐少许，稍煮即可。

❹ 每日早晚服用。

【功效】温肾阳，益精血，补气血。

【方解】本方所治之证，为肾阳虚弱，肾精亏耗，气血不足而成。治宜温阳益精，补气养血。方中羊肾，性味甘温，《名医别录》谓其“补肾气，益精髓”。常用于肾虚劳损之腰脊疼痛、足膝痿弱、耳聋、消渴、阳痿、尿频、遗尿等症。羊肉性味甘温，历代被视为益肾气之佳品。功能益肾补虚，温养气血，温中暖下。《备急千金要方》云：“主丈夫五劳七伤。”民间历来有冬令炖服之习俗，以治虚劳畏冷、腰膝酸软、产后虚弱、形羸消瘦、脾胃虚寒等症。枸杞叶是枸杞之嫩茎叶，可蔬可药，气味清香，养肝明目，《食疗本草》谓其：“坚筋耐老，除风，补益筋骨。能益人，去虚劳。”《药性论》也曰：“补益诸精不足……和羊肉做羹，益人。”三味同时入米熬粥，甘美可口，补虚之功可靠。如无枸杞叶，可用枸杞子代入。亦可去粳米，炖汤食用。

【使用注意】外感发热或阴虚内热及痰火壅盛者忌食。

应用

肾阳虚证。适用于肾虚劳损，阳气衰败之腰脊冷痛、脚膝软弱、头晕耳鸣、视物昏花、听力减退、夜尿频多、阳痿等。

虫草炖老鸭《本草纲目拾遗》

【组成】冬虫夏草 5 枚，老雄鸭 1 只，葱白、黄酒、生姜、胡椒、食盐各适量。

【制法用法】

❶ 鸭子去肚杂洗净，将鸭头劈开，纳冬虫夏草于中，仍以线扎好。

❷ 加调味品如常煮烂。

❸ 佐餐食用。

【功效】补虚损，益肺肾，止咳喘。

【方解】本方所治之证，乃久病精血亏虚，或肾阳不足，肺阴耗损所致。治宜补肾助阳，补肺益精。方中冬虫夏草属名贵滋补药品，性味甘温，秘精益气，专补命门。用治肾虚阳痿、腰膝酸痛等症,《本草纲目拾遗》谓其“入房中药用”，功能保肺气，补肾精，且可化痰止血，如《本草从新》曰：“保肺益肾，止血化痰，已劳嗽”，故为治久咳虚喘、劳嗽痰血的要药。老雄鸭温阳补虚,《本经逢原》曰：“男子阳气不振者，食之最宜。”与冬虫夏草炖服，味道鲜美，补肾助阳，养肺益精功能加强，对肺肾不足之虚喘劳嗽者宜。若肺肾阴虚者，宜用性味甘平，有滋阴作用的白鸭肉。

【使用注意】外感表邪咳喘不宜使用。

应用

肺肾亏虚证。适用于病后虚损、身体羸弱、腰膝酸痛、阳痿遗精以及久咳虚喘、劳嗽痰血等。

五、补阴

生地黄鸡《肘后备急方》

【组成】生地黄 250 g，乌雌鸡 1 只，饴糖 150 g。

【制法用法】

❶ 鸡宰杀去毛，洗净，去内脏备用。

❷ 将生地黄洗净，切片，入饴糖，调拌后塞入鸡腹内。

❸ 将鸡腹部朝下置于锅内，于旺火上蒸 2~3 小时，至其熟烂。

❹ 佐餐食用。

【功效】滋补肝肾，补益心脾。

【方解】本方所治之证，为肝肾阴虚，心脾不足所致，治宜滋肝肾阴血，益心脾之气。方中以生地黄独重，生地甘寒入肾，专能滋阴凉血，清代张璐谓生地：“味厚气薄，内专凉血滋阴，外润皮肤荣泽，病人虚而有热者，咸宜用之。”《本草经疏》谓生地：“补肾家之要药，益阴血之上品。”膳中意在以生地滋阴为主而大补肝肾之阴液；更以血肉之体的乌雌鸡滋补精血，《本草纲目》云“补虚劳羸弱”。与诸药配伍，既能以其鲜美可口而益脾胃，更以补精血而助滋肝肾之阴。故本膳配伍的药食相辅相成，大滋阴精，益养气血，对属阴虚之体的积劳虚损，或病后产后患者，是一首味、效俱佳的膳方。

【使用注意】凡肝肾阴虚、心脾精血亏损者均可食用。但脾气素弱，入食不化，大便溏薄者，因本膳偏于滋腻，不甚相宜。外感未愈，湿盛之体，或湿热病中不宜本膳，恐致恋邪益湿。原方并曰："勿啖盐。"

应用

肝肾阴虚证。适用于肝肾阴虚，盗汗，骨蒸潮热，烦躁，以及心脾不足，心悸，虚烦失眠，健忘怔忡。

淮药芝麻糊《中国药膳》

【组成】淮山药 15 g，黑芝麻 120 g，粳米 60 g，鲜牛奶 200 g，冰糖 120 g，玫瑰糖 6 g。

【制法用法】

❶ 粳米淘净，水泡约 1 小时，捞出沥干，文火炒香；山药洗净，切成小颗粒；黑芝麻洗净沥干，炒香。

❷ 三物同入盆中，加入牛奶、清水调匀，磨细，滤去细茸，取浆液待用。

❸ 另取锅加入清水；冰糖烧沸溶化，用纱布滤净，糖汁放入锅内再次烧沸后，将粳米、山药、芝麻浆慢慢倒入锅内，不断搅动，加玫瑰糖搅拌成糊状，熟后起锅。

❹ 早晚各服 1 小碗。

【功效】滋阴补肾。

【方解】本方所治之证，为肝肾不足，病后体虚所致。治宜滋补肝肾。方中淮山药为健脾补肾益肺的亦食亦药之品，性味甘、平，养阴益气，对脾胃虚弱、消化不良、形体瘦削者，既能补脾气，又能养胃阴；对肺气肺阴不足、咳喘少气，或虚劳咳嗽乏力者，既能补肺气，又能益肺阴，且又入肾而益肾阴，故为补脾肺肾三脏之佳品。方中重用黑芝麻性味平和，补肝益肾，滋润五脏，其所含脂肪中，大部分为不饱和脂肪酸，对老年人有重要意义。与淮山药配伍同用，对肝肾阴虚，病后体弱，及中老年肝肾不足，大便燥结，须发早白者，尤为适宜。若长期服食，可强健身体，有延缓衰老、延年益寿之功。

【使用注意】方中重用芝麻，但芝麻多油脂，易滑肠，脾弱便溏者慎用。

应用

肝肾阴虚证。适用于肝肾阴虚，病后体弱，大便燥结，须发早白等。

滋养胃阴粥《常用特色药膳技术指南（第一批）》

【组成】太子参 6 g，石斛 10 g，麦冬 6 g，生地黄 10 g，陈皮 3 g，枸杞子 20 g，大米 200 g。

【制法用法】

❶ 太子参、麦冬、枸杞子洗净，水泡透备用。

❷ 将生地黄、石斛、陈皮装入纱布包内放入锅中，加入 3000 mL 清水，浸泡 40 分钟。

❸ 大米、太子参、麦冬放入锅中，大火煮开后改文火熬煮，在大米煮至七成熟时放入枸杞子，熬煮 2 小时，取出纱布包即可食用。

❹ 早晚各服 1 小碗。

【功效】滋养胃阴。

【方解】本方所治之证，为胃阴亏虚所致。治宜滋养胃阴。方中太子参味甘、微苦，性平，善补气生津，对于脾气虚弱，胃阴不足之食少倦怠有良好的治疗作用。麦冬、石斛皆归胃经，麦冬益胃生津，石斛滋阴除热，对因胃阴不足而致的胃中嘈杂、灼热效用甚佳。生地黄味甘苦，性寒，善治热盛伤阴所致口咽干燥。枸杞子性味甘平，为滋阴润燥之佳品，为防滋阴太过特加入陈皮，祛湿行气，使本膳补而不滞，滋而不腻。以上入米文火熬粥，使药力缓缓布散，更易吸收。

【使用注意】湿浊内盛者禁食。

应用

胃阴不足证。适用于胃阴亏虚，胃痛隐作、灼热不适、嘈杂如饥、食少口干、大便干燥等症。

银杞明目汤《常用特色药膳技术指南（第一批）》

【组成】银耳 15 g，枸杞子 15 g，茉莉花 24 朵，鸡肝 100 g，水豆粉 3 g，料酒 3 g，姜汁 3 g，食盐 3 g。

【制法用法】

❶ 将鸡肝洗净，切成薄片淖水备用；银耳洗净，撕成小片，用清水浸泡焯水备用；茉莉花择去花蒂，洗净，淡盐水浸泡 15 分钟备用；枸杞子洗净备用。

❷ 将锅置火上，放入清汤，加入料酒、姜汁、食盐，随即下银耳、鸡肝、枸杞子烧沸，撇去浮沫，待鸡肝刚熟，装入碗内，将茉莉花撒入碗中即可。

❸ 佐餐常服。

【功效】补肝益肾，滋阴明目。

【方解】本方所治之证，为阴血亏虚所致。治宜补肝益肾，滋阴明目。方中银耳味甘淡，性平，归肺、胃、肾经，善滋补生津。枸杞性味甘平，入肝、肾、肺经，滋补肝肾，明目之功著，针对肝肾不足所致的视力减退、内障目昏效果良好。鸡肝味甘苦，性温，长于补肝益肾，养血明目，善治肝虚目暗、目翳、夜盲等症。茉莉花味辛甘，性温，善疏肝解郁，理气止痛，气味芳香，使本膳口味更佳。本品滋补肝肾，明目增视。

【使用注意】肝火旺盛者慎食；风寒咳嗽者及湿热酿痰致咳者，外邪实热、脾虚有湿及泄泻者禁食。

应用

适用于阴血亏虚所致视觉疲劳或老视，症见久视近物后视物模糊、眼胀痛、干涩，兼见头晕目眩、耳鸣、腰膝酸软。

六、气阴双补

生脉饮《备急千金要方》

【组成】人参 10 g，麦冬 15 g，五味子 10 g。

【制法用法】水煎，取汁，不拘时温服。

【功效】益气生津，敛阴止汗。

【方解】本方所治之证，为气阴两伤所致。治宜益气养阴生津。方中人参性味甘温，益气生津，为大补人身元气的第一要药。麦门冬味甘性寒，具有养阴清热、润肺生津之功。两药相配，则益气养阴之功益彰。五味子性味酸温，功能敛肺止汗，生津止渴。三药合用，一补一清一敛，共奏益气养阴、生津止渴、敛阴止汗之功。使气复津生，汗止阴存，脉得气充，则可复生，故名“生脉”。《医方集解》说：“人有将死脉绝者，服此能复生之，其功甚大。”至于久咳肺虚，气阴两伤证，取其益气养阴，润肺止咳，以求本图治，使气阴恢复，肺润津生，诸证悉除。

【使用注意】外邪未解，或暑病热盛，气阴未伤者，不宜使用。

应用

气阴两伤证。适用于体倦乏力，气短懒言，汗多神疲，咽干口渴，舌干红少苔，脉虚数；或久咳气弱，口渴自汗等。

参麦鱿鱼《滋补保健药膳》

【组成】党参 5 g，麦冬 6 g，五味子 3 g，百合 50 g，鱿鱼 250 g，虾仁 20 g，菜油、料酒、姜汁、白醋、水淀粉、香油、盐各适量。

【制法用法】

❶ 将党参、麦冬用纱布包好，与五味子同煎，取汁 2 次，合并 2 次汁液，过滤 2~3 次，以文火浓缩至一小碗。

❷ 水发鱿鱼，打花刀成金鱼状，入开水中焯数秒钟即捞出。

❸ 虾仁加料酒、姜汁、水淀粉、香油制作成虾茸，放入鱿鱼腹中。

❹ 鱿鱼置于盘中，百合置于鱿鱼四周，上笼蒸 20 分钟。

❺ 勺内放明油，加党参、麦冬、五味子汁、盐、白醋、水淀粉勾芡，浇于菜肴上。

❻ 佐餐食用。

【功效】益气养阴，滋补强壮。

【方解】本方所治之证，为气阴不足所致。治宜益气养阴。方中党参性味甘平，补气益脾，养血生津；麦冬润肺养阴，益胃生津，清心除烦；五味子敛肺滋肾，生津敛汗，三药合用，益气养阴，滋补强身，再配合益气强壮的鱿鱼、补肾壮阳的虾仁，共成滋补佳膳。全方气阴双补，生津敛汗。

【使用注意】外科疮肿及皮肤病患者不宜食用。

应用

气阴不足证。用于气阴不足，形体失充，表虚津泄所致的身体虚弱、多汗、气短、口干等。

第十五节　养生保健类

养生保健类药膳，是指具有增强体质，改善形象，调养精神，促进智力发育，延缓衰老等作用，使生理和心理健康得到增强和维护的药膳。此类药膳是中医药膳学中最具特色的内容之一。

养生保健类药膳适用于日常保健，可供各类健康人群提高生活质量。同时对于各种原因导致的亚健康状态、体质衰减等有较好的调节作用。也可用于脏腑功能失调导致的生理、心理失调。

养生保健类药膳通过饮食来调节脏腑经络，平衡气血阴阳，被认为是养生保健的最好方式。根据不同人群的健康要求，养生保健类药膳可分为健美减肥、美发乌发、润肤养颜、延年益寿、明目增视、聪耳助听、益智健脑和增力耐劳等八类。

各类养生保健药膳虽然适用于常人和以虚损为主的证候，但机体的失调终有阴阳虚实之分，故使用各类药膳时仍需遵循辨证施膳的原则，有针对性地运用具体药膳。此外，多数药膳有偏寒或偏热的倾向，长期使用，要注意采用平衡协调的方法纠正之，以防日久积寒或蕴热，造成阴阳失衡的病理状态。

一、健美减肥

荷叶减肥茶《华夏药膳保健顾问》

【组成】荷叶 60 g，生山楂 10 g，生薏苡仁 10 g，橘皮 5 g。

【制法用法】

❶ 将鲜嫩荷叶洗净晒干，研为细末；其余各药亦晒干研为细末，混合均匀。

❷ 以上药末放入开水瓶，冲入沸水，加塞，泡约 30 分钟后即可饮用。

❸ 以此代茶，日用 1 剂，水饮完后可再加开水浸泡。连服 3~4 个月。

【功效】理气行水，化食导滞，降脂减肥。

【方解】本方所主，为痰气交阻，脾失健运所致的脂肪堆积，形体肥胖之证。治宜健脾消食，升清降浊，降脂减肥。方中荷叶味甘性平，入肝、脾、胃经，有利水湿、升清阳、清热解暑等作用，《本草纲目》谓其能“生化元气，裨助脾胃，涩精浊，散瘀血”，因其有利水湿、健脾胃之力，故现代多用其为降脂减肥主药。薏苡仁长于健脾利湿，为脾虚湿停者常用之药，可与荷叶共奏健脾利湿、降脂减肥之功。山楂酸甘而微温，入脾胃，消食积，长于消肉食积滞，用之佐荷叶，助其化湿降脂。橘皮辛香温散，能开脾气，助运化。诸药合用，共成理气利水、化食导滞、降脂减肥之效，故能达到湿去肥减之目的。根据上述组方原理，本膳不仅能用于单纯性肥胖、高脂血症，也可作为糖尿病、脂肪肝、胆石症等病症的日常饮料。

【使用注意】肥胖患者见有阴虚征象者不宜食用本膳，恐利水更伤阴津；若阳虚较重，则本方温阳乏力，亦不宜用。

应用

适用于单纯性肥胖、高脂血症者。

茯苓饼子《儒门事亲》

【组成】白茯苓 120 g，精白面 60 g，黄蜡适量。

【制法用法】

❶ 将茯苓粉碎成极细末，与白面混合均匀，加水调成稀糊状。

❷ 以黄蜡代油，制成煎饼，当主食食用。

❸ 每周食用 1~2 次。

【功效】补气健脾，饱腹减食。

【方解】本方所主，为脾胃运化失调，胃强脾弱之证，多食而难化。宜健脾抑胃，减食减肥。方中重用茯苓，其味甘淡，性平，《本经》谓其“久服安魂养神，不饥延年”，具有健脾和胃、宁心安神、渗湿利水之功用，《普济方》载有“茯苓久服，令人长生”之法，历代医家均将其视为常用的延年益寿之品，因其药性缓和，可益心脾、利水湿，补而不峻，利而不猛，既可扶正，又可祛邪，在本方中起健脾助运、运转水湿脂肪的作用。所用黄蜡，颇有创意，制饼本应油煎，此膳以蜡代油，不含任何营养素，食后反而有饱腹感，有抑制食欲作用。此方原为古人“辟谷绝食”之用，盖黄蜡有饱腹作用。白面合茯苓，可维持人体必需养分，使不食而不致缺乏营养。三味配合，实为精思妙想，有健脾消食、抑胃减肥作用。

【使用注意】本方原为“辟谷”而设，食后可致食欲降低，凡营养不良、贫血、脾虚食欲不振、神经性厌食等禁用。食用本膳后食欲下降，但必须防止胃肠空虚，原书嘱常用少许芝麻汤、米汤等“小润肠胃，无令涸竭”。有饥饿感时再进正常饮食。老年人脱肛和小便多者不宜服食。

应用

脾气虚证。适用于单纯性肥胖、食欲旺盛者。

清爽茶《常用特色药膳技术指南（第一批）》

【组成】荷叶干者 3 g，鲜者 10 g，生山楂 5 g，普洱茶 2 g。

【制法用法】

❶ 将荷叶洗净，切成细丝；生山楂洗净切丝备用。

❷ 将荷叶丝、生山楂丝、普洱茶放入茶壶中，少量沸水冲入，摇晃数次，迅速倒掉沸水，以洗茶。

❸ 将 90℃ ~100℃沸水冲入壶中，盖上盖子，浸泡 10 分钟后即可饮用。待茶

水将尽，再冲入沸水浸泡续饮。最好用紫砂壶冲泡。

❹ 此茶可服用 1 个月以上，如果有效，可持续服用 2~3 个月或更长时间。

【功效】清热，活血，降浊，消脂。

【方解】本方所主，为脾虚痰湿所致。治宜清热，活血，降浊，消脂。方中荷叶利水湿，升清阳，清暑热，《滇南本草》谓其能："上清头目之风热，止眩晕，清痰，泄气，止呕。"山楂酸甘微温，入脾、胃、肝经。消食健胃，行气消滞。尤其善消肉食积滞，胃脘胀满，《日用本草》言其："化食积，行结气，健胃宽膈。"近年研究普洱茶具有降低血脂、减肥、抑菌助消化、暖胃、生津、止渴等多种功效。综上，清爽茶可清胃生津、消食化痰、降脂消浊。

【使用注意】脾胃虚而无积滞者、便溏者不宜饮用，孕妇慎饮。

应用

脾虚痰湿证。适用脾虚痰湿者，症见肥胖、脘腹胀满、便秘、轻度水肿。

鲤鱼汤《备急千金要方》

【组成】鲤鱼 1 条（重 500 g），白术 15 g，生姜、白芍、当归各 9 g，茯苓 12 g。

【制法用法】

❶ 鲤鱼去鳞片、肚肠，洗净，备用。

❷ 将后 5 味切成黄豆大小碎块，加水熬取汁，去药滓，以药汁煮鱼，鱼熟后加入调味品，食鱼喝汤。

❸ 1 日内分 3~5 次服完。

【功效】健脾养血，利水减肥。

【方解】本方所主，为肝脾两虚，血少而水气不化所致的痰湿型肥胖。治宜健脾利水，疏肝养血。方中鲤鱼下气利水，当归养肝血以营经，白芍敛阴以柔肝，白术健脾以制湿，茯苓清肺而和脾。熬药汁以煮鱼，使肝血充，肝气调和；脾气化，水湿得运。肝脾气调，小便通利，痰湿水气自小便而去，则浮肿肥胖得消。本方出自《备急千金要方》，原用于妇人妊娠水气、腹部肿大、小便不利等症，其功效历千年而不衰。历代医家对本方的运用范围均有扩展，近年来用于减肥，适用于肝脾不足、水气不化的痰湿型肥胖患者。

【使用注意】实证上火及感冒者忌食。

应用

肝脾两虚，血虚水停。适用于妇人肥胖、小便不利、头晕、四肢浮肿者。

二、美发乌发

花生米大枣炖猪蹄《中华临床药膳食疗学》

【组成】猪蹄 1000 g，花生米（带红衣）100 g，大枣 40 枚，料酒、酱油、白糖、葱白、生姜、花椒、大茴香、食盐各适量。

【制法用法】

❶ 猪蹄刮去毛，洗净，剖开砍成段块；花生米、大枣洗净；葱白切段，生姜切片备用。

❷ 用砂锅先将猪蹄煮至四成熟后捞出，用酱油搽涂均匀，放入植物油内炸成黄棕色，再放入洗净之砂锅内，注入清水，放入花生米、枣及其他佐料。

❸ 在旺火上烧开后，改用文火炖至熟烂。

❹ 分 4 顿佐餐食用，连服 10~15 日。

【功效】补益气血，养发生发。

【方解】本方所主，为气血不足所致的须发不荣、枯槁早白、脱落稀少等，治宜补养气血，美发生发。方以猪蹄、花生、大枣为主料。猪蹄能和血脉，润肌肤，益气通经，《医林纂要》谓“猪蹄，为全身筋力所在，味甘咸平，能补气血，养虚羸，润肌肉”，“水畜也，故善通经隧，能通乳汁”，《随息居饮食谱》则称其“填肾精而健腰脚，滋胃液以滑皮肤，长肌肉，助血脉，较肉尤补”，以其善补气血、通血脉、润肌肤而用于毛发枯黄失荣者。花生米养血和血，和胃润肺，尤以花生衣功效更著。大枣为益气健脾的常用药。故本方以花生、大枣两味健脾和胃，益气补中之品配伍猪蹄，共奏益脾胃、生气血、滋肾精的作用。精血充盛，则毛发渐生渐黑，故可治发枯发脱之证。此外，本膳还可用于妇人产后乳汁不下，属气血不足者。

【使用注意】本膳用于气血虚少者，若阳虚较重，或痰湿内蓄等病证所致的毛发不荣，不适宜用本方治疗。脾虚肠滑、大便稀溏者，忌用本膳。

应用

气血不足，须发不荣。适用于气血亏虚所致的毛发枯黄，容易脱落，稀少而早白者，并伴有面色不华、心悸气短、自汗乏力等。

七宝美髯蛋《本草纲目》卷十八引《积善堂经验方》

【组成】制何首乌 90 g，白茯苓 60 g，怀牛膝 30 g，当归 30 g，枸杞子 30 g，菟丝子 30 g，补骨脂 40 g，生鸡蛋 10 个，大茴香 6 g，肉桂 6 g，茶叶 3 g，生姜、食盐、白糖、酱油各适量。

【制法用法】

❶ 将上述诸料一齐放入砂锅内，加适量水。

❷ 用武火煮沸，再改用小火慢煮 10 分钟，取出鸡蛋，剥去蛋壳，再放回汤内用小火煮 20 分钟即可。

❸ 每日食 2~3 只鸡蛋。鸡蛋食完后，含药的卤水可重复使用 3~4 次，每次加入鸡蛋 10 只同煮。但卤水需冷藏防腐，每次煮蛋需稍加调味品。

【功效】益肝肾，乌须发，壮筋骨。

【方解】本方所主，为肝肾不足所致的毛发早白，或脱发、发枯。治宜滋补肝血和肾精。本膳来源于著名乌发方剂“七宝美髯丹”，采用民间制作茶叶蛋的方式而改制成药膳，使治病方剂变成美味可口的膳食。方中何首乌补肾气而涩精气，是传统乌发泽发药物，茯苓交通心肾而渗脾湿，牛膝强筋骨而益下焦，当归辛温以养血，枸杞子甘寒而补水，菟丝子益三阴而强精气，补骨脂助命火而暖丹田，七味均为固本强肾之药，合用能使荣卫调适，精血充沛，共成补肾养肝、乌须黑发之功。其余大茴香、肉桂之类，均是民间制作茶蛋所需调味品，但亦有暖火强肾之效，可与诸药相辅相成。加上鸡蛋本身的补益作用，则本膳作用更加明显。

【使用注意】据《本草纲目》《本草衍义》等记载，服何首乌者，食萝卜则髭发白。故服用本膳期间忌食萝卜及动物血、大蒜、葱白等食物。

应用

肝肾不足，须发早白。适用于肝肾不足所致的白发、脱发、不育等。

三、润肤养颜

苡仁茯苓粥《家庭中医食疗法》

【组成】薏苡仁 200 g，茯苓 10 g，粳米 200 g，鸡胸脯肉 100 g，干香菇 4 个。

【制法用法】

❶ 将薏苡仁用热水浸泡 1 夜，次日捞出沥干水。

❷ 香菇泡发，去除木质部分，洗净，切成丁。

❸ 鸡脯肉去皮洗净，入锅煮 30~40 分钟后，捞出切为肉丁。

❹ 粳米洗淘干净，茯苓研粉，备用。

❺ 薏苡仁用 7 倍清水在武火上煮沸后，移于文火慢煮，至能用手捏烂薏苡仁为度。

❻ 粳米用 5 倍的清水煮 1 小时。

❼ 将两粥合在一起，加入香菇、鸡肉丁、茯苓粉再煮，至煮稠为止。服食时可酌加调料。

❽ 温热服。

【功效】健脾利湿，润肤美容。

【方解】本方所主，为脾虚痰饮、气血不足、肌腠失养所致的虚肿、褐斑等皮肤疾患。治宜健脾利湿，补益气血，润肤祛斑。方中薏苡仁味甘性凉，能上清肺热，下渗脾湿，是健脾利湿的良药，用于扁平疣、浮肿等具有良好作用；茯苓甘平，为健脾胃祛痰湿的常用药物，又能宁心安神，与薏苡仁合用，可加强健脾利湿功效，促进疣及斑块的消除；香菇营养丰富，能健脾开胃，含有多种人体必需的氨基酸、多糖类物质；粳米健脾和胃，益气补中；鸡脯肉益气和中，补养精血。全方组合，既有健脾利湿、祛斑消疣的功效，又有和胃益气、滋养精血的作用。精血充盛，内能滋脏腑，外能润肌肤，使容颜润泽，精神健旺。

【使用注意】本膳作用平和，须常服、久服，方见显效。主要用于脾虚湿重患者，若肾阳虚弱所致面色黧黑，或阴虚火旺所致的面部红斑疹，或面部扁平疣而见阴虚较重的患者，均不宜服用本膳。服膳期间忌食辛辣燥热及肥厚油腻之物。

应用

脾虚痰饮，气血不足证。适用于皮肤虚肿，面色黯淡，及皮肤褐斑、面部扁平疣。

黄精煨肘《中华临床药膳食疗学》

【组成】猪肘 500 g，黄精 10 g，桑椹 10 g，玉竹 10 g，调料适量。

【制法用法】

❶ 将黄精、桑椹、玉竹包于纱袋内备用；

❷ 猪肘子洗净，入沸水内焯去血水捞出，与纱袋内药物同煮，加入调料，武火烧沸，去浮沫，文火煨至汁浓。

❸ 肘子熟烂时，取出纱布药包，将肘、汤、大枣同时装入碗内即成。

❹ 佐餐食用。

【功效】滋阴润燥，健肤养血。

【方解】本方所主，为血虚生风，精枯不润所致的皮肤不荣，燥涩瘙痒诸证。

治宜养血生精，滋阴润燥，祛风止痒。方中猪肘味甘咸，性平，功能滋阴养血，润燥嫩肤，所含胶质蛋白有增加皮肤弹性，延缓皮肤老化的作用；黄精甘平，补中益气，养阴润肺；桑椹甘酸性寒，滋阴养血，健肤润燥；玉竹甘平，滋阴润燥，养益肌肤。诸药共用，共奏滋阴养血、润肤息风之效。

【使用注意】本膳偏于滋阴养血，味厚而重，凡脾胃虚弱、食不消化者，不宜食用。

应用

阴血不足，津枯不润证。适用于气血津液不足，肌肤不荣，血虚生风所致的皮肤干燥粗涩、瘙痒皮屑、易生褐斑等。

四、延年益寿

长生固本酒《寿世保元》

【组成】枸杞子、天冬、五味子、麦冬、怀山药、人参、生地黄、熟地黄各 60 g，白米酒 3000 mL。

【制法用法】

❶ 将人参、山药、生地、熟地切片，枸杞子、五味子拣净杂质，天冬、麦冬切成两半。

❷ 全部药物用绢袋盛，扎紧袋口；将酒倒入净坛中，放入药袋，酒坛用湿棉纸封固加盖。

❸ 将酒坛置于锅中，隔水加热蒸约 1 小时，取出酒坛，候冷，埋于土中以除火毒，3~5 日后破土取出，开封，去掉药袋，再用细纱布过滤 1 遍，贮入净瓶中，静置 7 日即可饮用。

❹ 每日早、晚各 1 次，每次饮服视人酒量大小，一般 50~100 mL。

【功效】乌须发，养心神，益年寿。

【方解】本方所主，为脾气亏虚、阴液干涸所致的虚损不足，治宜益气养阴，补肾健脾，固本延年。方中人参大补元气，山药补脾益气，五味子安神养心，枸杞子平补肝肾，亦能助脾益气，四味相合，能补元气，益中气，有助气血生化。天冬、麦冬、生地、熟地、枸杞子等能补肝肾，益精血，大补肾中元阴。与诸补气之品配伍，即成气阴两补之方，有补元气、生气血、滋肾肝、助元阴的作用。诸药制酒，酒助药势，使先天之本得滋，后天之本得调，脏腑安和而气机调和，身体健康。中老年人坚持少服、常服，可以达到益寿延年的目的。

【使用注意】凡证属阴盛阳衰，痰湿较重者，或久患滑泄便溏者，不宜服用。

应用

气阴两虚证。适用于腰腿酸软、神疲体倦、四肢无力、唇燥口干、心悸健忘、失眠多梦、头晕目眩、须发早白等气阴两虚证候。

延年草《养老奉亲书》

【组成】青橘皮 120 g，甘草 60 g，小茴香 30 g，食盐 75 g。

【制法用法】

❶ 将甘草研为细末；食盐炒过，加水溶解成浓盐水；再洗浸橘皮，去苦水，微焙。

❷ 将橘皮、甘草、茴香、盐水混合拌匀，密闭 10 小时，每小时摇晃 1 次。

❸ 慢火炒干，不得炒焦，去甘草、茴香不用。

❹ 服食青皮，每日服 1~2 片。老人小儿皆可服，尤宜老人，清晨食后嚼，有养生之效。如伤生冷及果实蔬菜之类，即嚼数片，气通即无恙。

【功效】通滞气，益脾胃。

【方解】本膳是为脾胃虚滞型人而设的理气健脾方。原方中本无茴香，明代《奇效良方》加入此药，使青皮口感变好，故本膳从之。全方由橘皮、甘草、小茴香、食盐四味制成。青橘皮辛苦而温，功能理气健脾，燥湿化痰，开胃消食，善治食、气停滞胃脘引起的心腹气痛、胀满、食欲不振、呕吐泄泻，以及咳嗽痰多等症，以其理气消食而不伤正，最宜老人食用；甘草补脾胃，润心肺，清火解毒，调和诸药；与食盐相合，共成顺气进食强壮之品，对于老人腹胀少食者，可收和胃却病、益寿延年之效。

【使用注意】本膳偏于香燥，阴虚火旺者慎用。

应用

脾虚气滞证。适用于脾胃不足者日常调养。

五、明目增视

归圆杞菊酒《摄生秘剖》

【组成】当归身（酒洗）30 g，圆眼肉 240 g，枸杞子 120 g，甘菊花 30 g，白米酒 3500 mL，好烧酒 1500 mL。

【制法用法】

❶ 诸药用绢袋盛之，悬于坛中，再入二酒，封固，贮藏 1 月余即可饮用。

❷ 不拘时饮之。

【功效】补肾滋精，益肝补血，养心安神。

【方解】本方所治之证，为肝肾不足，精亏血虚所致，治宜补肝肾，益精血，安心神。本方又名“养生主”“养生酒”。方中当归甘辛温，入肝心脾诸经，能补血和血，养肝调经。《神农本草经百种录》称：“当归辛香而润，香则走脾，润则补血，故能透入中焦营分之气。”为血家必用之圣药，故古今皆谓当归为补肝血之圣药。龙眼肉甘温，入心脾经，能够养血益脾，大补气血，适用于体虚老弱、气血不足者，与当归相配，以加强补血养肝的作用。枸杞子甘平，入肝肾经，能滋补肝肾，益精明目，多用于肝肾不足的头晕目疾。甘菊花甘苦微寒，善疏风除热，养肝明目，与枸杞相配伍，滋补肝肾而益肝肾之体，疏风散热，而散肝经之邪，两味配合，补肝明目之力益强。白酒则活血行气，推导药力。《摄生总要》云：“当归，补血奇珍；圆眼，养心佳果；枸杞子扶弱，谓之仙人杖；甘菊花益寿，名之传延年。酒浆之甘，厚肠胃而润肌肤，烧酒之辛，行药势而通血脉。且其配合，性纯和味甘美，诚养生之主也。”故全方以补养肝肾为主，佐以疏风散邪，能治疗肝肾精血不足而致的目暗不明等症。

【使用注意】阳气不足所致的上述诸症，如患湿热、痰饮等疾，则不宜服用。

应用

肝肾亏虚，精血不足证。适用于精血不足而致的目暗不明、头昏头痛、面色萎黄、心悸失眠、腰膝酸软。

猪肝羹《太平圣惠方》

【组成】猪肝 100 g，葱白 15 g，鸡蛋 2 枚，豆豉 5 g，食盐、酱油、料酒、淀粉适量。

【制法用法】

❶ 将猪肝切成小片，加食盐、酱油、料酒、淀粉，抓匀；葱白切碎；鸡蛋打散；备用。

❷ 先以水煮豆豉至烂，下入猪肝、葱白，临熟时将鸡蛋倒入。

❸ 佐餐食之。

【功效】补养肝血，护睛明目。

【方解】本方所主，为肝血不足，视物昏花之证，治宜补养肝血，明目护睛。

方中猪肝、鸡蛋，均是血肉有情之物，营养丰富，能补益人体精血，其中猪肝能以脏补脏，滋养肝血，葱白温通阳气，豆豉中含有丰富的卵磷脂，对视神经有营养作用。诸料合用，共同发挥补益肝脏、明亮眼目的作用，不仅对老人视力减退有效，即使是儿童、青年，也有很好的保护视力作用。

【使用注意】高脂血症者慎用。

应用

肝血不足，目睛不明之证。适用于老人视物昏花，以及青年近视，远视。

九月肉片《常用特色药膳技术指南（第一批）》

【组成】菊花 100 g，石斛 20 g，瘦猪肉 300 g，鸡蛋 3 个，鸡汤 300 mL，生姜 15 g，葱白 15 g，湿淀粉 10 g，麻油 50 g，食用油 500 g，食盐 3 g，白砂糖 3 g，绍酒 20 g，胡椒粉 2 g。

【制法用法】

❶ 将瘦猪肉去皮、去筋后，切成薄片；菊花瓣用清水轻轻洗净，用凉水漂上；生姜、葱白洗净后切成指甲片大小；鸡蛋去黄留清备用。

❷ 肉片用蛋清、食盐、绍酒、胡椒粉、湿淀粉调匀浆好。用食盐、白砂糖、鸡汤、胡椒粉、湿淀粉、芝麻油勾兑成调料汁。

❸ 炒锅置武火上烧热，放入食用油 500 g，待油 5 成热时投入肉片，滑散后倒入漏勺沥油。

❹ 锅中留底油烧热，下生姜、葱白炒香，放入肉片，烹绍酒，倒入芡汁，撒入菊花瓣炒匀即可。

❺ 作菜肴食用。

【功效】清热，滋阴，明目，祛风，平肝，养血。

【方解】本方所主，为肝风内动所致的视觉疲劳。治宜清热滋阴，养血明目。方中石斛味甘、微苦，性微寒，入胃、肺、肾经。生津养胃，滋阴清热，明目强腰，善治阴伤目暗。瘦猪肉味甘咸，微寒，善补肾滋阴，润燥。《本经逢原》言其补肝益血，与石斛相配，滋阴养血，明目增视。另加甘苦微寒、疏风清热、平肝明目之菊花瓣，令本膳清热滋阴、养血明目之力更佳。

【使用注意】脾胃虚寒者慎食；阳虚或头痛恶寒者禁食。

应用

肝目不足，肝风内动证。适用于视觉疲劳属肝风内动证，常表现为头昏头痛、眼花干涩、易急躁等症。

六、聪耳助听

熘炒黄花猪腰《家庭药膳》

【组成】猪腰 500 g，黄花菜 50 g，生姜、葱白、大蒜、素油、食盐、糖、芡粉各适量。

【制法用法】

❶ 将猪腰切开，剔去筋膜臊腺，洗净，切成腰花块。

❷ 黄花菜水泡发，撕成小条。

❸ 炒锅中置素油烧热，先放入葱白、生姜、大蒜等佐料煸炒，再爆炒猪腰，至其变色熟透时，加黄花菜、食盐、糖煸炒，再入芡粉，汤汁明透起锅。

❹ 顿食或分顿食用，也可佐餐服食。

【功效】补肾益损，固精养血。

【方解】本方所主，为肾虚所致的耳鸣，以及生殖机能减退的证候。治宜补肾益精。方中以猪腰、黄花菜为主料。猪腰味咸，性平，有补肾养阴作用，《日华子本草》称其能“补水脏，治耳聋”。黄花菜味甘性平，功效养血平肝，利尿消肿，但民间以其治疗肾虚耳鸣、腰痛、产后乳汁不下，有很好疗效。两味合用，治疗肾虚耳聋耳鸣效果更加突出。亦可用于男子阳痿、产妇乳少、产后身痛等肾精亏损者。

【使用注意】本膳性偏渗利，肾气虚寒、小便过多者不宜食。

应用

肾精不足证。适用于肾虚所致的耳鸣耳聋、头晕乏力。

法制黑豆《景岳全书》

【组成】黑豆 500 g、山萸肉、茯苓、当归、桑椹、熟地黄、补骨脂、菟丝子、旱莲草、枸杞子、地骨皮、黑芝麻各 10 g，食盐适量。

【制法用法】

❶ 黑豆用温水浸泡 30 分钟。

❷ 其余中药装入纱布袋中，扎紧袋口，放入锅内，加水适量，煎煮，每 30 分钟取煎液 1 次，取后再加水煎煮，如此共取煎液 4 次。

❸ 将 4 次煎液合并，倒入锅内，再将黑豆倒入药液中，加盐，先以武火烧沸，再用文火煎熬，至药液干涸，即停火。

❹ 将黑豆暴晒至干，贮存于瓶中，随意取食。

【功效】补益肝肾，聪耳明目，强壮筋骨。

【方解】本方所治之证，为肝肾精血不足所致，治宜补益肝肾。方中山萸肉、旱莲草滋补肝肾精血；当归补血活血；桑椹、熟地黄补血滋阴，填精益髓；补骨脂补肾暖脾、固精缩尿；菟丝子补肾固精；茯苓补脾益气以资气血之源；食盐能引药入肾。诸药合用，补肝肾，益精血。黑豆为本膳主料，色黑入肾，养血润燥，得诸药相助，使肝肾精血足以充养耳目。全方补益肝肾，养血益精，聪耳明目。

【使用注意】感冒期间不宜食用。

应用

肝肾精血不足证。用于耳目、筋骨失养所致的耳鸣耳聋、头昏目眩、腰酸腿痛、筋骨无力。

七、益智健脑

金髓煎《寿亲养老新书》

【组成】枸杞子不拘多少，米酒适量。

【制法用法】

❶ 枸杞子取红熟者，去嫩蒂子，拣令洁净，以米酒浸泡，用蜡纸封闭瓮口，无令透气。

❷ 浸 15 日左右，过滤，取枸杞子于新竹器内盛贮，再放入砂盆中研烂，然后以细布滤过，去滓不用。

❸ 将浸药之酒和滤过的药汁混合搅匀，砂锅内慢火熬成膏，切记连续搅动，以防粘锅。

❹ 膏成后用净瓶器盛，盖紧口。

❺ 每次 20~30 mL，早晚各 1 次。

【功效】填精补髓。

【方解】本方所主，为肝肾不足所致的心力、体力不足诸证，治宜填精补髓，养肝益肾。方中仅用枸杞子一味，用酒浸法熬制成煎膏服用。枸杞子味甘性平，功效滋肾补肝，养血明目，生津止渴，润肺。《本草经疏》称其“润而滋补，兼能退热，而专于补肾、润肺、生津、益气，为肝肾真阴不足、劳乏内热补益之要药。老人阴虚者十之七八，故服食家为益精明目之上品”。《遵生八笺》名为“金水煎”，并称“久服发白变黑，返老还童”。方虽单一，效则多端，兼有轻身壮气，聪耳明目，延年益寿，是老人养生益智的常食之物。

【使用注意】脾虚有湿及泄泻者忌服。

应用

肝肾精血不足证。用于老人心智衰减，体力不支，以及日常养生健体。

山莲葡萄粥《中华药粥谱》

【组成】生山药 50 g（切片），莲子肉 50 g，葡萄干 50 g，白糖适量。

【制法用法】

❶ 将前三味洗净，同放入开水锅里熬成粥，加糖即可。

❷ 每日早晚温热服食。

【功效】补益心脾。

【方解】本方所主，为心血不足、脾虚失运所致的形体虚损、智力减退证候。治宜健脾生血，养心益智。方中山药性味甘平，能益气养阴，滋补脾肺肾诸脏，《日华子本草》谓其"主泄精，健忘"，《本草正义》则称其"能健脾补虚，滋肾固精，治诸虚百损，疗五劳七伤"。莲子肉味甘而涩，性平，可补脾止泻，益肾固精，养心安神，《神农本草经》谓其"补中，养神，益气力"，《本草拾遗》称其"令发黑，不老"。葡萄干为滋补类果品，味甘而涩，性平，功能益气强志，养心除烦。三者合食可补益心脾，对久病体衰、心神失养者甚宜。

【使用注意】糖尿病患者禁食。

应用

心脾两虚，心神失养证。适用于心脾气血不足所致的形体瘦弱、烦躁失眠、口燥咽干、身疲乏力、遗精盗汗、记忆力减退等。

八、增力耐劳

神仙鸭《验方新编》

【组成】乌嘴白鸭 1 只，黑枣 49 枚，白果 49 个，建莲 49 粒，人参 3 g，陈甜酒 300 mL，酱油 30 mL。

【制法用法】

❶ 将鸭子去毛，破开，去肠杂，鸭腹内不可见水；黑枣去核，白果去壳，建莲去心。

❷ 将各料放鸭子腹内，装入瓦钵（不用放水），封紧，蒸烂。

❸ 佐餐陈酒送服。

【功效】健脾益精。

【方解】本方所主，为气阴两虚所致的体虚羸瘦、体力不支、行动虚喘等。治宜补益脾气，滋养阴血。方中以白鸭为主料，古书记载，白鸭补虚，强精，除热，和脏腑，利水道，消水肿，解毒。如无乌嘴白鸭，可以白毛老鸭代之。人参（可用玉竹 15 g 替代）、莲子、黑枣均为补气健脾、润养气阴之品。白果滋肾润肺，固涩阴精，甜酒活血通络。合为膳方，可健脾益气，填补阴液，经常食用有增强体力之功。无病者食之则增力耐劳。

【使用注意】古人认为白鸭补虚，黑鸭滑中，性偏寒，故不宜用。服用本膳期间，忌食木耳、胡桃、豆豉、鳖肉等。

应用

适用于劳伤虚弱。

牛骨膏《济众新编》

【组成】黄犍牛骨（带骨髓者）500~1000 g，怀牛膝 20 g，黄酒、生姜、葱白、食盐适量。

【制法用法】

❶ 大锅中加足水，放入牛骨、牛膝熬煮，煮沸后加黄酒 150 mL，煎至水耗至半，过滤，去牛骨、牛膝不用，放入容器中，待其凝固。

❷ 凝后去除表面浮油，只取清汤。

❸ 上火熬化，煮沸后用小火煮 30 分钟，入生姜、葱白、食盐少许。

❹ 随量饮用，或佐餐饮用。

【功效】滋补肝肾，强壮筋骨，益髓填精。

【方解】本方所主，为补髓壮骨而设，用于强壮筋骨，增强体力。方中以带髓牛骨为主料，据《食物本草》记载，牛骨髓“味甘温，主安五脏，平三焦，温骨髓，补中，续绝伤，益气”，本方用之，亦是以骨补骨、以髓填髓之意。辅以牛膝，入肝肾二经，有滋补肝肾、强筋健骨之功，又善下行，长于治疗下半身的腰膝筋骨酸痛，是治疗肝肾不足、腰膝酸软的要药。两味熬制成浓膏，有强壮精力的功效。体力劳动者常服，可增强体力。可用做体力劳动者的饮料，既可解渴，又能强壮筋骨。

【使用注意】感冒期间勿服。

应用

肝肾不足证。适用于肝肾不足，腰膝酸软。或用于筋骨损伤者的辅助治疗。

田七白芍蒸鸡《中华临床药膳食疗学》

【组成】三七 20 g，白芍 30 g，肥母鸡 1500 g，黄酒 50 g，生姜 20 g，葱白 50 g，食盐适量。

【制法用法】

❶ 将鸡处置干净，剁成核桃大块，分 10 份装入蒸碗内。

❷ 取三七半量打粉备用，另一半蒸软后切成薄片。

❸ 三七片、葱姜片分为 10 份摆入各碗面上，加入白芍水煎液、黄酒、食盐，上笼蒸约 2 小时，出笼后取原汁装入勺内，加三七粉煮沸约 2 分钟，分装 10 碗即成。

❹ 佐餐食用。

【功效】养血补虚，填补壮骨。

【方解】本方所主，为气血两虚，筋骨痿弱之证，治宜补气养血，壮骨强筋。方中三七甘温微苦，是传统的活血止痛药，多用于外伤出血、跌打损伤等血分病证，民间则认为其有补益功能，能强壮筋骨。现代研究发现其中所含皂苷与人参相似，本膳即取其补益功能。白芍酸甘微寒，能养血柔肝，舒缓筋脉。两味合用，一强骨，一柔筋，可使筋骨强健。鸡肉可温中益气，合以辅料，能温补散寒，调畅气血。对气血不足而筋骨痿软者，有补益作用。

【使用注意】因三七有活血化瘀作用，故孕妇慎用。本膳性偏温，阴虚火旺、虚热口干者忌用。

应用

气血不足，筋骨失养证。适用于气血不足、体虚气弱者及产妇。

第四章 药膳的分类及制作的基本技能

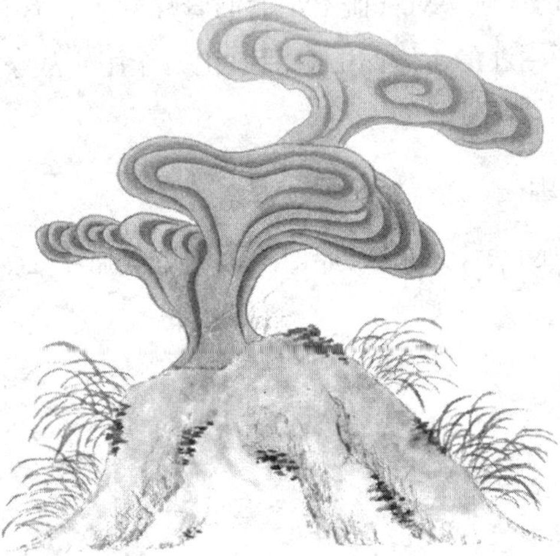

第一节　药膳的分类

一、按药膳功效分类

此种分类方法是以中医治法理论为依据，按照药膳的功效进行分类，作用明确，便于辨证选食，为临床所常用。本书后续所介绍的药膳配方，即采用了这种分类方法。

二、按药膳形态分类

此种分类方法是按照烹饪方法和烹饪后成品的形态进行分类，本章中药膳制作方法中即采用了此种分类方法进行介绍。一般可分为药膳菜肴类、药膳面点类、药膳汤羹类、药膳饭类、药膳粥类、药膳茶饮类、药膳饮料类、药膳酒类和膏滋类等九大种类，后面将详细介绍。

第二节　药膳制作的基本技能

一、药膳制作的特点与要求

药膳的制作与一般膳食的制作有许多相似之处，但是又有其独特的特点与要求，掌握这些特点与要求是制作出合格药膳的前提条件。

（一）药膳制作的特点

1. 辨证选食，药食结合

药膳的制作与普通膳食的制作最大的区别在于膳食中是否含有中药，这就要求在选药配膳的过程中进行辨证选食，以达到更好食用效果。辨证是指在中医药基本理论的指导下，对药膳服用者的身体状况进行综合分析，对生病者确定其证型，对健康者确定体质类型，然后依据辨证结果制定药膳的治法和调养方案。制作药膳时，要根据辨证的结果，依据治法搭配相应的食物和中药。如寒证者，可选用温热性质的食物原料和中药原料进行制膳；热证者，则选用寒凉性质的食物原料和中药原料进行制膳；体质偏阴者，可选用温热性质，具有温肾助阳的药物与食物原料配膳；体质偏阳者，可选用寒凉性质，具有滋阴润燥的药物与食物原料配膳。

2. 因药制宜，科学烹调

药膳的烹调制作，必须要将中药原料与食物原料通过原材料的加工及烹调有机地结合起来，既要让中药原料能自然地融入药膳中，又不能降低药膳的口感，使用膳者能够在享受美味食物的同时起到治病、强身健体的作用，这就对药膳的烹调提出了更高的要求。要求制膳者对所选用的食物原料和中药原料的性质有充分的了解，避免因火力过大导致的中药原料有效成分的损失，或是加工烹调方法不当导致的中药原料有效成分不能被有效提取而无法达到预期的效果。例如选用含有挥发油类成分的芳香类中药时，要严格控制加热温度和加热时间，避免高温、长时间加热导致的挥发油类成分的损失，多在药膳加热后期加入，并盖紧锅盖，加热片刻，有香气溢出即可；再如选用人参、当归或黄芪等根茎类补益中药时，应加足水，并采用长时间加热的烹调方式，以确保其有效成分能够被煎煮出来并融入到药膳中。

3. 合理调味，辅料增效

药膳的制作过程中因为加入了中药原料，而使得药膳带有这些中药本身的味道，可以通过增加调味料的使用，或是增强这些中药的味道或是矫正这些中药的味道。还有可以通过调味料增加药膳的疗效，如烹调补阳类药膳时，可选用肉桂、八角、生姜、辣椒、胡椒等辛温香辣的调味料，而如烹调滋阴养血类药膳时，则尽量不用或少用这类调味料。

（二）制作的要求

药膳在烹调制作过程中除了应遵从同类膳食制作的一般原则外，还有其自身独特的要求，主要有以下三个方面：

1. 食物原料与中药原料合理配伍

药膳制作，是以中医药理论为指导，在食物原料与中药原料选材上要遵从相须、相使的原则，以起到协同增效的作用，如贝母与雪梨共同烹调；必要时可以使用相畏、相恶的原则，如生姜与鱼虾类共同烹调；禁用相反、相杀的原则，以免引起不良反应。

2. 中医药理论与烹调技术有机结合

药膳在为人体提供能量的同时，还能起到防病治病、强身健体的作用，既借用了烹调技术制膳，又遵从了中医药理论配膳。只有将二者有机结合，融会贯通才能制作出更适合人们服用，更具形、色、香、味、效的药膳。如调理儿童脾胃病的药膳，可以制成各种糕点的形式；病后恢复的药膳，可以制成粥汤的形式。

3. 疗效与形、色、香、味同时兼顾

膳食讲究形、色、香、味，而药膳则在此基础上更加强调疗效，这也是药膳区分于普通膳食的根本所在，故在药膳的制作过程中，首先需要考虑药膳的疗效，在保证药膳疗效的同时兼顾药膳的形、色、香、味。

（1）“形”的方面

中药原料与食物原料切制的形状既可一致，也可有差异，以利药膳造型美观。中药原料的制形，需要根据中药的质地和性质，合理制形。含淀粉较多的中药可以切制成厚片、段、块等，以免其在烹制过程中破碎，如山药或茯苓等；含纤维较多的根茎类中药，可以切制成薄片、丝、段等，以利于有效成分的烹出，如人参、黄芪、当归或灵芝等。

（2）“色”的方面

中药原料与食物原料均具有不同颜色，药膳制作在辨证的基础上，可以将不同颜色的中药原料和食物原料进行合理搭配，争取达到秀色可餐的效果。少用或不用带颜色的调味料，一般不使用色素调色。

（3）“香”的方面

制作含有挥发油类成分中药原料或食物原料的药膳时，由于中药原料自身所含的挥发油类成分多香气宜人，故以这类原料制作药膳时，多在主料制熟前，加入锅中，加盖锅盖，短时间烹制，以免挥发油损失。制作这类药膳，在保留食物原有香气的同时，也要使药膳具备一定的药香，从而增进食欲。

（4）“味”的方面

中药原料与食物原料都具有各自的味道，人们的口味，也各有所偏。一般而言，药膳味道的选择可依据辨证的结果，综合考虑服用者病情、体质和口味等因素合理配制。如药粥类的药膳，选择动物性食物原料则可选择偏咸的，选择植物性食物原料则可选择偏甜的；补益类药膳，因所选的中药多含多糖类成分，故药膳口味可以甘甜为主；清热类药膳，多以味淡清苦为主；如遇苦、涩、麻、辣等性味较重的中药，或腥、膻等异味较大的食物，可通过烹饪方法去除和减轻原料的异味，还可通过使用调味料矫正原料的味道。

二、药膳原料的前期加工与处理

药膳主要由中药原料和食物原料两大部分构成。因此在药膳制作之前，应分别对中药和食物进行前期的加工与处理，以备药膳的制作。用于制作药膳的中药原料，可分鲜品和干品两类。其中菜肴制作多选用中药鲜品，而其他类型药膳既可选用中药鲜品也可选用中药干品。

（一）中药鲜品原料

中药鲜品原料的前期加工与一般蔬菜的前期加工类似，按照选料、净制、切制等程序，进行前期加工处理。

1. 选料

应选取新鲜、质佳的原料，以使药膳保持味道鲜美的特点。

2. 净制

中药鲜品多带有泥沙等，应先清除杂质，去除非药用部位，并洗净泥沙等不洁之物，以便于进一步的加工制作，如山药洗去泥沙并刮去外皮、杏仁去皮、红枣去核和莲子去心等。

3. 切制

中药鲜品应根据自身质地并考虑制膳需要，切制成不同的形状，含淀粉类中药原料宜切厚片、段或块等，含有纤维类中药可以切丝、段或斜片等，既要易于中药鲜品的熟烂出味，又要避免中药鲜品在制膳过程中出现烂在锅中不能维持其原有形状的现象。

（二）中药干品原料

选取中药干品作为药膳原料时，如选择生品可以直接选用经过净制的中药材或中药生品饮片，如选择炮制品可以直接选用已经炮制好的中药饮片，通常不需要进行特殊的加工。如遇特殊情况需要对中药进行炮制加工时，可参考《中药炮制学》中的炮制方法，本书对炮制方法不作介绍。

通常情况下中药干品原料的前期加工主要分为净制、浸泡、切制、碾捣（粉碎）和煎煮制汁等前期加工处理。

1. 净制

中药材先进行净制，除去泥土、杂质等不洁之物，并用清水清洗干净。中药饮片可以挑选色泽佳，大小均匀的饮片，除去有斑点或变色的部分，并用清水洗净表面灰尘杂物。

2. 浸泡

上述经过净制的中药材或中药饮片，如其质地坚硬，可先用水浸泡，使其变软。浸泡时间，视中药材或中药饮片质地、大小而定，一般以内无干心，整体变软为度，但不宜浸泡过久，以免有效成分过多地溶解到水中造成有效成分大量损失。

3. 切制

浸泡合格的中药材或中药饮片，可以根据其自身性质和制膳需要改刀切制成片、块或段等形状，便于在制膳过程中有效成分能从中药材或中药饮片中被烹制出来与食物原料融为一体，从而发挥药膳的最佳疗效。

4. 碾捣（粉碎）

有些中药材或中药饮片，在制膳时需要进行碾碎。如制作三七药酒，以粗粉为宜；制作酸枣仁粥，可将酸枣仁碾碎与食物原料共煮；制作糕点药膳，可将中药材或中药饮片进行粉碎、过筛，再与食物原料混合均匀制作糕点。

5. 煎煮制汁

制作药膳时，还可以将中药材或中药饮片进行煎煮制汁，中药药汁可以根据制膳需要添加到各种药膳中。如用药汁煮粥、煮汤，制作面点、饮料等。

三、药膳的制作方法

药膳的制作工艺和传统的膳食制作在制作方法上有很多相似之处，因为在药膳的制作中融入了中药这一食材，对药膳的制作就有了更高的要求，下面介绍一些药膳的制作方法。

（一）菜肴

和传统的中式菜肴一样，药膳菜肴可分为热菜类药膳和凉菜类药膳两大类，也是传统药膳中最常见的品种之一。

1. 热菜类药膳的制作方法

热菜类药膳是最常见的药膳菜肴，在餐馆或家庭厨房均可按方制作。热菜类药膳的制作方法繁多，其中炖、焖、煨、熬、煮、蒸、烧、扒和烩法等以水或蒸气作为传热介质的烹调方法，因其在制作过程中既可使中药原料和食物原料充分混合并长时间受热，便于中药原料和食物原料中有效成分的溶出，又避免了过高温度导致中药有效成分的破坏（受热温度不超过100℃），从而充分发挥药膳菜肴保健、预防、治疗功效，故多被采用；而炒、爆、熘和炸法等以油作为传热介质的烹调方法也可适当选用；但煎、炸、烤、熏和炙等方法因其加热温度过高，对中药原料有效成分破坏较多，故多不采用。下面对常用的几种药膳制作方法进行介绍。

（1）炖法

炖法是将经过前期加工处理的食物原料和中药原料一同置于锅中，加入适量清水，先武火加热至沸腾，除去表面浮沫，加入调味料，再改用文火加热，加热至原料酥烂的方法。

①用料与初加工

炖法多选用动物性食物原料，如羊肉、牛肉、猪肉、鸡肉、鸭肉和鸽子肉等。还可以根据药膳制作和提高味觉的需要，搭配根茎类或叶菜类的植物性食物原料，如莲藕、山药、土豆、白萝卜、胡萝卜和大白菜等，一些种子类原料也可以作为炖菜的配料，如黄豆、花生和莲子等。

食物原料的初加工及处理，主要包括洗涤、去毛、去皮、去内脏等处理，用刀加工成块、段、条等大小相近的形状，小型原料也可整个使用（如禽类、种子类）。

中药原料的初加工及处理，中药原料的投放可以分成两种方法，一种是将中药原料经过清洗后直接加入锅内，与食物原料一起炖制；另一种是将中药原料经过清洗后用放入棉布或者无纺布袋中，并扎紧开口处，将布袋加入锅内，与食物原料一起炖制。两种方法并无本质区别，实际制作可以按照个人喜好及制作条件进行选择。建议用到花类、叶类、果实类等质地疏松的中药原料时采用第二种方法，以免中药原料在长时间加热过程中被炖烂，从而影响食物原料的口感。

②注意事项

炖制药膳菜肴时，通常需要加热数小时，故加水要充足，以超过原料高度3~5 cm为宜。加热时，武火煮沸后应及时调整火力为文火，避免因火力过大导致的汤汁过快烧干。如遇加水不足或火力过大导致的水量不足情况，应该直接加入沸水，避免加入冷水。

（2）焖法

焖法是将经过前期加工处理的食物原料经过油或焯水后制备成半成品，再与中药原料一同置于锅内，加适量汤汁或清水和调味料，用文火焖至原料酥烂，再改用中火将汤汁收稠的方法。

①用料与初加工

焖法对动物性食物原料的选材与炖法类似，还可根据需要搭配植物性食物原料。

食物原料和中药原料的初步加工和炖法相似。

②注意事项

在焖制过程中，汤汁或清水的量宜一次加足；咸味调味料在制作初期宜少量加入，剩余部分可在中火收汁时给予补足，以免味道过咸；中火收汁时，注意旋锅或用炒勺适当搅动，防止原料粘锅。（备注：旋锅是指将炒锅作顺时针或逆时针进行晃动，使锅内的原料旋转，以免原料粘在锅底或发生焦糊等现象，并保证翻锅的顺利进行。）

（3）煨法

煨法是将经过前期加工处理的食物原料经焯水或煸炒，再与中药原料同置于锅内，加适量清水和调味料，用武火热沸，撇去汤面浮沫，再用中小火长时间加热至原料酥烂、汤色浓白的加工方法。

①用料与初加工

煨法对动物性食物原料的选材与炖法类似，还可根据需要搭配植物性食物原料。

食物原料和中药原料的初步加工和炖法相似。

②注意事项

在煨制过程中，如需加入某些根茎类的植物性食物原料作配料时，可在动物性食物原料加热至约八成熟时加入锅中；动物性食物原料多加工成大小均匀的块状，加热时间可根据原料质地及块的大小而定，一般约1~2小时。

（4）煮法

煮法是将经过前期加工处理的食物原料和中药原料一同置于锅中，加入适量清水或高汤及调味料，用武火煮沸后，再用中小火加热至原料成熟的加工方法。

①用料与初加工

煮法适用的食物原料比较广泛，既适用于动物性原料，也适用于植物性原料。

食物原料根据其质地多加工成片、丝、段、条和小块等比表面积较大的形状。中药原料的初步加工和炖法相似。（备注：比表面积是指单位质量物料所具有的总面积。）

②注意事项

煮制的时间一般较短，约30分钟即可；煮制时可以用高汤替代清水以增加菜品的口感。

（5）烧法

烧法是将经过前期加工处理的食物原料经煸炒、焯水、油炸或油煎等处理后，与中药原料一同置于锅内，加入适量清水或高汤，先用武火煮沸，再用文火烧至原料酥烂，最后用武火收稠汤汁的加工方法。

①用料与初加工

烧法适用的食物原料比较广泛，既适用于动物性原料，也适用于植物性原料。常用的动物性食物原料有羊肉、牛肉、猪肉、兔肉、鸡肉、鸭肉、鸽子肉、鹅肉、鹌鹑肉、海参、鲍鱼、甲鱼、鳜鱼和黄鱼等；植物性食物原料包括有四季豆、南瓜、茄子、豇豆和豆腐等。

②注意事项

烧制时一般需先将炒锅用武火加热并加入适量食用油，用葱、姜煸香后，再加入经预先处理好的原料；加入的清水或高汤要适量，避免汤水过多，耗时过长，或汤水不足，造成烧干；使用咸味调味料（酱油和食盐）时可分两次投放，第一次随其他调味料投放约70%的量，待武火收汤时，视菜肴的色泽和口味，再决定第二次投放调味料的数量，用以调整菜肴的色泽和口感，避免菜肴颜色过深或者味道过咸；武火收汤时如所加工的食物原料为动物性的食物原料，因其含有丰富的胶质，通常不需要勾芡处理，如所加工的食物原料为植物性的食物原料，通常需要用水淀粉进行勾芡。

（6）蒸法

蒸法是将经过前期加工处理的食物原料和中药原料一同置于容器内，加入适量清水或高汤，用调味料调好味道后，置蒸箱或蒸笼内，先用武火将水烧开，待水沸腾后改用文火继续加热维持水沸腾至原料酥烂，即可。

① 用料与初加工

蒸法适用的食物原料比较广泛，既适用于动物性原料，也适用于植物性原料。食物原料和中药原料的初步加工和炖法相似。

②注意事项

蒸制耗时较长，蒸制时应保持锅中的水充足，并且留有专人看守，防止水分烧干。如遇锅内水分蒸干时，应及时补充沸水。

（7）烩法

烩法是将经过前期加工处理的食物原料经蒸、焯水、油炸或油煎等预熟处理，再经刀工处理后与药物同置于锅内，加入适量清水或高汤、调味料，用中火烧沸至原料入味，再勾芡稠汁成菜的加工方法。

①用料与初加工

烩法适用的食物原料比较广泛，既适用于动物性原料，也适用于植物性原料，所选用的食物原料在初加工时多制备成片、条、小段、小块、泥和茸等形状，如鸭片、猪肚条、笋段、藕块、猪肉泥和虾茸等；如食物原料体积较小则可整用，如虾仁、鲍鱼、乌鱼蛋、鹌鹑蛋、蘑菇、木耳和豌豆等。大多数食物原料在加工成型后，都要进行初步熟处理，如蒸、焯水、油炸或油煎等，使其成为半成品，少数体积小且易熟的食物原料可以直接烩制。

②注意事项

烩法通常选用高汤，同时需要使用水淀粉进行勾芡，勾芡的黏稠度需要根据菜肴的质感而定，以食用时清爽不煳、不掩盖菜肴的色泽和形状为宜。

（8）炒法

炒法是将经过前期加工处理的食物原料和中药原料放入预热的油锅内，用武火加热并快速翻炒至原料成熟的加工方法。炒法一般可分为生炒、熟炒和滑炒三种，以下分别进行介绍。

生炒：是将经过前期加工处理的食物原料和中药原料直接放入预热的油锅中，用武火炒至原料近成熟时加入调味料的加工方法。

熟炒：是将动物性食物原料先进行初步熟处理加工，使其成为熟料，再进行切制后与中药原料共同放入预热的油锅中，加入调味料，用武火速炒而成的烹调方法。

滑炒：是将动物性食物原料加工成片、丝、丁和段等形状后，以蛋清或淀粉上浆，倒入约120℃的温油中滑散后，倒入漏勺沥去余油，炒锅内加入调味料，再加入滑熟的主料，用兑好的清汁迅速翻炒的加工方法。

①用料与初加工

炒法适用的食物原料比较广泛，既适用于动物性原料，也适用于植物性原料。食物原料多加工成片、丝、丁和段等形状。

炒法适用的中药原料，主要以鲜品中药为主，如山药、百合、桃仁或银杏果等，或是干品泡发，如首乌。

②注意事项

生的动物性食物原料在炒制前通常需要用调味料进行腌制并上浆，熟料则无需上浆；植物性食物原料一般都不上浆；除生炒的蔬菜和干煸的荤菜外，绝大多数炒菜都要进行勾芡处理。

生炒可待主料在热油锅内至五六成熟，再放入配料，配料易熟的可迟放，不易熟的可与主料一起放，然后加入调味，迅速颠翻几下，断生即好。生炒时锅要滑、火要旺、油要热。如原料的体积较大，可在炒制时加入少量汤汁，翻炒几下，使原料炒透即可。放汤汁时，需在原料的本身水分炒干后再放，可以更好入味。

熟炒的主料必须为熟料，配料可以是易熟的蔬菜，如洋葱、芹菜、青椒或蒜薹等。在切制时，熟料要切得短一些，宽一些，厚一些，以避免在炒制过程中出现散碎的情况。熟炒的菜肴可根据需要进行勾芡。

滑炒适用于质嫩无骨的动物性食物原料，如猪里脊肉、鱼片或虾仁等。滑炒的原料基本都要用蛋清或水淀粉等上浆，上浆时，可用适量的盐、姜葱汁和黄酒等对原料进行预先腌制，并用手反复抓拌，使上浆均匀，避免出现出水或脱浆。（备注：上浆是指切好的原料在下锅之前，给其表面挂上一层浆或糊之类的保护膜，这一处理过程叫上浆或挂糊（稀者为浆，稠者为糊）。上浆的作用：1. 能保持原料中的水分和鲜味，是烹调出来的菜肴具有滑、嫩、柔、脆、酥、香、松或外焦里嫩等特点。2. 能保持原料不碎不烂，增加菜肴形与色的美观。3. 能保持菜肴的营养成分，使营养素少受损失。

3. 凉菜类药膳的制作方法

凉菜类药膳是用新鲜的食物原料和中药原料，进行生品加工制作，或是将食材经制熟处理后，再经加工调制后冷食的药膳菜肴。常用的制作方法主要有拌、炝、腌、冻、卤和酱法等。

（1）拌法

拌法是将可直接生食的食物原料和中药原料，或虽不能生食但经过加热后成熟的食物原料和中药原料，放凉后切制成丝、块或片等可直接食用的形状，加入调味料的方法。

①用料与初加工

拌法适用的食物原料比较广泛，既适用于动物性原料，也适用于植物性原料。其中适合生食凉拌的主要为叶质类蔬菜，常见的有黄瓜、芹菜、香菜等，需要加热成熟的主要为根茎类蔬菜及动物性原料。

拌法适用的中药原料主要为鲜品中药，常见的有百合、山药和桔梗等。

②注意事项

植物性食物原料的加热成熟的方法多用焯、蒸或煮等方法进行加热，一般不加调味料；动物性食物原料可采用蒸、煮、酱或卤等方法进行加热。调味料可以提前与食材拌匀码盘，也可将食材码盘后浇上调味汁，还可以将调味料单独置于容器内，食用时蘸食。

（2）炝法

炝法是将可直接生食的食物原料和中药原料，或虽不能生食但经过加热成熟的食物原料和中药原料，放凉后切制成丝、块或片等可直接食用的形状，放容器中用调味料拌制，并淋上适量热花椒油或热辣椒油成菜的加工方法。

①用料与初加工

炝法用料的选择与初加工和拌法类似。

②注意事项

炝法与拌法有许多相似之处，二者区别为炝法需要淋上热花椒油或热辣椒油，因此具有辛香爽口、理气开胃的作用。

（3）腌法

腌法也称腌渍法，是将可直接生食的食物原料或中药原料浸在调味卤汁中，或直接用调味料拌匀的加工方法。腌法根据所用的主要调味料不同，可分为盐腌、醋腌、酒腌、糖腌和糟腌等五种方法。

①用料与初加工

适合于腌法的食物原料比较广泛，既适用于动物性原料，也适用于植物性原料。

②注意事项

盐腌主要的调味料是食盐，适用于有特殊气味的可直接生食的食物原料或中药原料，如白萝卜、桔梗等。盐腌制一定时间后，取出原料，挤去水，再用调味料拌匀。

糖腌主要的调味料是糖，也可以用蜂蜜代替，有时可加入少量的醋或鲜柠檬汁等酸性调料，以使菜肴甜酸可口，偶尔可以少量加入食盐，一般不用具有辛辣刺激性的调料。适用于可直接生食的食物原料或中药原料，如鲜龙眼、番茄、芒果、胡萝卜等。糖腌后的菜肴，无需挤水。

醋渍主要的调味料是食醋，多用酿造醋，少用白醋，为缓解醋的酸味，可以在菜肴中加入适量的糖和盐调整菜肴口感。

酒腌主要的调味料是白酒或黄酒，也可以加入食盐等调味料，酒腌根据需要腌制原料的生熟与否又分为生醉和熟醉。生醉用时较长，约为 5~15 天，主要适用质嫩味鲜的海鲜和河鲜等原料，如醉虾、醉蟹、醉泥螺等；熟醉用时较短，约为 1~5 小时，主要适用于质嫩味鲜的熟料，如醉鸡等。

糟腌是将原料置于以酒、糟、盐等混合调味料液中，密闭发酵至原料成熟的加工方法，糟腌的加工方法与酒腌基本相同，糟腌的菜肴也有酒的某些风味。糟腌时可加入盐、糖、味精、八角、花椒、香叶或桂皮等调味料，使糟香更加突出，这也是糟腌与酒腌的不同之处。

（4）冻法

冻法是将含胶原蛋白较多的原料，煮、酱或卤至原料成熟、酥烂后加入调味料，再煮，同时保留较多的汤汁，使原料中的胶原蛋析出和汤融和，冷却后，汤汁凝固成冻的加工方法。

①用料与初加工

适合于冻法的食物原料多为富含胶原蛋白的动物原料，如猪皮、蹄筋等。

②注意事项

严格意义上讲冻法并非菜肴的制作方法，只是一种成型状态，其实质的制作方法为煮、酱或卤等制法，食用时可将冻切成所需的形状，放于盘内，添加适量调味料调味即可。

（二）面点

1. 中式面点类药膳的制作方法

面点为面食与点心的合称，是以面粉、米粉或豆粉等米谷类食物原料与中药原料共同制成的食品，其包括的种类繁多，如饺子、包子、馅饼、馄饨、面条、馒头、花卷或饼干等。

中式药膳面点与普通中式面点的制作工艺大致相同，区别是在药膳面点的制作过程中加入中药原料。加入的中药原料可以是经过粉碎过筛的中药原料的粉末，也可以是中药原料的煎煮液，还可以是中药原料制作的馅料或是汤卤等。

面点的种类众多，下面对常见的几种药膳面点制作方法进行介绍。

（1）药膳饺子

药膳饺子是用清水、蔬菜汁或中药药汁调面后做皮，用肉、菜或中药原料做馅，加工成外形为半圆形的半成品，再用煮、蒸或煎等加热方法制熟的面食加工方法。

①用料与初加工

药膳饺子与普通饺子的区别是可以在馅料中添加适量的中药原料或中药药汁。馅料的原料范围较广泛，也是可荤可素，或荤素结合，可根据个人口味挑选。中药原料的添加视中药原料的质地而定，如为鲜品中药可以直接切碎作为馅料，如山药、茯苓、马齿苋等，如为中药材或中药饮片则可将其煎汤取汁或粉碎成粉后直接和食物原料混合均匀作馅料。

②注意事项

按加热方法，可分为水饺、蒸饺和煎饺。习惯上，制作水饺的面团是用冷水或温度较低的水和面而成；制作蒸饺的面团以温度较高的水或热水烫面。煎饺又分为生煎和熟煎，生煎饺子是将包制好的饺子放入平底锅内用油煎熟的方法，亦可称之为锅贴，熟煎饺子是将煮熟的饺子放入平底锅内用油煎至饺子表面金黄色的方法。

（2）药膳面条

药膳面条是指用面粉加清水、蔬菜汁或中药药汁和成面团，后压制或擀制成片再用切、拉或压等方法，制成条状或小片状，最后经煮、炒、烩、蒸或拌等一种或两种烹调方法加工制熟的面食加工方法。

①用料与初加工

药膳面条与普通面条的区别是既可以在面粉中加入适量的中药原料粉末或是用中药药汁代替水和面，也可以将中药原料作为原料制作面条的配料或汤汁。

②注意事项

药膳面条中添加中药原料的方式可以有两种，一种是直接加到面粉中，此种方法适合新鲜制作的面条；另一种是将中药原料与食物原料经煮、炖、焖或煨等菜肴的制作方法后，作为增加面条口感的配料一起拌匀食用，还可以用上述的药膳汤汁作为煮制面条的高汤，此类服用方法可以适用于新鲜的面条，还可以适用于市售的干面条。

2. 西式面点类药膳的制作方法

西式面点种类繁多，以其多变的造型、鲜艳的色彩、甜美的口感深得现代人们的喜爱，而将中药原料的粉末和面粉混匀后则可以极大丰富药膳的种类，满足人们的需要。下面以药膳饼干为例介绍其制作方法，更多的药膳西点的制备可以参考相关的西点制作方面的书籍。

药膳饼干是以中药原料的粉末或中药药汁与面粉、糖、油脂、蛋、乳品等辅料混合均匀制成面团，再制成一定形状后，经过烘焙而制成的食物。

药膳饼干因其口感好，食用方便，保存时间长，适合慢性疾病、脾胃疾病的调理，特别适合小儿慢性疾病的调理。

（1）用料与初加工

食物原料的选择与普通饼干相同。

中药原料的选择一般多选用味甘、淡的，少选择味苦、辛的。可将中药原料粉碎过筛，与面粉混合均匀后，再与其他原料共同制备面团，进行后续加工。

（2）注意事项

适合做成药膳饼干的配方，多为需要用膳者长期服用的，比如调理脾胃的药膳；中药原料粉碎后需要过较细的筛，过筛后的中药原料粉末可以略比面粉粗糙，但不能相差太大，以免影响饼干的口感；中药原料粉末与面粉的比例应该适当，比例过高影响饼干口感，比例过低每次服用的饼干量大，一般以 1∶9~1∶4 为宜；若选用了含有多糖类的中药原料，则应该适量减少糖的用量，如选用甘草，甚至可以不再使用糖；每块饼干的重量应该尽量一致，避免过大或过小，每日应该服用定量的饼干以确保每日服用的中药剂量一致。

（三）药膳汤羹

药膳汤羹是应用最广泛的药膳菜肴之一，具有制作简单，中药有效成分损失少，人体对中药有效成分吸收、利用效果好等特点，是药膳菜肴中最主要的形式之一。

汤与羹均为连汤带水的菜肴，二者在形态上有一定的差别。汤是将经过前期加工处理后的动物性及植物性原料，置于锅内，加入适量清水或高汤、调味料，采用煮、氽、炖、涮或煨等烹调方法，加热至原料成熟或酥烂的加工方法。汤对动物性原料的前处理要求不高，既可以是整个的（如禽类），也可以是切制成块、段、丝或片等；既可以带骨，也可以去骨。羹是将经过前期加工处理后的动物性及植物性原料，置于锅内，加入适量清水、调味料，采用煮、炖、熬或煨等烹调方法，加热至原料成熟或酥烂的加工方法。羹对动物性及植物性原料的加工较为细致，如是动物性原料应该去骨，同时都应该切制成体积较小的片、丝或丁等。

药膳汤羹是在普通汤羹的基础上加入中药原料。下面分别介绍药膳汤羹的制作方法。

1. 药膳汤

药膳汤的制作可采用炖、煨、煮、氽和涮等方法。有些方法与菜肴类药膳中的加工方法相同，此处仅介绍前文没有涉及的氽和涮两种制法。

（1）氽法

氽法是将经过前期加工处理的食物原料和中药原料一同置于沸水或沸汤中，用武火加热，使原料在短时间内很快成熟的一种烹调方法。

①用料与初加工

氽法适用的食物原料比较广泛，既适用于动物性原料，也适用于植物性原料。氽法所选用的原料应该是新鲜、质嫩的，食材应该切制成体积较小，可以直接入口的原料。

中药原料如为药食同源的鲜品可以直接按照要求与食物原料一同烹调，如为中药材或者中药饮片，可按照前述制备中药药汁的方法制备成中药药汁，并加入药膳汤中，如地质轻浮者。

②注意事项

食物原料一般多加工成薄片、细丝、茸或泥等易于制熟、易于食用的形状；动物性食物原料切制后需要进行上浆处理，如猪里脊片、鸡片和鱼片等；植物性食物原料有些需要焯水，如笋片、菠菜、油菜心等，以去除原料的异味或是绿叶植物中的草酸，从而提高药膳汤的口感和提高药膳效果；氽制的加热时间较短，中药原料一般应该事先制备成中药药汁。

（2）涮法

涮法是利用火锅中的沸汤对原料进行加热并使其成熟的一种烹调方法。

①用料与初加工

涮法对食物原料的选择和初加工与氽法相似。

中药原料如为药食同源的鲜品可以直接按照要求与食物原料一同烹调，如为中药材或者中药饮片，可清洗干净后直接加入火锅中同清水或高汤共同煎煮。

②注意事项

涮法虽一年四季均可使用，但以秋冬季节使用最佳；涮法中的中药原料可以是中药材也可以是中药饮片，如果是中药材可以事先泡软后在放入火锅中；涮法可选择的食材广泛，一般动物性食物原料多加工成薄片、细丝、茸或泥等易于制熟、易于食用的形状，植物性食物原料如为根茎类可以切制成块，叶类可以直接涮。

2. 药膳羹

药膳汤的制作可采用熬、煮、炖和煨等方法。

（1）用料与初加工

药膳羹选用的食物原料多为含胶质丰富的动物性原料，如羊肉、牛肉、鱼类、鸡或鸭等。还可搭配部分植物性原料，如冬瓜或豆腐等。

中药原料的用料和初加工与制备药膳汤相同。

（2）注意事项

制羹的原料如选择的是含有骨头类的动物性食物原料，应该待其被加热至七八分熟时，将其取出去骨，再将其切制成薄片、丝、丁或条等体积较小便于服用的形状；制羹时有些原料需要经过焯水、蒸、煮等初步熟处理，具体方法详见“汆法”中所述；炖制或煨制过原料的原汤通常应该尽量保持澄清，必要时可以过滤；如羹中需要添加其他配料，则配料的形状应该尽量与主料相同。

（四）药膳饭

药膳饭是将粳米、糯米、黑米或小米等粮食类原料与适当药物共同经蒸或煮等加工方法所制成的食物。

1. 用料与初加工

药膳饭选用的食物原料多为粳米、糯米、黑米或小米等粮食类原料。

中药原料主要选择药食同源类，口感较好的药物，如薏苡仁、枸杞、莲子肉、南瓜、红枣等。

2. 注意事项

粮食类原料应该先净制，即除去砂子、稻壳、稗子等杂质，再用冷水淘洗 2~3 次即可，勿多次淘洗或用力搓洗以免损失其表层的营养成分；中药原料也需要净制，净制后可与粮食类原料一同放置容器内；药膳饭的烹制方法主要有蒸法和煮法，如采用蒸法米与水的比例控制在 1∶1.1 左右，具体可根据粮食种类、添加的中药原料种类和个人口感进行调整，如采用煮法水的比例可适当提高些，但应有一定的限度，如水加的过多则容易将饭煮制成粥；加工好的米饭可焖制数分钟再食用可以增加口感。

（五）药膳粥

药膳粥是将粳米、糯米、黑米或小米等粮食类原料与适当药物共同煮制而成的食物，其煮制方法与药膳饭类似，区别是药膳粥的用水量要比药膳饭多。

药膳粥可以将粥品健脾养胃、补中益气的食疗效果和中药的治疗作用有机地结合起来，具有扶正、祛邪、不伤正气、易于消化的特点。特别适合久病体虚、大病初愈、脾胃不调的患者服用，是各种药膳中深得人们喜爱的种类之一，在日常生活中应用也是最为广泛的种类之一。

制备药膳粥的制作方法主要有以下三种方法：粮食类原料与中药原料共同煮制法；先煮粮食类原料，后下中药原料的制法；先煮中药原料或药食两用的原料，后下粮食类原料的制法，以下分别介绍。

1. 粮食类原料与中药原料共同煮制法

将粳米、糯米等粮食类原料净制后，再与药物原料（多为鲜品，如：山药或莲藕等；或易于煮烂的果实类中药，如：芡实、枸杞、莲子或百合等）置同一锅内，加适量清水，用武火煮沸后，再用文火煮至米粒膨开、粥汤黏稠适中即可。

（1）用料与初加工

食物原料的以粳米、糯米、黑米或小米等粮食类原料为主，也可选取羊肾、羊肉、鱼类等动物原料，如选择动物原料，需将其去骨，并切制成体积较小的片、丁或段等易于服用的形状。

中药原料多为药食两用的鲜品中药，如山药、大枣、核桃、莲藕等；或易于煮烂的种子类、果实类中药，如百合、枸杞、莲子肉、芡实等。

（2）注意事项

粮食类原料应该先净制，即除去砂子、稻壳、稗子等杂质，再用冷水淘洗2~3次即可，勿多次淘洗或用力搓洗以免损失其表层的营养成分；中药原料也需要净制；米与水的比例控制在1∶6至1∶8之间，水应一次加足，中途尽量不加水以保证粥品稠稀均匀、米水交融的状态，如不慎水被熬干，必须要补充水，可以补充沸水，并继续熬制至上述状态；煮粥多先以武火将锅烧开，然后改用文火慢慢熬制；粥中如添加羊肾、羊肉、鱼类等动物原料，可加入盐、葱、姜、黄酒等调味料进行调味；如添加枸杞、莲子、大枣等植物原料，可适量加入蜂蜜、白糖或红糖进行调味，也可以不调味；煮制时，一般待水沸腾后继续煮约20~40分钟，待米粒膨开、粥汤黏稠适中即可。具体时间可视煮制食材的质地而适当延长或缩短，如煮制小米时间可以缩短，煮制黑米则可适当延长。

2. 先煮粮食类原料，后下中药原料的制法

将粳米、糯米等粮食类原料净制后，加适量清水，用武火煮沸后，改用文火煮至米粒膨开时，加入经过前期加工处理的药物原料，煮至药味析出、原料酥烂，即成。

（1）用料与初加工

食物原料的用料与初加工与第一种加工方法相似。

中药原料多采用煎煮制汁法或粉碎成粉末的方法，少数含有挥发油类的中药可以以原形添加，如金银花等。

（2）注意事项

煮制药物或药食两用的原料，其加水量视药物煮制时间的长短和药食两用原料熟烂的程度以及谷米的数量而定，其比例大致如前，也可适当增加水量，以保证煮成的粥具有适中的黏稠度。后下的药物如以原形下锅的，多为质地轻浮，或含有挥发油类的中药，如金银花或薄荷叶等；余者多在煮粥前将其粉碎成药粉并过筛或将其经过煎煮制汁。

3. 先煮中药原料，粮食类原料的制法

将中药原料净制后，直接煎煮或用布进行包裹并扎紧口煎煮，至药味析出，过滤或取出药包，药汁加入粮食类原料，煮制成粥。

（1）用料与初加工

食物原料的用料与初加工与第一种加工方法相似。

中药原料一般选用不可直接食用的茎类、根类等，如肉苁蓉等。

（2）注意事项

如选用补益类的根茎类中药，如人参、西洋参、肉苁蓉等，可以煎煮 2~3 小时，以利于有效成分的溶出。其余同上述两种方法。

（六）药膳茶饮

药膳茶饮指将中药原料干燥、粉碎、混合均匀加入茶叶或者不加入茶叶而制成的粗末制品，或是将上述混合物加入黏合剂制成的块状制品，前者称之为粗末茶，后者称为块状茶。药材饮用时可用沸水冲沏，一般无需煎煮，饮用时也可像日常饮茶一样随时饮用，故称之为代茶饮。

药膳茶饮因为制作和服用方便，且节约中药原料，降低服用成本，是传统药膳中应用广泛的药膳种类之一。按照其制作方法可将其分为粗末茶和块状茶两种，下面分别介绍。

1. 粗末茶

粗末茶：将中药原料晒干或烘干后，用铜冲钵或粉碎机将中药原料制备成粗颗粒或粗粉末，混合均匀，将混合物直接置于防潮容器内，每次服用时取出适量冲泡即可；或是将混合物按照剂量置于无纺布茶袋中，用封口机进行封口，置于防潮容器内，每次服用时取出一袋冲泡即可。

（1）用料与初加工

中药原料一般多选择花、叶、茎类等质地较轻的原料，其他中药原料也可根据处方需要进行选择。根茎类或质地坚实的中药原料净制后多制备成粗颗粒。

（2）注意事项

粗末茶的服用方法多为用沸水冲泡，该种方法对中药原料中有效成分的提取效果有限，故根茎类或质地坚实的中药原料应尽量粉碎成粗粉，以利于有效成分的煎出，而花、叶、茎类等质地较轻的原料可以适当粉碎或不粉碎。中药原料因其质地的不同，有的易于粉碎，有的不易于粉碎，故粉碎时候可以将中药分别粉碎，以保证中药原料的粉碎度相近。中药原料如含果实类质地较软的成分时，可将其切制成体积较小的形状，或冲泡时直接加入沸水中，如桂圆、大枣等。中药原料分别粉碎后，可按重量比例将中药粗粉混合均匀。如粗末茶中含有大量的根茎类或质地坚实的中药原料时，可将水和粗末茶放在同一煮锅内，置于火上加热数分钟，保持其微沸，再将水和粗末茶转移至杯中饮用，可以提高粗末茶的疗效。

2. 块状茶

块状茶：将中药原料晒干或烘干后，用铜冲钵或粉碎机将中药原料制备成粗颗粒或粗粉末，混合均匀，加入黏合剂，揉成团块，制成体积较小的方块或饼状，置通风阴凉处晾至半干，晒干或低温干燥，包装即可。（备注：黏合剂的制备可将少量面粉用水调匀后加热至沸即得面粉糊，或将含有淀粉类、多糖类成分较多的中药原料煎煮、浓缩制备成稠膏。）

（1）用料与初加工

中药原料的选择与初加工与粗末茶相似。

（2）注意事项

块状茶应该待其充分干燥后再贮存，以防止其发霉变质；如以中药原料制备稠膏作为粘合剂时，应选择含有淀粉、多糖类成分的，避免使用含有挥发油类成分的，浓缩干燥时应使用文火；其余与粗末茶相似。

（七）药膳饮料

药膳饮料是指将中药原料和食物原料与清水共同煎煮，或将其鲜品压榨取汁。得到的上述两种药汁可以直接服用，也可以用蜂蜜、蔗糖等进行调味后再服用。

1. 用料与初加工

食物原料的选择一般是药食同源的食物，如桂圆、萝卜或山楂等。

中药原料的选择一般多选择味甘、酸、淡为主的中药，如酸枣仁、荷叶或竹茹等。

2. 注意事项

如选用了果实类原料作为药膳饮料，应避免同时服用牛奶、豆浆等含有蛋白质类食物，避免果实中的鞣质与蛋白质发生反应而对人体产生不良反应。可以选用甜味剂如木糖醇、甜菊糖或阿斯巴甜等替代蜂蜜、蔗糖等糖类调味，以适应特殊人群服用，如糖尿病患者。

（八）药膳酒

药膳酒是将中药原料或食物原料与酒按一定比例加工融合，制成的含有酒精的药膳。具有制作简单、起效迅速、使用方便和易于保存等优点，是流传久远、应用广泛的药膳品种之一。

按药膳酒的制作技术可将其分为药酒、药膳醪糟和醴酒三个品种，下面分别介绍。

1. 药酒

药酒是将食品、药材用酒浸渍制成的液体，在传统制法中也有加入食品、药材酿造制成的药酒。按药酒的制作技术可将其分为浸渍法和酿造法两种，下面分别介绍。

（1）浸渍法

浸渍法是将中药原料或食品原料与酒一起浸泡至一定时间的制备方法，根据其加热与否又分为冷浸和热浸。

冷浸法：将净制好的中药原料或食物原料置于容器内，加入酒后，密闭，浸泡一定时间，过滤即可。浸泡过程中应该定时摇晃容器，以利于有效成分的溶出。

热浸法：按冷浸法将原料和酒加入容器内密闭后，把容器放入水中炖煮，沸腾后立即取出，置常温下浸泡一定时间，过滤即可。浸泡过程中应该定时摇晃容器，以利于有效成分的溶出。

①用料与初加工

冷浸法适用于花、叶、茎等质地疏松或比表面积较大的中药饮片，此类饮片有效成分易于溶出；及含有挥发油类成分的中药，此类饮片不适宜加热，以免挥发油挥发。

热浸法适用于质地坚实及比表面积较小的中药饮片，此类饮片有效成分不易于溶出，通过加热处理易于有效成分溶出。

②注意事项

基酒：白酒、黄酒、米酒均可，其中白酒和黄酒最为常用。白酒多选用酒精度数为 50° ~60° 的为宜。

原料：中药原料和食物原料净制后，多选用或制成薄片、碎片、小块或粉碎成粗颗粒，矿石类或贝壳类中药可以粉碎成细粉，但均不可粉碎成极细粉，如以粉末泡酒，多置于布袋内并扎紧袋口。

基酒与原料比例：如原料质地疏松的、易吸收水分的原料，基酒与原料比例可以控制在 100 g 原料配 800~1000 mL 的基酒；而原料质地紧实的、不易吸收水分的原料，基酒与原料比例可以控制在 100 g 原料配 500~700 mL 的基酒；以浸泡后的原料占全部药酒体积的三分之一为适宜。

浸渍时间：冷浸法一般需浸泡 2 周左右时间；热浸法一般需浸泡 1 周左右时间；植物类原料一般需浸泡 1~2 周左右时间；动物、矿物类原料一般需浸泡 4 周左右时间。如所选用原料并不贵重，可以只浸泡一次，第二次浸泡虽然药酒颜色还会加深，但是有效成分含量要比第一次降低很多，药效有所下降；贵重原料可反复浸泡 2~3 次；夏季浸渍药酒时间可适当缩短，冬季则时间可适当延长。

（2）酿造法

酿造法是将中药原料和食物原料一起酿造制作的酒剂。

将谷米用水浸泡至其吸水不再膨胀，蒸或煮成粥状，冷却至 30℃左右，加入酒曲、中药原料的粗粉、提取液或鲜汁搅拌均匀后置于无油的玻璃、陶瓷或搪瓷容器内加盖发酵，1~2 周后待发酵完成，压榨、过滤得澄清酒液，酒液加热至 70℃ ~80℃，以杀灭酵母菌及杂菌，便于储存。

①用料与初加工

原料多选用谷米，如糯米或黄黏米。

②注意事项

谷米与酒曲的比例一般为 2.5 kg 谷米，加入 100~150 g 的酒曲；整个制作过程应该保持洁净并避免使用有油的容器，以免杂菌污染。

2. 药膳醪糟

醪糟是指在蒸熟后的糯米中加入酒曲发酵而制成的半流体食物。

药膳醪糟的制法与药酒的酿造法基本相同，区别是药膳醪糟发酵后，直接即可食用，不需进行后面操作处理。

（1）用料与初加工

食物原料多选用糯米。

中药原料可以选用薏苡仁、枸杞、银耳、莲子等。

（2）注意事项

与药酒的酿造法基本相同。

3. 醴酒

醴酒是以水果为原料酿制的酒剂，又称果酒。为现代青年人和女性喜爱的药膳品种之一。

将新鲜水果洗净，沥干水份，切碎或不切碎，按照一层水果一层糖的方式码放在可密闭的容器内，可适当加入白酒，于阴凉处密闭静置约 1 个月左右即可发酵成酒，过滤，果渣压榨，合并滤液和压榨液，混合均匀，静置，过滤即可。

（1）用料与初加工

食物原料多选用各种新鲜、外表无损伤的成熟果实，软果类多选用葡萄、草莓、桑椹或猕猴桃等，硬果类多选用苹果、桃子、山楂或李子等。水果应洗净、沥干水份，软果类一般直接使用，硬果类一般需要切碎。酒多选用白酒或米酒，酒精浓度 35 度为宜。白糖或冰糖均可以，如选择冰糖一般需将其打碎再用。

（2）注意事项

水果、糖、酒的比例一般为 2∶2∶1。软果类水果因其表皮附有酵母菌，故制作醴酒时，可不加酒，水果与糖的比例以 1∶1 为宜；软果类醴酒发酵需要 2~3 周时间，硬果类醴酒发酵需要 3~4 周时间；浸泡待糖化开后，需要摇晃容器，以利于原料与酒充分接触，利于发酵进行。

（九）膏滋

膏滋是将中药原料和药食同源类原料用水煎煮，取煎煮液浓缩，加炼蜜或糖（或转化糖）或动物胶制成的半流体制剂。

膏滋是一类极具特色的药膳品种，多由执业医师根据服用者的身体状况进行辨证处方，并由药师或富有经验的人员制作。膏滋所用的原料及其赋型剂（蜂蜜、糖类）具补益作用，长期服用可提高机体免疫能力，具有保健、滋补、强身、延年益寿的作用，主要用于脑力劳动者，亚健康人群，慢性病患者，病、产后机体功能的恢复者及年高老弱者服用。该剂型根据服用者体质进行辨证，所开具的处方通常可以连续服用数月，经过一次制备可以连续服用数月，避免了每天熬制中药的麻烦，又采用蜂蜜、糖等物质进行收膏，掩盖了很多药物的不良味道，为服用者所乐于接受。

1. 用料与初加工

膏滋的选用原料比较广泛，制作方法复杂，每种类型的原料处理方法也不尽相同，下面分别介绍。

（1）饮片

膏滋处方一般以 20~40 味中药为主，总重量 3~5 kg 为宜。

（2）细料

细料的处理方式有两种，一种是直接粉碎成细粉或极细粉，收膏时直接加入膏滋中；另一种是将细料单独用锅煎煮取汁，收膏时直接加入膏滋中。

（3）药胶

药胶的处理方法主要有两种，一种可以在制膏滋前，先将其用黄酒浸泡软化，煮、隔水蒸或炖至烊化备用；可另一种可以将其粉碎，再加入黄酒煮、隔水蒸或炖至烊化备用。一般每料膏方参考用量为 0.2~0.5 kg。

（4）黄酒

膏方中如果选用了药胶，多用黄酒将其蒸或炖至烊化备用，一般 0.5 kg 药胶用 250~500 mL 黄酒。

（5）糖类

最常见的是蜂蜜、白糖、冰糖、红糖和饴糖等，制膏前需进行熬制，制成炼蜜或转化糖。目前一些甜味剂也逐渐代替蜂蜜和糖类成分，以适应不同服用人群的需要，如为糖尿病患者制作的膏滋，多用木糖醇、甜菊糖或阿斯巴甜等替代，此类甜味剂可待收膏时直接加入膏滋中混合均匀。

2. 制作方法

（1）准备

按膏滋处方将中药原料和食物原料分别称取好。若处方中含有核桃仁、芝麻等原料时，应先将其炒熟，备用；药胶块或粉末用黄酒浸泡软化，煮、隔水蒸或炖至烊化，再加入糖类，备用；蜂蜜、白糖、冰糖、红糖和饴糖等，制膏前需进行熬制，制成炼蜜或转化糖。

（2）煎煮

取准备好的原料置于非铁质的容器内，加入 7~8 倍清水，浸泡 4~6 小时后，用武火加热至沸，后改文火继续加热 1 个小时，用筛网过滤，药渣继续加入 5~6 倍清水再按照上述流程进行煎煮过滤，如此反复 3 次，收集滤液，备用。

（3）浓缩收膏

将滤液置于非铁质的容器内，用武火加热至沸，不断撇去浮沫，待药液中水分逐渐减少欲变稠厚时，改文火保持微沸，加入炼蜜或糖（或转化糖）或烊化开的药胶等，继续文火加热保持微沸，并不断搅拌防止焦糊，密切关注沸腾情况，待小泡变大泡，并翻起白泡（搅拌棒捞出“挂旗”或“滴水成珠”）时迅出锅，即可。如处方中有细料可在收膏时调入膏中或事先煎好取汁并浓缩成稠汁，于收膏时将稠汁冲入，即可。

（4）包装保存

制备好的膏滋装入事先准备好的耐热的容器中，待膏滋冷却后，密闭，置于4℃冰箱中保持或阴凉干燥处保存。

3. 注意事项

原料药浸泡时间一般以4~6小时为宜，如在秋冬季节可以适当延长浸泡时间，比如过夜，如在夏季尽量不浸泡过夜以防药液变质；如选用甜味剂替代蜂蜜或糖类成分需要按照甜味剂的说明进行添加，并可预制小批量的膏滋，以调整口感；膏滋中因不含有防腐剂，一般开启后应立刻放入冰箱中保存，并在包装时可以分成若干小包装；每次服用膏滋时，应保证取食的勺子洁净，避免使用带有不洁之物的勺子。

4. 服用方法

（1）适宜的服用起止日期为：立冬至次年立春。

（2）每日早晚空腹各服1次，每次1勺，用少量开水冲调，如空腹服用感觉不适可以改在饭后1小时服用。

（3）服用期间，避免饮浓茶、咖啡等饮品；忌生冷、不易消化、辛辣、油腻或刺激性食物，以免妨碍脾胃消化功能，影响对膏滋的吸收；如膏滋中含有人参则避免使用萝卜；含有首乌则避免服用动物血液制品及服用含有铁的制剂，同时也不能饮用牛奶；如遇到感冒发热、咳嗽、消化不良或泄泻等突发疾病，应停止服用，身体痊愈后并咨询处方医生是否可以继续服用。

5. 常用术语

细料：是指贵重的、多需精细处理的中药，如冬虫夏草、藏红花、麝香、人参、犀角或羚羊角等。

药胶：是指鹿角胶、阿胶或龟甲胶等，除具有相关药效外，还可代替糖类成分进行收膏，又称“动物胶”。

挂旗：是指用木铲或搅棒挑起膏汁后，膏汁以片状缓慢脱落或滴下时成三角旗形状，是膏滋收膏过程中判断收膏是否合格的重要标之一。

滴水成珠：是指用木铲或搅棒取少量膏汁滴入清水中，膏汁短时间内保持珠状而并不在清水中溶解散开，是膏滋收膏过程中判断收膏是否合格的另一项重要指标。

开路方：膏滋一般服用时间较长，且多一次制成，故在正式开具、制作膏方之前，可先服用二周左右的“开路方”以探方开路，根据服用者的效果做出调整，为正式开出膏方打下基础。开路方多以健脾、化湿、开胃作用的中药为主，待服用者脾胃运化功能复常后，然后再使用膏方综合调理。

素膏：是指膏滋中只含有植物性原料，不含有动物性原料，如鹿茸、鹿鞭、鹿角胶、阿胶、龟甲胶等。

荤膏：是指膏滋中含有动物物性原料，如鹿茸、鹿鞭、鹿角胶、阿胶、龟甲胶等。

蜜膏：是指用蜂蜜、白糖、红糖、冰糖或饴糖等进行收膏的膏方，又称“糖膏”。

转化糖：是指将糖加水（或不加水），加热熬炼得到的糖，又称转化糖。转化糖所含富含营养，便于人体吸收；又可矫正膏滋的苦味，提高膏滋口感；还可降低膏滋的含水量，使膏滋稠厚，便于携带；利于防腐防霉，便于保存。